MEDICINA DE BOLSO

The Massachusetts General Hospital Handbook of Internal Medicine

MEDICINA DE BOLSO

SEGUNDA EDIÇÃO

MARC S. SABATINE, MD, MPH

Associate Physician, Cardiovascular Division, Brigham and Women's Hospital
Affiliate Physician, Cardiology Division, Massachusetts General Hospital
Instructor in Medicine, Harvard Medical School

Revisão Técnica

JOÃO CLÁUDIO EMMERICH

Médico-Intensivista (AMIB)
CTI – Hospital dos Servidores do Estado MS-SUS – Rio de Janeiro, RJ

REVINTER

Medicina de Bolso – Segunda Edição

ISBN 978-85-372-0131-2

Tradução:
RIVO FISCHER
Doutorado em Ciências (Genética e Biologia Molecular);
Professor Adjunto Aposentado do Departamento de Genética do
Instituto de Biociências da Universidade Federal do Rio Grande do Sul (UFRGS)

Revisão Técnica:
JOÃO CLÁUDIO EMMERICH
Médico-Intensivista (AMIB)
CTI – Hospital dos Servidores do Estado MS-SUS – Rio de Janeiro, RJ

Nota: A medicina é uma ciência em constante evolução. À medida que novas pesquisas e experiências ampliam os nossos conhecimentos, são necessárias mudanças no tratamento clínico e medicamentoso. Os autores e o editor fizeram verificações junto a fontes que se acredita sejam confiáveis, em seus esforços para proporcionar informações acuradas e, em geral, de acordo com os padrões aceitos no momento da publicação. No entanto, em vista da possibilidade de erro humano ou mudanças nas ciências médicas, nem os autores e o editor nem qualquer outra parte envolvida na preparação ou publicação deste livro garantem que as instruções aqui contidas são, em todos os aspectos, precisas ou completas, e rejeitam toda a responsabilidade por qualquer erro ou omissão ou pelos resultados obtidos com o uso das prescrições aqui expressas. Incentivamos os leitores a confirmar as nossas indicações com outras fontes. Por exemplo e em particular, recomendamos que verifiquem as bulas em cada medicamento que planejam administrar para terem a certeza de que as informações contidas nesta obra são precisas e de que não tenham sido feitas mudanças na dose recomendada ou nas contra-indicações à administração. Esta recomendação é de particular importância em conjunto com medicações novas ou usadas com pouca freqüência.

Título original
Pocket Medicine – Second Edition

Livraria e Editora REVINTER Ltda.
Rua do Matoso, 170 – Tijuca
20270-135 – Rio de Janeiro – RJ
Tel.: (21) 2563-9700 – Fax: (21) 2563-9701
livraria@revinter.com.br – www.revinter.com.br

PREFÁCIO

Escrito por residentes, estagiários e médicos-assistentes, *Medicina de Bolso* tem como objetivo proporcionar, de modo tão conciso quanto possível, a informação de que o médico da clínica hospitalar necessita para conhecer, abordar e atender os problemas médicos mais comuns dos pacientes em internação.

A extraordinária repercussão da primeira edição indica que conseguimos ajudar a satisfazer uma necessidade indispensável dos clínicos. Com esta segunda edição, vieram importantes melhoras, incluindo uma atualização cuidadosa de cada tópico, a incorporação de referências das revisões mais recentes e de estudos fundamentais, a inclusão de uma seção sobre Neurologia e impressão com corpo maior e mais nítida. Aceitamos, de bom grado, sugestões para futuros aperfeiçoamentos.

Obviamente, a medicina é um campo vasto demais para se pretender resumi-la em um só compêndio, seja ele do tamanho que for. Há compêndios inteiros sobre a maioria dos tópicos aqui discutidos. *Medicina de Bolso* é somente um ponto de partida para servir de guia durante as fases iniciais do diagnóstico e do tratamento, enquanto não há tempo para consultar fontes mais conclusivas. Embora as recomendações aqui feitas sejam, na medida do possível, baseadas em evidências, a medicina é uma ciência e uma arte. Como sempre, a cada situação deve-se aplicar um julgamento clínico equilibrado.

Agradeço o apoio dos profissionais das equipes hospitalares, dos estagiários e dos médicos-assistentes do Massachusetts General Hospital, que foram, ao mesmo tempo, meus amigos, meus colegas e meus professores. Particularmente, o período em que fui Chefe dos Residentes foi o melhor trabalho que já tive. Foi um privilégio trabalhar com um grupo de médicos tão qualificado, dedicado e apaixonado. Agradeço a vários mentores destacados, dentre os quais Hasan Bazari, Denny Ausiello, Larry Friedman, Lloyd Axelrod, Nesli Basgoz, Mort Swartz, Eric Isselbacher, Bill Dec, Mike Fifer, Peter Yurchak e Roman DeSanctis. Graditão especial aos meus pais, por seu perpétuo encorajamento e amor e, é claro, à minha esposa, Jennifer Tseng, que, embora seja cirurgiã, é minha conselheira mais íntima, minha melhor amiga e o amor da minha vida.

Espero que *Medicina de Bolso* seja útil na jornada pela residência médica árdua, porém inacreditavelmente gratificante.

Marc S. Sabatine, MD, MPH

APRESENTAÇÃO DA 1ª EDIÇÃO

É com o máximo de entusiasmo que apresento *Medicina de Bolso.* Em uma época de informação abundante, faz sentido perguntar "Por que mais um manual para médicos-generalistas?" Entretanto, apesar da enorme quantidade de informações prontamente disponíveis em incontáveis manuais ou ao se pressionar uma tecla do computador, freqüentemente o profissional da clínica procurada encontra menos auxílio do que o desejado com relação às descrições sobre o diagnóstico diferencial e a terapia.

Medicina de Bolso é a feliz união entre clínicos praticantes e especialistas universitários, em diversas especialidades médicas. Esta colaboração foi desenvolvida para proporcionar um contato inicial rápido, mas racional, com os problemas médicos mais comuns observados pelas equipes hospitalares. Questões que geralmente só são trazidas por internos e residentes para a equipe hospitalar durante a visita médica, várias horas depois de ocorrido o primeiro contato médico–paciente, são antecipadas apresentando-se importantes indicações para se alcançar o diagnóstico e iniciar a terapia. Esta abordagem facilitará a discussão médica com base em evidências que se seguirá ao atendimento do paciente. Este bem-concebido manual deverá melhorar a capacidade de cada membro da equipe médica em avaliar adequadamente um paciente em tempo hábil e, ainda, estimulá-lo a utilizar as evidências que embasam o diagnóstico e o efeito provável da intervenção terapêutica. *Medicina de Bolso* provará ser um conveniente acréscimo à educação médica e ao cuidado dos nossos pacientes.

Dennis A. Ausiello, MD
Physician-in-Chief, Massachusetts General Hospital
Jackson Professor of Clinical
Medicine, Harvard Medical School

COLABORADORES

Karen V. Atkinson, MD
Chief of Rheumatology, Atlanta Veterans Affairs Medical Center
Assistant Professor of Medicine, Emory University

Ednan K. Bajwa, MD
Internal Medicine Resident, Massachusetts General Hospital

Ishir Bhan, MD
Internal Medicine Resident, Massachusetts General Hospital

F. Richard Bringhurst, MD
Physician, Endocrine Unit and Senior Vice President for Medical Services, Massachusetts General Hospital
Associate Professor of Medicine, Harvard Medical School

Annabel A. Chen, MD
Internal Medicine Resident, Massachusetts General Hospital

Salvatore A. Cilmi, MD
Infectious Diseases Fellow, Massachusetts General Hospital

Karen H. Costenbader, MD
Assistant Physician, Division of Rheumatology, Allergy and Immunology, Massachusetts General Hospital
Instructor in Medicine, Harvard Medical School

Benjamin T. Davis, MD
Infectious Diseases Unit, Massachusetts General Hospital
Instructor in Medicine, Harvard Medical School

Daniel J. DeAngelo, MD, PhD
Attending Physician, Department of Medical Oncology
Dana-Farber Cancer Institute & Brigham and Women's Hospital
Instructor in Medicine, Harvard Medical School

David G. Forcione, MD
Gastroenterology Fellow, Massachusetts General Hospital

Lawrence S. Friedman, MD
Chair, Department of Medicine, Newton-Wellesley Hospital
Assistant Chief of Medicine, Massachusetts General Hospital
Professor of Medicine, Harvard Medical School

Levi A. Garraway, MD, PhD
Hematology-Oncology Fellow, Dana-Farber/Partners Oncology Program

David M. Greer, MD
Director, Neurology Evaluation Center, Massachusetts General Hospital
Instructor in Medicine, Harvard Medical School

Alyssa K. Johnsen, MD, PhD
Internal Medicine Resident, Massachusetts General Hospital

Anne G. Kasmar, MD
Internal Medicine Resident, Massachusetts General Hospital

Sekar Kathiresan, MD
Cardiology Fellow, Massachusetts General Hospital

Atul Malhotra, MD
Assistant Physician, Pulmonary and Critical Care Unit,
Massachusetts General Hospital and Brigham and Women's Hospital
Assistant Professor of Medicine, Harvard Medical School

Majd Mouded, MD
Pulmonary and Critical Care Fellow, Massachusetts General Hospital

Juan C. Pallais, MD, MPH
Endocrinology Fellow, Massachusetts General Hospital

Sahil A. Parikh, MD
Internal Medicine Resident, Massachusetts General Hospital

Ina P. Rhee, MD, PhD
Internal Medicine Resident, Massachusetts General Hospital

Andrew S. Ross, MD
Internal Medicine Resident, Massachusetts General Hospital

Marc S. Sabatine, MD, MPH
Associate Physician, Cardiovascular Division, Brigham and Women's Hospital
Affiliate Physician, Cardiology Division, Massachusetts General Hospital
Instructor in Medicine, Harvard Medical School

Michael V. Seiden, MD, PhD
Associate Physician, Hematology-Oncology Unit,
Massachusetts General Hospital
Assistant Professor of Medicine, Harvard Medical School

Karen V. Smirnakis, MD, PhD
Renal Fellow, Massachusetts General Hospital

David M. Systrom, MD
Associate Physician, Pulmonary and Critical Care Unit,
Massachusetts General Hospital
Program Director, Training Program in Pulmonary & Critical Care Medicine
Assistant Professor of Medicine, Harvard Medical School

Deborah J. Wexler, MD, MSc
Internal Medicine Resident, Massachusetts General Hospital

Myles S. Wolf, MD, MMSc
Assistant Physician, Renal Unit, Massachusetts General Hospital
Instructor in Medicine, Harvard Medical School

SUMÁRIO

CARDIOLOGIA

PNEUMOLOGIA

GASTROENTEROLOGIA

MEDICINA DE BOLSO

ELETROCARDIOGRAFIA

Estratégia *(uma abordagem sistemática é fundamental)*

- **Velocidade** e **ritmo**
- **Intervalos** (? BBB) e **eixos** (? LAD ou RAD)
- **Aumento das câmaras** (? LAE e/ou RAE,? LVH e/ou RHV)
- **Mudanças em QRST** (? ondas Q, fraca progressão da onda R, Δ de ST ou inversões da onda T)

	Desvio do Eixo à Esquerda (LAD)	Desvio do Eixo à Direita (RAD)
Definição	**eixo > –30°**	**eixo > + 90°**
Determinação	S > R na derivação II	S > R na derivação I
Etiologias	hemibloqueio anterior esquerdo LBBB LVH MI inferior Diafragma elevado	RVH hemibloqueio posterior esquerdo (LPHB) MI lateral DPOC (geralmente não > + 110°)

Hemibloqueios (desvios de eixo sem outra causa e com QRS < 120 ms)	
Hemibloqueio anterior esquerdo (LAHB) LAD (freqüentemente > –60°) + qR em I e rS em III	**Hemibloqueio posterior esquerdo (LPHB)** RAD (freqüentemente > + 110°) + rS em I e qR em III

Bloqueio do Ramo do Feixe Esquerdo (LBBB)	Bloqueio do Ramo do Feixe Direito (RBBB)
1. QRS ≥ 120 ms 2. Onda R em I monofásica, ampla, desarticulada, V_5 e V_6 (± onda S se há cardiomegalia) 3. Ausência de Q em I, V_5 e V_6 4. Deslocamento das ondas ST e T, em oposição à grande deflexão de QRS 5. ± PRWP, LAD, Q's nas derivações inferiores	1. QRS ≥ 120 ms 2. padrão rsR' nas derivações pré-cordiais direitos 3. Onda S ampla em I, V_5 e V_6

Intervalo QT prolongado (*JAMA* 2003;289:2120; *NEJM* 2004;350:1013)

- QT medido desde o início do complexo QRS até o término da onda T
- Não há consenso sobre o que é absolutamente prolongado, mas, geralmente, o QT normal < 500 ms
- O QT varia com FC, corrigido pela fórmula de Bazett: $QTc = \frac{QT}{\sqrt{FR}}$ (QTc normal ≤ 440 ms)
- Etiologias
  CAD, cardiomiopatias
  Bradicardia grave ou alto grau de bloqueio AV
  Antiarrítmicos: das classes IA, IC e III
  Drogas psicotrópicas: fenotiazinas, antidepressivos tricíclicos
  Outras drogas: anti-histamínicos não-sedativos, macrolídeos, azóis antifúngicos
  Alterações de eletrólitos: hipocalcemia,? hipopotassemia,? hipomagnesemia
  Disfunção do sistema nervoso autônomo: sangramento intracraniano (geralmente com TWI profundo), AVE, dissecação radical do pescoço, endarterectomia da carótida
  Miscelânea: hipotireoidismo, hipotermia
  Congênita: (síndrome de QT longo, LQTS): defeitos nos canais de K e de Na; freqüentemente com abnl onda T; dependendo do subtipo, pode ser desencadeado por exercício, estímulo auditivo, estresse

	Aumento do Átrio Esquerdo (LAE)	Aumento do Átrio Direito (RAE)
ECG Critério da onda P	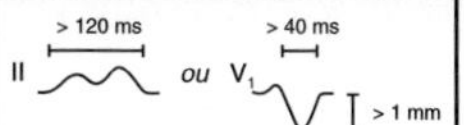	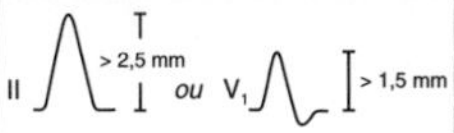

Hipertrofia do ventrículo esquerdo (LVH)

- Etiologias: HTN, AS/AI, HCMP, coarctação da aorta
- Critérios
  Sistema de pontuação de Romhilt-Estes (ver a seguir): 4 pontos = provável, 5 pontos = definitivo
  Sokolow-Lyon: S em V_1 + R em V_5 ou V_6 ≥ 35 mm
  Cornell: R em aVL + S em V_3 > 24 mm em homens ou > 20 mm em mulheres
  Outros: R em aVL ≥ 11 mm (ou, se LAD ≥ 13 mm e S em III ≥ 15 mm)

Sistema Romhilt-Estes de Escore de Pontos LVH	
Critérios	**Pontos**
Amplitude de (qualquer uma das seguintes): a maior R ou S nas derivações dos periféricos ≥ 20 mm *ou* S em V_1 ou V_2 ≥ 30 mm *ou* R em V_5 ou V_6 ≥ 30 mm	3
ST-T Δs (deslocamento oposto à maior deflexão do complexo QRS) sem digoxina com digoxina	 3 1
Aumento do átrio esquerdo	3
Desvio do eixo à esquerda (≥ –30°)	2
Duração de QRS ≥ 90 ms	1
Deflecção intrínseca em V_5 ou V_6 ≥ 50 ms	1

Hipertrofia do ventrículo direito (RVH)

- Etiologias: *cor pulmonale*, congênita (tetralogia, TGA, OS, ASD, VSD), MS, TR
- Critérios (todos tendem a ser insensíveis, mas altamente específicos, exceto em DPOC)
  razão R/S em V_1 > 1 ou R em V_1 ≥ 7 mm
  diminuição na razão R/S através do precórdio
  RAD ≥ +110°

DPOC

- Ondas P: eixo vertical (≥ +80°) → onda P ⊖ em V_1, V_2 aVL e isoelétrica em I; RAE
- RVH (se *cor pulmonale*) → onda S em V_6, razão R/S em V_6 < 1 e padrão $S_1S_2S_3$
- Deslocamento do coração para baixo: baixa voltagem somente nas derivações precordiais; PRWP

Baixa voltagem

- Amplitude da voltagem QRS (R + S) < 5 mm em todas as derivações nos membros e < 10 mm em todas as derivações precordiais
- Etiologias: DPOC (só nas derivações precordiais), derrame pericárdico, mixedema, obesidade, derrame pleural, cardiomiopatia restritiva ou infiltrante, CAD difusa

Ondas Q patológicas

- Definição: ≥ 40 ms ou > 25% da altura da onda R naquele complexo
- As pequenas ondas q (septais) são normais em I, aVL, V_5 & V_6, como também podem ser as onda Q em III, aVR, V_1 isoladas

Fraca progressão da onda R (PRWP) (*Archives* 1982;142:1145)

- Definição: perda das forças anteriores sem ondas Q típicas; onda R em V_3 ≤ 3 mm
- Etiologias
  antigo IM ântero-septal (geralmente a onda R em V_3 ≤ 1,5 mm, ± ST ↑ persistente ou TWI em V_2 e V_3)
  cardiomiopatia
  LVH (RWP retardado com voltagem precordial esquerda proeminente)
  RVH/DPOC (onda R pequena e onda S proeminente na derivação I)
  LBBB
  rotação do coração no sentido horário
  distúrbio de condução

Elevação da ST (STE, *NEJM* 2003;349:2128)

- **IM agudo** (convexidade para cima ± TWI) ou pré IM com STE persistente
- **Espasmo coronariano** (angina de Prinzmetal)
- **Pericardite** (difusa, concavidade STE para cima; associada a PR ↓; onda T geralmente para cima e à direita com segmentos ST elevados); miocardite; contusão cardíaca
- **Repolarização normal antecipada:** mais freqüente nas derivações V_2-V_5 e em adultos jovens
  ponto J ↑ 1-4 mm; marca no extremo inferior da onda R; concavidade da ST dirigida para cima; onda T ampla; relação entre elevação ST/amplitude da onda T < 25%; esse padrão pode desaparecer com o exercício
- Repolarização, anormalmente associada a LBBB ou a LVH (geralmente só nas derivações V_1-V_2)

Depressão da ST

- **Isquemia do miocárdio** (± anormalidades da onda T)
- *Efeito do* Digitalis (*não é* sinal de *intoxicação*; na verdade, está pouco correlacionada com os níveis de dig.)
- Hipocalcemia (± onda U)
- Repolarização, anormalmente associada a LBBB ou a LVH (geralmente nas derivações V_5, V_6, I, aVL)

Inversão da onda T (TWI)

- Isquemia ou infarto do miocárdio; pericardite; cardiomiopatia
- Repolarização anormalmente associada a LBBB ou a LVH
- Após taquicardia ou após ritmar
- Eletrólitos, P_aO_2, P_aCO_2, pH ou alterações da temperatura basal
- Sangramento intracraniano (geralmente com QT ↑)
- Variante normal nas derivações em que o complexo QRS é predominantemente ⊖

DOR TORÁCICA

Causas Cardíacas		
Distúrbio	**Características típicas**	**Outros S/S; estudos Dx**
Angina	pressão subesternal → pescoço, mandíbula, braço duração < 30 min ± dispnéia, diaforese, N/V, agravada por exercício alívio com nitroglicerina ou repouso contudo o alívio com nitroglicerina endodérmica não é um indicador confiável de angina (*Annals* 2003;139:979)	ECG Δs (ST ↓/↑ e/ou TWI)
IM	como na angina, mas ↑ intensidade duração > 30 min	ECG Δs (ST ↓/↑ e/ou TWI) ⊕ troponina ou CK-MB
Pericardite	dor aguda irradiando para o trapézio agravada pela respiração aliviada ao sentar para adiante	± atrito da fricção do pericárdio ECG Δs (↑ ST côncava difusa) ± derrame pericárdico
Dissecação aórtica	rompimento com início súbito, dor lancinante na região mesoescapular posterior ou anterior	BP/pulsos assimétricos; AI nova, mediastino aumentado em CXR e imagens de um falso lúmen

Causas Pulmonares		
Distúrbio	**Características típicas**	**Estudos diagnósticos**
Pneumonia	dispnéia pleurítica, febre, tosse, escarro	febre, taquipnéia, crepitações, infiltração à CXR
Pleurisia	aguda, pleurítica	± atrito pleural
Pneumotórax	unilateral, agudo, pleurítico, início súbito	hiper-ressonância unilateral, ↓ BS, PTX à CXR
PE	pleurítica, início súbito	taquipnéia, taquicardia, hipoxemia, ⊕ varredura ou angiograma V/Q
HTN pulmonar	dispnéia, dor ao exercício	hipoxemia, P_2 intenso à direita, S_3 e S_4

Causas GI		
Distúrbio	**Características típicas**	**Estudos diagnósticos**
Refluxo esofágico	sensação de queimação subesternal, gosto ácido na boca; azia agravada por refeições, decúbito e aliviada por antiácidos	sonda para pH esofágico teste de perfusão ácida de Bernstein EGD
Espasmo esofágico	dor subesternal intensa agravada pela deglutição e aliviada por nitroglicerina ou CCB	seriografias manometria
Ruptura de Mallory-Weiss	precipitada pelo vômito	EGD
Doença péptica gástrica	dor no epigástrio aliviada por antiácidos ± hematêmese, melena	EGD ± teste de *H. pylori*
Doença biliar	dor RUQ, náusea/vômitos agravada por alimentos gordurosos	RUQ U/S LFTs
Pancreatite	desconforto no epigástrio/posterior	↑ amilase e lípase, CT abdominal

Causas Musculoesqueletais e Miscelâneas		
Distúrbio	**Características típicas**	**Estudos diagnósticos**
Costocondrite	dor localizada, aguda ou mascarada	mole à palpação
Doença da coluna cervical/OA	precipitada pelo movimento, dura de seg. a h	raios X
Herpes zoster	dor unilateral intensa	erupção cutânea e achados sensoriais
Ansiedade	"tensão"	

AVALIAÇÃO NÃO-INVASIVA DA CAD

Verossimilhança Pré-Teste da CAD						
Sx	Não-anginosa ≤ 1 de 3 sx		Atípica = 2 de 3 sx		Típica = 3 de 3 sx	
Idade	**Homem**	**Mulher**	**Homem**	**Mulher**	**Homem**	**Mulher**
30-39	5%	1%	22%	4%	70%	26%
40-49	14%	3%	46%	13%	87%	55%
50-59	22%	8%	59%	32%	92%	80%
60-69	28%	19%	67%	54%	94%	91%
sx: (1) dor torácica subesternal, (2) provocada por exercício, (3) aliviada por repouso ou NTG (*NEJM* 1979;300:1350)						

Teste de tolerância ao exercício ("teste de esforço")

- **Indicações:** dx de CAD, para avaliação de pacientes com CAD conhecida e Δ no estado clínico, estratificar o risco de pacientes s/p ACS, localizar isquemia (é necessária a cintigrafia cardíaca)
- **Contra-indicações:**
  - **Absolutas:** IAM com em 48 h, AU de alto risco, EP aguda, AS grave, CHF incontrolada, arritmias incontroladas, miopericardite, dissecação aórtica aguda
  - **Relativas:** estenose da coronária esquerda principal, estenose valvular moderada, hipertensão grave, HCMP, AVB em alto grau, anormalidades eletrolíticas graves, incapacidade para o exercício
- **Opções de exercício:** o protocolo de Bruce, padrão ou modificado, submáximo ou limitado aos sx
- **Opções farmacológicas:** (Pacientes inaptos a exercício)
  - vasodilatadores coronarianos (revelarão estenoses de coronárias, mas *não* lhe dirão se o paciente é *isquêmico*): dipiramidol e adenosina (poderão precipitar bradicardia e broncoespasmo)
  - cronotrópicos/inotrópicos (~fisiológicos): dobutamina (pode precipitar taquiarritmias)
- **Opções de imagens** (Pacientes com o ECG, os testes farmacológicos e a localização da isquemia não interpretáveis) se ECG não-interpretável: ritmado, LBBB, ST ↓ em repouso >1 mm, dig., LVH (= sens., ↓ spec.), **radionuclídeos** WPW (Tálio–201 ou ^{99m}Tc-sestaMIBI) ou **ecocardiografia**

Teste	Sens.	Spec.	Comentários
TE	~60	~80	Sens. ~ 90% para 3VD, mas < 50% para 1 VD
TE-Thal ou MIBI	80-90	70-90	↑ sens./spec., mas ↑ custo; localizar isquemia
Adenosina / dobuta. MIBI-DOBUTA	80-90	70-90	Efeitos colaterais dos agentes, como acima
Exercício / dobuta. ECO-DOBUTA	80-90	~80	Localizar isquemia, avaliar EF; depende do operador

(*JACC* 2002;40:1531, *Circ* 2002;106:1883, *Am Heart* 1995;130:373, *JAMA* 1998;280:913)

Resultados dos testes

- **FC** (precisa atingir ≥ 85% do FC máximo previsto para que o teste de esforço tenha valor diagnóstico), resposta **BP** e o pico do **produto duplo** (FC × BP)
- **Capacidade máxima de exercício** alcançada em METS ou em min)
- Ocorrência de **sintomas** (em que nível de esforço e qual a semelhança com os sx apresentados)
- **Mudanças no ECG:** uma ↓ de ST *descendente* ou *horizontal* é indicativa de CAD; um ↑ de ST é altamente indicativo
- **Imagens:** defeitos nas cintigrafias ou anormalidades ecocardiográficas de movimentação da parede (reversível = isquemia; fixa = infarto)

Escore no Equipamento de Duke e Prognóstico						
= tempo de exercício (min) – (S × desvio máximo de ST em qualquer condutor) = (4 × o índice de angina) Sendo o índice de angina 0 em ausência de angina; 1 se ela não é limitante; 2 se ela foi a causa da interrupção						
		Pacientes internados			**Pacientes ambulatoriais**	
Categoria	**Escore**	**% do**	**Mort. CV em 1 ano**	**Sobrev. a 4 anos**	**% do**	**Sobrev. a 4 anos**
Baixo	≥ 5	34%	< 1%	98%	62%	99%
Moderado	–10 para + 4	57%	2-3%	92%	34%	95%
Alto	≤ -11	9%	≥ 5%	71%	4%	79%

(*Annals* 1987;106:793 e *NEJM* 1991;325:849)

Resultados de testes de alto risco (PPV ~50% na LM ou 3VD, ∴ considere a angiografia coronariana)

- ECG: ↓ ≥ 2 mm *ou* ≥ 1 mm na fase 1 *ou* em ≥ 5 condutores *ou* ≥ 5 min na recuperação; ST ↑; VT
- Fisiológico: ↓ BP, capacidade de exercício < 6 METS, *angina pectoris* durante o exercício
- Cintigrafia: isquemias em várias regiões, dilatação reversível da cavidade, ↑ da captação pulmonar
- Escore de alto risco na ergometria (ver anteriormente)

Viabilidade do miocárdio

- Finalidade: miocárdio insensibilizado por ID, ou hibernante, que poderia recuperar a fxn após revascularização
- Opções: **distribuição do tálio em repouso** (~90% sens., ~55% spec.) **eco do estresse da dobutamina** (~70% sens., ~85% spec.), **PET** (~90% sens., ~70% spec.) **MRI** (inversamente proporcional ao grau de hiperpotencialização; *NEJM* 2000;343:1445)

SÍNDROMES CORONARIANAS AGUDAS

Definição

- Qualquer constelação de sintomas clínicos compatíveis com isquemia aguda do miocárdio, ainda que secundária a ruptura aguda de placa e a trombose da artéria coronária
- Inclui: **angina instável** (UA), **IM sem elevação da ST** (NSTEMI) e **IM com elevação da ST** (STEMI)

Etiologias

- **Aterosclerose → ruptura de placa → trombose da artéria coronária**
- Outras causas de isquemia/infarto do miocárdio
  - espasmo da artéria coronária: variante de Prinzmetal, induzido por cocaína
  - embolia da artéria coronária: endocardite, válvula protética, trombo mural, mixoma
  - dissecação da aorta, extensiva à artéria coronária (geralmente RCA → IMI)
  - vasculite: síndrome de Kawasaki, doença de Takayasu, poliarterite nodosa, miocardite de Churg-Strauss (necrose do miocárdio, não causada por CAD)

Manifestações clínicas

- **Angina:** pressão retroesternal típica/dor/opressão ± irradiando para o pescoço, mandíbula ou braços; precip. por esforço, aliviada por repouso ou NTG; reinício em ACS crescente, ou em repouso
- Sintomas associados: dispnéia, diaforese, N/V, palpitações ou tonturas
- ~23% dos IMs não são reconhecidos no início em virtude de os sx são subclínicos ou atípicos (*AJC* 1973;32:1)

Exame físico

- Sinais de isquemia: S_4, novo sopro MR secundário a disfunção do músculo papilar, S_2 paradoxal
- Sinais de colapso cardíaco: ↑ JVP, crepitação nos campos pulmonares, ⊕ S_3
- Sinais de outras áreas de doença aterosclerótica: sopros carotídeos ou femorais, ↓ pulsos distais

Estudos diagnósticos

- **ECG:** desvio da ST e/ou da TWI; ✓ na apresentação, com qualquer Δ de sintomas em 24 h (quando possível, sempre compare com o ECG basal)
- **Bioindicadores cardíacos:** série de testes na apresentação, com 8 h e com 16 h
  - **troponina (I ou T):** bioindicador mais sens. e spec.; aumento e diminuição dos dispositivos clínicos são a chave para o dx do IM
    - detectável 4 a 6 h após a lesão, pico em 24 h, elevado durante 48 no NSTEMI e até 7 a 10 dias no STEMI
    - "falso ⊕" (mionecrose não-ACS): miocardite, CMP tóxica, CHF grave, PE ou distúrbios respiratórios graves (microinfartos do RV), traumatismo cardíaco, sepse, SAH
    - colapso renal:? falso ⊕ (↓ depuração, miopatia esquelética) *vs.* verdadeiros microinfartos (sobrecarga de pressão & volume ou ACS subclínica); em pacientes com ACS e ↓ CrCl, ↑ Tn → mau prognóstico (*NEJM* 2002;346:2047)
  - **CK-MB:** menos sens. e spec. (músculos esquel., língua, diafragma, intestinos, útero, próstata)
- Ecocardiograma: anormalidade nova de movimentação da parede (mas muito dependente do operador e do leitor)
- Perfusão do miocárdio: injete sestaMIBI durante o sx; se o defeito for reversível, a imagem aparecerá mais tarde

Espectro das Síndromes Coronarianas Agudas			
Trombose coronariana	Subtotal		Total
História	angina recém-iniciada, crescente ou em repouso, geralmente < 30 min		angina em repouso geralmente ≥ 30 min
ECG	± depressão ST e/ou TWI 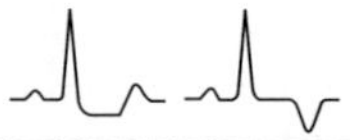		elevações ST 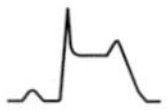
Bioindicadores	⊖	⊕	⊕⊕
Dx	UA	NSTEMI	STEMI

Lista de controle pré-alta de pacientes com ACS (*Circ* 2001;104:1577)

- **Estratificação do risco:** teste de esforço se a anatomia for indefinida; eco para avaliar EF
- **Mudança de estilo de vida:** dieta para reduzir col. (< 200 mg/d) e gorduras (< 7% de saturadas); exercício (≥ 30 min 3 a 4 × por sem.); parar de fumar; perder peso (visar IMC de 18,5 a 24,9 kg/m^2)
- **Rx médica:** ASA; clopidogrel; β-bloqueadores; ACEI; estatinas (redução intensa de lipídeos, por exemplo, com atorvastatina 80 mg, PROVE-IT TIMI 22 *NEJM 2004*); nitratos (se sx; SL NTG prn para todos)
- **Manejo do fator de risco:** BP < 130/85 mmHg; LDL < 100 mg/dl; HbA1c < 7%

UA/NSTEMI

Definição

- **UA:** isquemia aguda do miocárdio, sem evidências de necrose do miocárdio
  angina em seu início, crescente, ou em repouso
  como Δs no ECG podem estar presentes ou não e como os bioindicadores são ⊖ por def'n, a *UA continua sendo um dx clínico*
- **NSTEMI:** isquemia aguda do miocárdio com evidências de necrose do miocárdio (Tn ou CK-MB ⊕)

Angina (de) (da variante) Prinzmetal

- Espasmo coronário → STE transitória, geralmente sem IM (*porém*, podem ocorrer IM, AVB, VT)
- Pacientes geralmente jovens, fumantes, ± outros distúrbios vasoespásticos (p. ex., cefaléias, de Raynaud)
- Tende a ocorrer pela manhã; precipitado por hiperventilação ou frio, *não* por esforço
- Angiografia → CAD não obstrutivo, espasmo focal com hiperventilação, metilergonovina, ACh
- Tratamento: CCB em alta dosagem, nitratos (+ SL NTG PRN),? α-bloqueadores; d/c de fumar

Estratificação do Risco e Triagem de UA/NSTEMI

Fatores	Alto risco (≥ 1 dos seguintes)	Risco intermediário (≥ 1 dos seguintes)	Baixo risco (± algum dos seguintes)
História	Aceleração do tempo dos sintomas nas 48 h precedentes	IM, PAD, CVD, CABG prévios, uso prévio de ASA	
Dor	Angina de repouso em curso por > 20 min	Término de angina de repouso de > 20 min *ou* angina de repouso por < 20 min, aliviada com NTG	Angina em início ou crescente sem dor prolongada em repouso
Clínica	Edema pulmonar, estertores, S_3 MR recém-iniciada ou piorando Hipotensão Idade > 75 anos	Idade > 70 anos	
ECG	ST Δ ≥ 0,05 mV	TWI > 0,2 mV Ondas Q	Normal ou unΔ'd durante episódio de desconforto torácico
Marcadores	troponina ⊕	troponina ligeiramente ⊕	troponina ⊖
Triagem	CCU ou SDU	SDU ou floor + telem	Fornecer avaliação em 72 h

(SDU = *step-down unit* [unidade regressiva] = unidade telemétrica de tratamento de nível intermediário. Adaptado de ACC/AHA Atualização 2002 da Diretriz para UA/NSTEMI)

Escore de Risco TIMI para UA/NSTEMI

Cálculo do escore de risco		**Aplicação do escore de risco**	
Característica	**Pontos**	**Escore**	**D/IM/UR por 14 d**
Histórico		0-1	5%
Idade ≥ 65 anos	1	2	8%
≥ 3 Fatores de risco de CAD	1	3	13%
CAD conhecida (estenose ≥ 50%)	1	4	20%
Uso de ASA nos últimos 7 dias	1	5	26%
Apresentação		6-7	41%
Angina aguda (≥ 2 episódios dentro de 24 h)	1	Os pacientes com riscos mais elevados (TRS ≥ 3) obtêm maiores benefícios com LMWH, inibidores GP IIb/IIIa e angiografias feitas logo (*JACC* 2003;41:895)	
≥ 0,5 mm desvio da ST	1		
⊕ para marcador cardíaco	1		
ESCORE DE RISCO = Total de pontos	**(0-7)**		

(UR = revascularização urgente; *JAMA* 2000;284:825)

Tratamento Antiisquêmico em UA/NSTEMI

Agente	Comentários
Nitratos (SL, PO, tópico ou IV)	↓ sx anginoso, sem ↓ da mortalidade
β-bloqueadores metoprolol 5 mg IV q 5 min × 3 depois 25 mg PO q 6 h titular para FC 55-60	↓ de 13% na progressão do IM (*JAMA* 1988;260:2259) *Contra-indicado* se FC < 60 e SBP < 100, CHF aguda ou moderada, 2º/3º AVB, broncoespasmo grave
Bloqueadores do canal de cálcio (não-diidropiridinas)	Considerar para pacientes que não podem suportar β-bloqueadores devido a broncoespasmo
Morfina	Considerar se há persistência de sintomas de CHF
Oxigênio	Se necessário, usar para manter S_aO_2 > 90%

(Adaptado de ACC/AHA Atualização 2002 da Diretriz para UA/NSTEMI)

Tratamento Antitrombótico em UA/NSTEMI	
Agente	**Comentário**
Aspirina 162 a 325 mg PO (1ª dose triturada/mastigada) depois 75 a 162 mg PO qd	↓ de 50 a 70 % em mortes ou IM (*NEJM* 1988;319:1105; RISC, *Lancet* 1990;336:827)
Clopidogrel 300 mg PO × 1 → 75 mg PO qd	*Dar como estratégia de conservação ou se PCI planejado.* ↓ 20% em D/IM/ataques (CURE, *NEJM* 2001;345:494) Não estudado com GP IIb/IIIa clima
UFH 60 a 75 U/kg IVB (máx. 5.000 U) 12 a 15 U/kg/h (máx. 1.000 U/h) titular para aPTT 50 a 70 s	Dar se hx c/w ACS, ECG Δs ou marcador ⊕ ↓ de 24% em mortes/IM (JAMA 1996;276:811)
LWMH enoxaparina 1 mg/kg SC bid ± inicial de 30 mg IVB dalteparina 120 UI/kg SC bid	Considerar em vez de UFH Preferência por enoxaparina contra UFH ↓ 20% em mortes/IM/UR (ESSENCE, *NEJM* 1997;337:447; TIMI-11B, *Circ* 1999;100:1593)
Inibidores GP IIb/IIIa abciximab: 0,25 mg/kg IVB → 0,125 μg/kg/min × 18 a 24 h eptifibatide: 180 μg/kg IVB → 2 μg/kg/min × 72 h tirofibano: 0,4 μg/kg/min × 30 min → 0,1 μg/kg/min × 48 a 108 h	Dar a pacientes para os quais PCI é planejado, ↓ de 50% em mortes/IM (CAPTURE, *Lancet* 1997; 349: 1429; ESPRIT, *Lancet* 2000; 356: 2037). Considerar eptifibatide ou Tirofibano clima em pacientes de alto risco (⊕ Tn, TRS ≥ 4) ou com sx refratários. ↓ de 10 a 20 % em mortes/IM (PURSUIT, *NEJM* 1998; 339: 436; PRISM-PLUS, *NEJM* 1998;338:1488)

(UR = revascularização urgente. Adaptado de ACC/AHA Atualização 2002 da Diretriz para UA/NSTEMI)

Angiografia

- **Abordagem conservadora:** terapia médica com teste de esforço antes da alta; angiografia somente se a isquemia for recorrente ou com ETT ⊕ submáximo ou com um nível total de ETT marcantemente ⊕
- **Abordagem invasiva imediata:** angiografia dentro de 24 a 48 h
  - ↓ ~25% de mortes/IM (com "angioplastia" e inibidores GP IIb/IIIa a montante; FRISC-II, *Lancet* 1999;354:708; TACTICS-TIMI 18, *NEJM* 2001;344:1879; RITA-3, *Lancet* 2002;360:743)
  - indicada em alto risco: isquemia recorrente, Tn ⊕, STΔ, TRS ≥ 3, CHF, ↓ EF, PCI recente, angiografia de CABG dentro de 6 h antes de "esfriar sintomas" por 3 a 5 d (ISAR-COOL, *JAMA* 2003;290:1593)

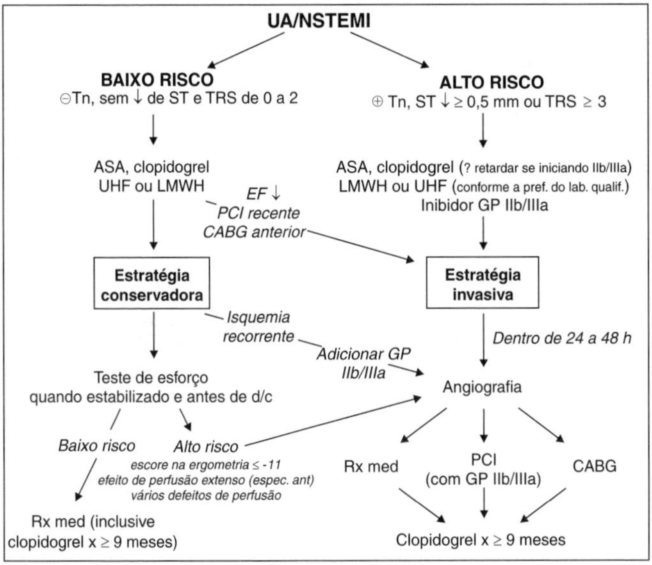

Fig. 1-1. Abordagens em UA/NSTEMI

STEMI

PCI primária

- Deve ser realizada **dentro de um prazo de 90 min**, por um hemodinamicista hábil, em um centro experimentado
- Antes da lise: ↓ 27% mortes, ↓ 65% reIM, ↓ 54% ataques, ↓ 95% ICH (*Lancet* 2003;361:13)
- Consideração especial se houver choque cardiogênico, CHF, IM prévio, sx por > 3 h
- A *transferência* para um centro, para a 1ª PCI também pode ser anterior à lise (DANAMI-2, *NEJM* 2003;349:733), *mas* é incomum decorrerem < 120 min do resgate até a PCI e "de casa até o balão" (a média nos EUA é de ~200 min)
- Não permita que a decisão sobre o *método* de reperfusão retarde o *tempo* para a reperfusão

Fibrinólise	
O tempo desde o recolhimento do paciente até a primeira injeção deve ser ≤ 30 min	
Indicações	**Contra-indicações**
Sx c/w IM × ≥ 30 min e < 12 h *e* STE ≥ 1 mm em ≥ 2 condutores contíguos *ou* ignorar se LBBB é antigo	***Absolutas*** • Qualquer ICH prévia • Ataque não-hemorrágico ou trauma craniano similar nos últimos 3 (? 6) meses • Neoplasia intracraniana, aneurisma, MAV • Sangramento interno ativo • Suspeita de dissecação da aorta
Limitação pela idade: pacientes > 75 têm a menor ↓ *relativa* da mort., mas b/c mort. nesse grupo é muito alta, têm maior ↓ *absoluta* da mortal. ∴ a lise em > 75 é razoável, mas ↑ risco de ICH *Limitação pelo tempo:* quanto antes se inicia o lítico, maior o benefício. Após 12 h os benefícios são menos evidentes, mas a lise deve ser considerada em pacientes que se apresentam 12 a 24 h após o início da dor e continuam com STE	***Relativas*** • SBP > 180 na apresentação • INR > 2 ou diátese hemorrágica conhecida • Traumatismo ou cirurgia importantes dentro de 2 a 4 semanas • CPR prolongado (> 10 min) • Sangramento interno recente (dentro de 2 a 4 semanas) • Punções vasculares não-comprimidas • Exposição prévia a SK (se SK for considerado) • Gravidez
↓ ~ 20% na mortalidade em IM ou LBBB anterior; ↓ ~ 10% na mortalidade em IM inferior risco de ICH de ~ 1% (os grupos de risco abrangem idosos, mulheres, baixo wt) Lise pré-hospitalar: ↓ adicional de 17% na mortalidade (*JAMA* 2000;283:2686)	

Trombolítico	Dose
Reteplase (RPA)	10 U IV em 2 min, repetir em 30 min × 1
Tenecteplase (TNK)	Um bolo IV só em 5 s < 60 kg → 30 mg 60 a 69 kg → 35 mg 70 a 79 kg → 40 mg 80 a 89 kg → 45 mg ≥ 90 kg → 50 mg
Alteplase (TPA)	Um bolo IV de 15 mg e depois 0,75 mg/kg (máx. 50 mg) em 30 min e depois 0,5 mg/kg (máx. 35 mg) em 60 min
Estreptoquinase (SK)	1,5 MU IV em 30 a 60 min

Tratamento Antitrombótico em STEMI	
Agente	**Comentários**
Aspirina 165 a 235 mg PO (triturada/mastigada)	↓ de 23% em mortes; ↓ de 49% em mortes (ISIS-2, *Lancet II;349:1988*)
UFH 60 U/Kg IVB (máx. 4.000 U) 12 U/kg/h (máx. 1.000 U/h)	Benefício quanto à mortalidade, não demonstrado ↑ da desobstrução com a lítica fibrino-específica titular para aPTT de 50 a 70 s
LWMH enoxaparina 30 mg IV × 1 depois, 1 mg/kg SC bid	*Considerar para lise, em lugar de UFH, idade ≤ 75, Cr < 2,0* ↓ de 25% em mortes/IM/isquemia recorrente (ASSENT-3, *Lancet* 2001;358:605)
Inibidores GP IIb/IIIa abciximab: 0,25 mg/kg IVB 0,125 μg/kg/min × 18 a 24 h ? eptifibatide: 180 μg/kg IVB infusão de 2 μg/kg/min 2ª μg/kg/min IVB 10 min depois	*1° PCI: começar o quanto antes* ↓ de 60% D/IM/urg TVR (ADMIRAL, *NEJM* 2001;344:1895) *Lise: sem indicação* 1/2 dose lítica + GP IIb/IIIa → ↓ reIM, ∅ Δ mort., (GUSTO V, *Lancet* 2001; 357:1905 e ASSENT-3, *Lancet* 2001;358:605)

(Adaptado de ACC/AHA Atualização 1999 da Diretriz para STEMI)

Terapia Auxiliar	
Droga	**Comentários**
β-bloqueadores metoprolol 5 mg IV q 5 min × 3 depois 25 mg PO q 6 h titular para FC 55 a 60	↓ de 15% na mortalidade vascular (ISIS-1, *Lancet* 1986;2:57) *Contra-indicado* se HR < 60, SBP < 100, CHF moderada ou grave, 2º/3º AVB ou broncoespasmo grave
Nitratos SL ou IV	↓ de 35% na mortalidade no período pré-lítico (*Lancet* 1988;1:1088) ? ↓ ~ 5% na mortalidade com nitratos orais (GISSI-3, *Lancet* 1994;343:1115 e ISIS-4, *Lancet* 1995;345:669) *Contra-indicado* em hipovolemia, infartos RV, sildenafil
Oxigênio	Usar se necessário para manter S_aO_2 > 90%
Morfina	Alivia dor, ↓ ansiedade, venodilatação → ↓ pré-carga
Inibidores ACE captopril 6,25 mg tid or lisinopril 5 mg qd, depois titular para o máximo tolerável	↓ ~ 10% na mortalidade em 4 a 6 semanas (GISSI-3, *Lancet* 1994;343:1115; ISIS-4, *Lancet* 1995;345:669) Maior benefício se IM ant., EF < 40% ou antes de IM *Contra-indicado* em hipotensão grave ou insuficiência renal
ARBs	Parece ≈ ACEI (VALIANT, *NEJM* 2003;349:20)
Insulina	Considerar infusão de insulina nas 1as 48 h, para normalizar glc

(Adaptado de ACC/AHA Atualização 1999 da Diretriz para STEMI)

Complicações do IMI (*Circ* 1990;81:401; *Annals* 1995;123:509)

- **Bloqueio cardíaco** (~20%)
  secundário a AVB em 7%, 3º AVB em 12%; na apresentação 40%, 20% dentro de 24 h, 40% dentro de 24 a 72 h
  dos que desenvolvem alto grau de AVB, 1/2 o faz gradualmente e 1/2 abruptamente
  Rx: atropina, especialmente isoproterenol, aminofilina (100 mg/min × 2,5 min), temp wire
- **ST precordial** ↓ (15 a 30%)
  isquemia prévia *vs.* autêntico IM posterior *vs.* Δs recíprocas
- **Infarto do RV** (30 a 50%, mas só 1/2 deles clinicamente significativa)
  hipotensão; ↑ JVP; ⊕ de Kussmaul; 1 mm STE em V_4R; RA/PCWP ≥ 0,8
  Rx: otimizar a pré-carga (visar RA 10-14, *BHJ* 1990;63:98); ↑ contratilidade (dobutamina);
  manter a sincronia AV; reperfusão (*NEJM* 1998;338:933);
  suporte mecânico (IABP ou RVAD); vasodilatadores pulmonares (p. ex., NO)

Complicações Mecânicas após IM		
Complicação	**Características clínicas**	**Tratamento**
Choque cardiogênico	Incid. < 5%; < 48 h após IM	Cateter PA, inotrópicos, pressores, IABP, revasc.
Ruptura de parede livre	Incid. < 6%; 2 a 3 d após IM ↓ transit. BP e FC (ruptura do epicárdio) → tamponamento ou morte súbita (PEA)	Ressuscitação de volume, inotrópicos, cirurgia, ? pericardiocentese
VSD	Incid. 2 a 4 %; < 5 d após IM 90% → novo murmúrio grosseiro ± excitação	Inotrópicos, IABP, diuréticos, vasodilatadores, cirurgia
Ruptura do músculo papilar	Incid. 1%; < 5 d após IM 50% → novo sopro, raramente excitação	Vasodilatadores, diuréticos, IABP, cirurgia

Arritmias após IM	
Arritmia	**Tratamento**
Fibrilação atrial (incid. 10 a 16 %)	Se hemodinamicamente instável ou isquêmica, cardioversão β-bloqueador e/ou digoxina ± amiodarona e heparina
VT/VF Inicialmente monomórfica (< 48 h após IM) *não tem* mau prognóstico	Antiarrítmicos e cardioversão/desfibrilação por ACLS Lidocaína ou amiodarona × 6 a 24 h, então reavaliar ↑ o β-bloqueador ao máx. tolerado, repletar K e Mg, eliminar isquemia ? ICD se VT/VF > 3 d após IM e não devido à isquemia reversível
Bradicardia sinusal	Se sintomática → atropina; se sx e refratária → ritmador
Assístole	Atropina e epinefrina → ritmador
1º AVB	Nenhum
2º AVB, tipo I	Se sintomático → atropina; se sx e refratário → ritmador
2º AVB, tipo II, ou 3º	Ritmador
Bloqueio bifascicular	= LBBB *ou* RBBB + LAHB ou LPHB. Considerar ritmador
BBB alternante ou bloqueio trifascicular	+ LBBB alternado com RBBB *ou* bifascicular + 1º AVB Ritmador

(Quando o ritmo é indicado, deve-se tentar primeiro o marca-passo transcutâneo, como ponte para o marca-passo transvenoso. Quando usar um marca-passo transcutâneo como "auxiliar", no modo *stand by*, assegure-se de que o marca-passo está capturando e gerando pulsos, eletricamente, visto que, no monitor, a atividade do músculo-esquelético pode imitar a despolarização ventricular. O ritmo transvenoso é mais bem executado com auxílio de fluoroscópio.)

Outras Complicações após IM		
Complicação	**Características clínicas**	**Tratamento**
Trombo LV	Incid. 20 a 40% Fatores de risco: extenso IM ântero-apical	Anticoagular × 3 a 6 mos
Aneurisma ventricular	Eversão não contrátil do LV; incid. 8 a 15 %. A STE persistente *nem sempre* implica em aneurisma	Cirurgia, se houver recorrência de CHF, tromboembolismo, arritmia
Pseudo-aneurisma ventricular	Ruptura → ocluída por trombo e pericárdio.	Cirurgia
Pericardite	Incid. 10 a 20 %; 1 a 4 d após IM fricção pericárdica ⊕; ECG Δs raro	Altas doses de aspirina, NSAIDs Minimizar a anticoagulação
Síndrome de Dressler	Incid. < 4%; 2 a 10 semanas após IM. Febre, pericardite, pleurisia.	Altas doses de aspirina, NSAIDs

Prognóstico

- Em geral, a mortalidade aos 30 dias em RCTs é de 6,0 a 7,5% (~5% em IMIs; ~8% em AMIs)

Classificação de Killip		
Classes	**Definição**	**Mort.**
I	sem CHF	6%
II	⊕ S_3 e/ou estertores basilares	17%
III	edema pulmonar	30 a 40 %
IV	choque cardiogênico	60 a 80 %

(*Am J Cardiol* 1967;20:457)

Mortalidade por Classes, segundo Forrester			
		PCWP (mmHg)	
		< 18	> 18
CI	> 2,2	3%	9%
	< 2,2	23%	51%

(*NEJM* 1976;295:1356)

Escore de Risco TIMI para STEMI			
Cálculo do Escore de Risco		**Aplicação do Escore de Risco**	
Características	**Pontos**	**Escore**	**Mortalidade (%)**
Histórico		0	0,8
Idade ≥ 65 a 74/≥ 75 anos	2/3	1	1,6
DM ou HTN ou angina	1	2	2,2
Exame		3	4,4
SBP < 100 mmHg	3	4	7,3
FC > 100 bpm	2	5	12,4
Classes II a IV de Killip	2	6	16,1
Peso < 67 kg	1	7	23,4
Apresentação		8	26,8
STE ou LBBB anterior	1	> 8	35,9
Tempo até a Rx > 4 h	1		
ESCORE DE RISCO = Total de pontos	**(0-14)**		

(*Circ* 2000;102:2031)

CATETER (DE SWAN-GANZ) DA ARTÉRIA PULMONAR

Considerações teóricas

- Princípio de Frank-Starling: a SV é parcialmente dependente do volume diastólico final do LV (LVEDV)
- ∴ otimizar CO (= SV × FC) e minimizar o edema pulmonar por manipulação do LVEDV
- Balão inflado na ponta do cateter → flutua para a posição "de encunhamento". A coluna de sangue estende-se da ponta do cateter, ao longo da PA, capilares e veias, até um ponto bem próximo da LA. Em condições de ausência de fluxo, PCWP ≈ pressão LA ≈ LVEDP, que é proporcional a LVED.
- Situações em que se enquadram esses pressupostos básicos
  1) A ponta do cateter não está na zona pulmonar 3 de "*West*" (PCWP = pressão alveolar ≠ pressão LA)
  2) PCWP > pressão LA (p. ex., fibrose do mediastino, doença pulmonar veno-oclusiva)
  3) Média da pressão LA > LVEDP (exemplos MR, MS)
  4) Relação alterada entre LVEDP e LVEDV (isto é, concordância anormal, ∴naquele paciente, uma LVEDP pode não ser o ótimo)

Indicações (*JACC* 1998;32:840)

- **Diagnóstico**
  Ddx de choque
  Ddx de edema pulmonar
  Avaliação da função LV e CO através de termodiluição ou do método de Fick
  Dx de tamponamento cardíaco, derivação intracardíaca, MR
  Avaliação de HTN pulmonar

- **Terapêutica**
  Terapia planejada para otimizar PCWP, SV, $S\dot{V}O_2$
  Dirigida para terapia com vasodilatadores para HTN pulmonar
  Dirigida para o manejo perioperatório do paciente de alto risco

Contra-indicações (*JACC* 1998;32:840)

- **Absoluta:** endocardite à direita, trombo ou válvula cardíaca mecânica
- **Relativa:** coagulopatia (reverta), implantação recente de PPM ou ICD (coloque em fluoroscopia), LBBB (~3% de risco de CHB, coloque em fluoroscopia), válvula bioprotética à direita

Complicações

- **Acesso venoso central:** pneumotórax ou hemotórax (1 a 3%), punção arterial, embolia aérea
- **Avanço do cateter:** arritmias atriais ou ventriculares, RBBB (∴CHB em 3% dos pacientes com LBBB preexistente), embolação do cateter, perfuração e tamponamento cardíacos, ruptura da PA
- **Manutenção do cateter:** infecção (especialmente se o cateter ficar no local por > 3 d), trombo, infarto pulmonar (≤ 1,3%), ruptura da PA, ruptura do balão

Aspectos da eficácia

- Em estudos baseados em observações, o uso do cateter da PA *não* produziu melhoras no quadro e pode estar associado com ↑ de eventos adversos e mortalidade (*JAMA* 1996;276:899 e 2001;286:309)
- Estudos randômicos em pacientes s/p cirurgia de alto risco ou com choque séptico ± ARDS, não evidenciaram benefícios quanto ao tratamento com o cateter dirigido à AP (*NEJM* 2003;348:5; *JAMA* 2003;290:2713)
- Outras séries demonstraram uma avaliação clínica incorreta do CO e da PCWP em ~50% das vezes (*Chest* 1991;99:1451). ∴pode ser razoável usar o cateter para responder a uma questão específica, que não pode ser respondida por meios não-invasivos, e daí remover o ASAP para minimizar as complicações

Instalação

- O sítio de escolha para a inserção pode ser **a veia jugular interna direita** ou **a veia subclávia esquerda**, visto que a flutuação do cateter para dentro da artéria pulmonar é mais fácil a partir dessas posições
- **Infle** o balão quando estiver **avançando** ou medindo a PCWP
- Use a resistência à inflação e a marcação da pressão para evitar a superinflação
- Para **retirar** o balão, e em todas as demais ocasiões, **desinfle-o**
- A CXR sempre deve ser tirada após a instalação, para se verificar a posição do cateter e do PTX
- Se o cateter não estiver flutuando (o que é típico em pacientes com TR ou dilatação do RV agudos) ou se o paciente tem LBBB, considere acompanhar por fluoroscopia

Formas de Ondas com Cateter PA				
Localização	**RA**	**RV**	**PA**	**PCWP**
Pressão (mm Hg)	média ≤ 6	sist. 15 a 30 diast. 1 a 8	sist. 15 a 30 média 9 a 18 diast. 6 a 12	média ≤ 12
Ondas	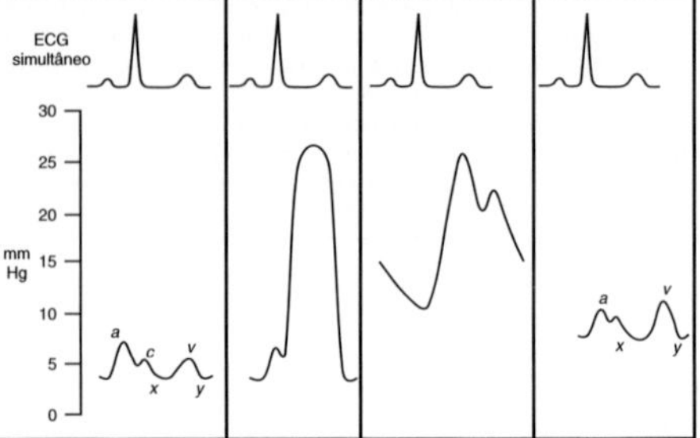			
Comentários	*a* = contração atrial, ocorre no intervalo PR *c* = dilatação de TV sobre RA no início da sístole *v* = ingresso de sangue em RA, ocorre no meio da onda T *x* = relaxamento atrial e descida da base do coração *y* = sangue saindo de RA depois que TV se abre, no início da diástole	RVEDP ocorre imediatamente antes do *upstroke* e ≥ pressão média no RA, a menos que haja TS ou TR	A forma da onda deve conter uma chanfradura. O pico durante a onda T PA sistólico = RV sistólico, a menos que haja um gradiente (por exemplo, PS)	Semelhante à forma da onda RA, exceto que é *molhada* e *demorada*. Onda *a* *após* QRS ± distinta da onda *c* e onda *v* *depois* da T (ajuda a distinguir PCWP com ondas *v* amplas, 2° MR de PA)

Relação com o ciclo respiratório

- A pressão intratorácica (em geral, ligeiramente ⊖) é transmitida para os vasos e o coração
- A pressão transmural (≈ pré-carga) = pressão intracardíaca medida – pressão intratorácica
- **Sempre registre as medidas no fim da expiração**, quando a pressão intratorácica estiver mais próxima de zero ("ponto alto" em pacientes respirando espontaneamente e "ponto baixo" em pacientes com ⊕ pressão de vent.)
- Quando as pressões intratorácicas estão ↑ (doença pulmonar, PEEP, auto-PEEP), a PCWP medida *superestimará* as verdadeiras pressões transmurais. Podemos aproximá-la, subtraindo metade da PEEP

Débito cardíaco

- **Termodiluição:** Uma quantidade medida de salina é injetada na via de injeção proximal (geralmente no RA). A Δ da temperatura com o tempo, medida num termistor (na PA), é usada para calcular o CO. Pode ser impreciso em CO reduzido, TR grave ou *shunt* intracardíaco
- **Corante verde de indocianina:** Uma quantidade medida de corante é injetada na linha central. Tiram-se amostras para a quantidade de corante na linha arterial ao longo do tempo, e o CO é calculado a partir desses dados. Pode ser impreciso se o CO for reduzido, em regurgitação valvular grave ou em derivação intracardíaca
- **Método de Fick:** Consumo de O_2 (L/min) = CO (L/min) × diferença do oxigênio arteriovenoso. ∴ obtenha o CO medindo o consumo de O_2 e calculando a diferença AV de O_2 [10 × 1,34 ml O_2/g Hb × Hb g/dl × ($S_aO_2 - S_vO_2$)]. Pode ser impreciso no choque distributivo (sepse)

Terapia planejada

- **Metas:** otimizar MAP e CO enquanto ↓ o risco de edema pulmonar
  MAP = CO × SVR; CO = FC × SV (que depende da pré-carga, pós-carga e contratilidade)
  edema pulmonar quando PCWP > 20 a 25 (níveis mais elevados podem ser tolerados em CHF crônica)
- **Otimizar a pré-carga:** (= LVEDV ≈ LVEDP ≈ LAP ≈ PCWP) (*NEJM* 1973;289:1263)
  em MI com ótimo de LVEDP de 20 a 25 → **um valor ótimo de 15 a 20 de PCWP** (a onda *a* impulsiona a LVEDP)
  pode determinar o paciente individualmente através da medição de SV com diferentes PCWP (criar diferentes curvas de Starling) devido à NS ou diurese para atingir a pressão ótima de enchimento
- **Otimizar a pós-carga:** (≈ MAP ∝ SVR)
  se a SVR for muito alta (→ ↓ SV & ↓ CO); vasodilatadores (p. ex., nitroprussiato, NTG, ACEI)
  se a SVR é muito baixa (→ ↓ MAP): vasopressores (p. ex., norepinefrina ou fenilefrina)
- **Otimizar a contratilidade** (sem medida direta; ∝ SV & CO para dadas pré-carga & pós-carga)
  se muito baixa apesar de pré-carga & pós-carga ótimas: ⊕ inotrópicos (p. ex., dobutamina)

INSUFICIÊNCIA CARDÍACA

Definições (Braumwald, *Heart Disease*, 6th ed., 2001)

- Uma incapacidade do coração em bombear o sangue para adiante a uma velocidade suficiente para suprir as demandas metabólicas dos tecidos periféricos, ou a capacidade de fazê-lo somente em pressões de enchimento cardíaco anormalmente elevadas
- "Baixo rendimento" (↓ rendimento cardíaco) *versus* "alto rendimento" (↑ do volume de acesso ± ↑ rendimento cardíaco)
- "À esquerda" (edema pulmonar) *versus* "à direita" (↑ JVP, hepatomegalia, edema periférico)
- "Em retrocesso" (↑ das pressões de enchimento, congestão) *versus* "adiante" (perfusão sistêmica defeituosa)
- "Sistólica" (incapacidade de expelir sangue suficiente) *versus* "diastólica" (falha no relaxamento e enchimento normais)

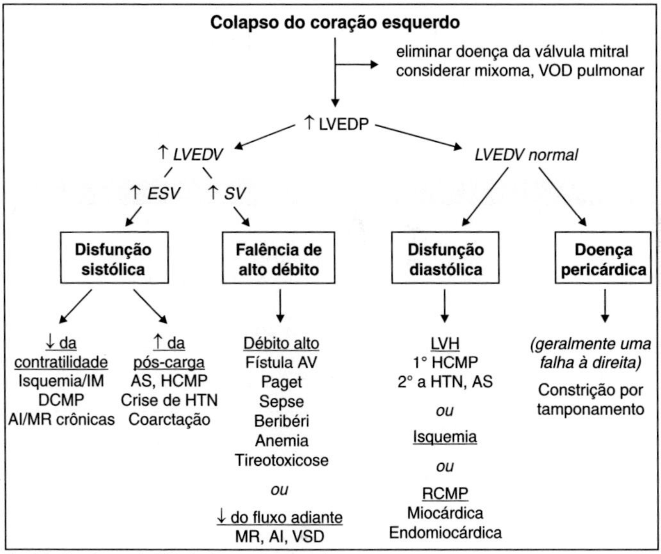

Fig. 1-2. Abordagens da falência do coração esquerdo

Sintomas

- Baixo débito: fadiga, fraqueza, Δ MS, anorexia
- Congestivo: à esquerda → dispnéia, ortopnéia, dispnéia noturna paroxística
  à direita → edema periférico, desconforto no RUQ

Exame físico

- Perfil hemodinâmico
  Congestão ("úmida" *versus* "seca"): as evidências de congestão incluem
  ↑ JVP (~80% do tempo JVP > 10 → PCWP > 22 em; *J Heart Lung Trans* 1999;18:1126)
  ⊕ do reflexo abdominojugular, onda quadrada de Valsalva (↑ SBP através da força) (*JAMA* 1996;275:630)
  S_3 em pacientes com CHF, ⊕ S_3 → ↑ o risco de hospitalização por CHF, e o de morte; (*NEJM* 2001;345:574) estertores, embotamento por derrame pleural da 2ª base (freqüentemente ausente por causa de compensação linfática) ± hepatomegalia, ascite, icterícia, edema periférico
  Perfusão ("quente" *versus* "fria"): evidências de baixa perfusão abrangem pressão de pulso estreita (< 25% da SBP), extremidades frias e pálidas, ↓ UOP, letargia
- Outros sinais: ± respiração de Cheyne-Stokes, PMI anormal (difuso, sustentado ou em dissipação, conforme a causa da insuficiência cardíaca), ± S_4 (disfunção diastólica), ± sopros (doença valvular, anel MV contorto, músculos papilares deslocados)

Estudos diagnósticos

- CXR: edema pulmonar, derrames pleurais (geralmente R > L) ± cardiomegalia
- ↑ BNP pode identificar CHF como causa de dispnéia (*NEJM* 2002;347:161)
- Ecocardiograma
  ↓ EF e ↑ do tamanho da câmara → disfunção sistólica
  hipertrofia e/ou influxo anormal através da MV →? disfunção diastólica
- Cateterização da artéria pulmonar: ↑ PCWP, ↓ CO e ↑ SVR (falha por baixo débito)
- Evidências de ↓ perfusão em órgãos vitais: ↑ BUN, ↑ Cr, ↓ Na, LFTs anormais

Terapia Recomendada para a Fase de CHF			
Fase		**Características do(s) paciente(s)**	**Terapia**
A	Alto risco de HF ⊖ Doença cardíaca estrutural Asx	HTN, DM, CAD Exposição à cardiotoxina FHx de CMP	Tratar HTN, hiperlipidemia, d/c fumo, EtOH Incentivar o exercício ACEI se houver HTN, DM, CVD, PAD
B	⊕ Doença cardíaca estrutural Asx	IM anterior, ↓ EF Asx para doença valvular	Todas as medidas da fase A ACEI como na fase A β-bloqueador se houver CAD ou ↓ EF
C	⊕ Doença cardíaca estrutural ⊕ Sintomas de HF (anteriores ou atuais)	CHF franca	Todas as medidas da fase A ACEI, β-bloqueador Diuréticos, digoxina Restrição de sal na dieta
D	HF refratário, exigindo intervenções especializadas	Sx apesar de Rx médico máximo	Todas as medidas das fases A a C Equipamentos mecânicos de assistência Transplante Inotrópicos IV continuamente

(*JACC* 2001;38:2101).

Drogas/Intervenção	Comentários
Dieta, exercício	Na < 2 g/d, restrição de líquidos, treinamento de exercícios em pacientes ambulatoriais
ACEI	↓ 40% mort. em NYHA IV (CONSENSUS, *NEJM* 1987;316:1429) ↓ 16% mort. em NYHA II/III (SOLVD-T, *NEJM* 1991;325:293) ↓ 20% mort. em asx pós-IM, EF ≤ 40% (SAVE, *NEJM* 1992:327:669) ↓ 20% de novos infartos ↓ 20 a 30 % re-hospitalização por CHF (↑ amt de benefício com ↓ EF) ↓ 30% CHF em pacientes asx com EF ≤ 35% (SOLVD-P, *NEJM* 1992;327:685) Altas doses de ACEI (≥ 30 mg/d de lisinopril) mais eficaz do que dose baixa (5 mg/d) (ATLAS, *Circ* 1999;100:2312) Cuidado com azotemia, ↑ K (pode melhorar com dieta pobre em K, diuréticos, kayexalate), tosse, angioedema
Receptor ATII bloqueadores (ARBs)	*Considerar em pacientes com EF ↓ e sx, juntamente com ACEI, ou como alternativa se o ACEI não for tolerado (p. ex., em virtude de tosse)* Não é inferior a ACEI (ELITE II, *Lancet* 2000;355:1582; OPTIMAL, *Lancet* 2002;360:752; VALIANT, *NEJM* 2003;349:20) É boa alternativa se ACEI não for tol. (CHARM-Alternative, *Lancet* 2003;362:772) ↓ 25% CHF (Val-HEFT, *NEJM* 2001;345:1667) e ↓ 15% na mort. quando *ajuntado* a ACEI (CHARM-Added, *Lancet* 2003;362:767)
Hidralazina + nitratos	*Considerar se ACEI ou ARB não são tolerados* ↓ 25% na mort. c/w placebo (V-HeFT I, *NEJM* 1986;314:1547) Não tão bom quanto ACEI (V-HeFT-II, *NEJM* 1991;325:303)
β-bloqueadores	*EF ↓ transitoriamente, depois ↑. Contra-indic. em CHF descompensada* ↓ 35% na mort. em NYHA II-IV (U.S. Carvedilol, *NEJM* 1996;334:1349; MERIT, *Lancet* 1999;353:2001; CIBIS-II, *Lancet* 1999;353:9; COPERNICUS, *NEJM* 2001;344:1651; CAPRICORN, *Lancet* 2001;357:1385) ? O carvedilol é superior ao metaprolol (COMET, *Lancet* 2003;362:7) (*JAMA* 2002;287:883 e 890)
Diuréticos	Alça ± diuréticos tiazidas
Antagonistas da aldosterona	*Considerar em HF grave com a fxn renal preservada; cuidado com ↑ de K* ↓ 30% mort. em NYHA classes III/IV (RALES, *NEJM* 1999;341:709) ↓ 15% mort. em pacientes com CHF pós-IM (EPHESUS, *NEJM* 2003;348:1309)
Digoxina	↓ 23% hosp. CHF, não Δ mort. (DIG Trial, *NEJM* 1997;336:525) ? ↑ mort. em mulheres, ? relacionada a ↑ de níveis (*NEJM* 2002;347:1403) ? concentração ótima de dig 0,5 a 0,8 ng/ml (*JAMA* 2003;289:871)
Anticoagulação	*Considerar se há AF, trombo no LV, lg acinético no segmento LV, EF < 30%*
Marca-passo biventricular	*Considerar se há CHF refratária e QRS ↑* ↓ sx (MUSTIC, *NEJM* 2001; 344: 873; MIRACLE, *NEJM* 2002;346:1845) A metanálise sugere ↓ mortalidade de CHF (*JAMA* 2003;289:730)
ICD	*Considerar na prevenção 1ª se há CAD + ↓ EF ou na prevenção 2ª* ↓ mort. em pacientes com IM e EF < 30% (MADIT II, *NEJM* 2002;346:877) ↓ mortes por arritmia em pacientes sem isquemia DCMP (DEFINITE, AHA 2003)

(*Circ* 2002;105:2099 e 2223; *NEJM* 2003;348:2007).

Precipitantes

- **Isquemia** ou infarto **do miocárdio**
- **Hipertensão**, sobrecarga de volume, PE
- **Descumprimento de dietas ou ordens médicas**
- **Drogas** (β-bloqueadores, CCB) ou toxinas (EtOH, quimioterapia)
- Miocardite, endocardite
- Arritmias
- Anemia, infecção

Tratamento do edema pulmonar agudo (LMNOP)

- **L**asix (Furosemida)
- **M**orfina (↓ sx de dispnéia + venodilatador)
- **N**itratos (venodilatador)
- **O**xigênio
- **P**osição (paciente sentado, com as pernas pendentes na lateral do leito → ↓ a pré-carga)

Tratamento da insuficiência cardíaca avançada (*JAMA* 2002;287:628)

- Terapia planejada com cateter PA; visar MAP > 60, CI >2,2, SVR < 800, PCWP < 18 (ver "Cateter da Artéria Pulmonar")
- Vasodilatadores e inotrópicos intravenosos (p. ex., nitroprussiato e dobutamina; a elucidar o papel do nesritídeo; *NEJM* 2000;343:246)
- Suporte circulatório mecânico: bomba de balão intra-aórtico (IABP), dispositivo de assistência ao ventrículo esquerdo (LVAD, REMATCH, *NEJM* 2001;345:1435)
- Transplante cardíaco: taxas de sobrevivência de 85% por ano, 65 a 70% em 5 anos

Classificação funcional (New York Heart Association)

- Classe I: sintomático apenas com atividade maior que a costumeira
- Classe II: sintomático com a atividade costumeira
- Classe III: sintomático com atividade mínima
- Classe IV: sintomático em repouso

Insuficiência cardíaca diastólica (*Circ.* 2002;105:1387 e 1503;2003;107:659)

- 33 a 50% dos pacientes com a síndrome clínica de CHF têm função sistólica normal ou minimamente alterada e, por isso, diz-se que têm insuficiência cardíaca diastólica
- ~30% da população acima dos 45 anos com evidência de disfunção diastólica (DD) no "eco", sendo ela leve em ~20% e moderada ou grave em < 10% (*JAMA* 2003;289:194), mas só 50% dos casos de DD grave e 5% dos de DD moderada eram sintomáticos
- Etiologias
  causas do relaxamento anormal: isquemia, LVH, HCMP, envelhecimento, hipotireoidismo
  causas da rigidez passiva ↑: anterior a IM, LVH, RCMP
- Diagnóstico: baseia-se em sinais e sintomas de CHF e em evidências, por "eco", de função diastólica anormal (E/A reversa, ↑ tempo de desaceleração, hipertrofia do LV, dilatação da LA) e de função sistólica preservada
- Tratamento (baseia-se mais no racional da fisiopatologia do que nos dados de RCT) diurese contra a sobrecarga de volume controle de FC e BP com βB, CCB, ACEI, ARB (↓ re-hospitalização, CHARM-preservado, *Lancet* 2003;362:777), alívio da isquemia

CARDIOMIOPATIAS

Disfunções do miocárdio não devidas a doenças cardíacas isquêmicas, valvulares, HTN ou congênitas

CARDIOMIOPATIA DILATADA (DCMP)

Definição e epidemiologia

- Dilatação ventricular, espessura da parede normal a ↓ e ↓ da contratilidade
- Incidência: 5 a 8 casos/100.000 pessoas por ano; prevalência: 36 casos/100.000 pessoas

Etiologias

- **Isquemia, doença valvular, HTN:** tecnicamente não são CMP e nem as doenças primárias mais freqüentes do músculo cardíaco, *mas* são as causas mais freqüentes de ↓ EF e dilatação do LV
- **Idiopática** (25 a 50% das DCMP,? as infecciosas ou alcoólicas não-diagnosticadas)
- **Miocardite infecciosa** (geralmente graças à rxn imune à infecção; *NEJM* 2000;343:1388)
  viral (cocksackle vírus, echovirus), bacteriana, fúngica, rickettsiana
  HIV: ~8% de asx HIV ⊕; devidos a HIV *versus* outras viroses *versus* meds (*NEJM* 1998;339:1093)
  Lyme (freqüentemente com AVB)
  Chagas: aneurisma apical ± trombo, BBB, megaesôfago ou megacólon (*NEJM* 1993;329:639)
- **Tóxica**
  álcool (7 a 8 doses/d × > 5 anos)
  antraciclinas (risco ↑ porque em dose > 550 mg/m^2, pode manifestar-se tardiamente); ciclofosfamida
  radiação
  cocaína
- **Infiltrante** (freqüentemente num misto com DCMP + RCMP): hemocromatose, sarcoidose, amiloidose
- **Auto-imune**
  no periparto (último mês → 3 a 4 mos após o parto): < 0,1% das gestações; risco ↑ com multiparidade e ↑ da idade; ~50% terão melhora;? ↑ com próxima gestação (*JAMA* 2000;283:1183)
  doença colágeno-vascular (rara): esclerodermia, SLE, PAN, RA
  células gigantes (miocardite idiopática fulminante)
- **Metabólica:** hipotireoidismo, pheo, acromegalia, deficiência de tiamina ou de selênio
- Induzida por taquicardia (FC > 140 a 160 × sem.)
- Familiar

Manifestações clínicas

- **Colapso cardíaco:** sintomas congestivos e fadiga; sinais de CHF à esquerda e à direita
  PMI difusa, deslocada lateralmente, S_3 ± MR ou TR (dilatação em anel, músculo papilar deslocado)
- Eventos embólicos (~10%)
- Arritmias
- Dor torácica ao exercício observada em mais de um terço (mesmo sem CAD)

Estudos diagnósticos

- CXR: cardiomegalia, edema pulmonar, derrames pleurais
- ECG: podem ser observados PRWP, ondas Q, ou bloqueio do ramo do feixe; baixa voltagem; AF
- Ecocardiograma: dilatação do LV, ↓ EF, LV HK *regional* ou *global*, ± RV HK, ± trombos murais

Avaliação

- História: fatores de risco ou história de CAD, HTN, exposição a drogas ou toxinas, pródromo viral, sinais ou sintomas c/w doenças auto-imunes
- Teste de esforço: um teste completamente ⊖ é útil para eliminar etiologia isquêmica (a taxa de falsos ⊖ é baixa), mas um teste positivo não implica em etiologia isquêmica (a taxa de falsos ⊕ é alta)
- Cateterização cardíaca para eliminar CAD se há fatores de risco, h/o angina, ondas Q no ECG
- Avaliação laboratorial: TFTs, estudos do ferro, HIV; outros testes em função das suspeitas clínicas
- ? Biopsia do endomiocárdio (*Circ* 1989;79:971)
  resultam 10% (dos quais 75% apresentam miocardite e 25% apresentam evidências de doença sistêmica)
  falsos ⊖ (doenças diversas) e falsos ⊕ (necrose → inflamação)
  Rx para miocardite não comprovado; ∴ biopsia para *prognóstico* ou na *suspeita de doença sistêmica*

Tratamento

- Terapia padrão para CHF
  ACEI, diuréticos, digoxina, β-bloqueadores (se a CHF não estiver descompensada), anticoagulantes (considere se a EF ≤ 30%)
  ICD se a EF < 30 a 35% (MADIT II, *NEJM* 2002;346:877; DEFINITE, AHA 2003; SCD-HeFT, ACC 2004)
  ? marca-passo biventricular (se QRS > 130 a 150 ms): ↑ tolerância ao exercício e qualidade de vida (MUSTIC, *NEJM* 2001;344:873; MIRACLE, *JAMA* 2003;289:2685)
- CHF refratária, avançada: Rx planejado, LVAD, transplante cardíaco
- Imunossupressão para miocardite: benefício não comprovado; considere se for fulminante/progressiva

CARDIOMIOPATIA HIPERTRÓFICA (HCMP)

Definição e epidemiologia

- LV inapropriado e/ou hipertrofia do RV
  nos atletas, a espessura das paredes geralmente é < 13 e, geralmente, simétrica (*NEJM* 1991;324:295)
- Prevalência: 1 caso/500 pessoas; 50% esporádicos, 50 familiares

Patologia

- Mutações autossômicas dominantes em genes que codificam as proteínas do sarcômero cardíaco
- Desagregação da fibra miocárdica
- 4 variantes morfológicas principais: hipertrofia assimétrica do septo; obstrução da cavidade média; hipertrofia concêntrica; obliteração apical

Fisiopatologia

- Obstrução do fluxo subaórtico: o estreitamento do trato é secundário à hipertrofia do septo + o movimento sistólico anterior (SAM) do folheto anterior da válvula mitral, secundário às forças de Venturi (pode ser constante, variável ou inexistente) e ao deslocamento dos músculos papilares; ↑ com ↑ da contratilidade (digoxina, β-agonistas), ↓ a pré-carga ou ↓ a pós-carga
- Regurgitação mitral: devida à SAM (jato de regurg. médio a tardio, dirigido para trás) e folhetos mitrais e músculos papilares anormais (jato de regurgitação pan-sistólico, dirigido para a frente)
- Disfunção diastólica: ↑ a rigidez das câmaras + o relaxamento anormal
- Isquemia: doença de pequenos vasos, compressão perfurante das artérias, ↓ a perfusão coronariana
- Síncope: Δ CO dependente da carga, arritmias

Manifestações clínicas

- **Dispnéia:** devida a ↑ da LVEDP, MR e disfunção diastólica
- **Arritmias:** (AF em 20 a 25%; VT/VF): palpitações, síncope, morte cardíaca súbita
- **Angina**

Exame físico

- Cardíaco: PMI sustentado, ejeção paradoxal de S_2, ⊕ S_4
  sopro sistólico crescente-decrescente (↑ **com Valsalva** e de pé) ± sopro de MR médio a tardio ou holossistólico
- Pulso carotídeo: bisferiens

Estudos diagnósticos

- CXR: cardiomegalia (LV e LA)
- ECG: LVH, ondas pseudo-Q ântero-laterais e inferiores, ± TWI apical gigante (variante apical)
- **Ecocardiograma:** sem limites absolutos quanto ao grau de LVH, mas $\frac{\text{septo}}{\text{parede posterior}} \geq 1{,}3$ é sugestivo, do mesmo modo que um septo > 15 mm; outros achados abrangem a obstrução dinâmica da ejeção, SAM, MR
- Cateterização cardíaca: pressão subaórtica ∇; *sinal de Brockenbrough* = ↓ na pressão do pulso após extra-sístole

Tratamento (*NEJM* 1997;336:775; *JAMA* 2002;287:1308)

- Colapso cardíaco
  - Terapia com drogas: β-bloqueadores, CCB, disopiramida. Evitar digoxina, diuréticos, vasodilatadores, a menos que haja disfunção sistólica
  - Se refratária à terapia com drogas e existindo fisiopatologia *obstrutiva* (∇ > 50 mmHg),
    - ablação do septo com álcool (*Circ* 1997;95:2075; *JACC* 1998;31:252; *NEJM* 2002;347:1326)
      - 90% terão benefício agudo; 1/2 terá melhora posterior por mais de 3 meses
      - após 6 meses de repouso, ∇ ~16 mmHg e ∇ induzido por esforço é um gradiente a 45 mmHg
      - 1/2 desenvolverá AVB terciário, 1/4 precisará de PPM
    - miotomia-miectomia cirúrgica (*Circ* 1975;52:88; *J Thorac Cardiovasc Surg* 1996;111:586)
    - marca-passo, mas a melhora nos sxs é um provável efeito placebo (*JACC* 1997;29:435; *Circ* 1999; 99:2927)
  - Se refratária à terapia com drogas, mas há fisiopatologia *não-obstrutiva*: transplante
- AF: controle da taxa com β-bloqueadores, mantenha SR com disopiramida, amiodarona, sotalol
- Morte cardíaca súbita: ICD (*NEJM* 2000;342:365). Fatores de risco: história de VT/VF/síncope, ⊕ FHx SCD, ⊕ Holter, LVH maciça, hipotensão com exercício, mutações específicas
- Levantamento familiar
- Aconselhamento para evitar desidratação e exercícios extenuantes
- Profilaxia contra endocardite

CARDIOMIOPATIAS RESTRITIVAS (RCMP)

Definição

- Enchimento defeituoso do ventrículo, pela ↓ da complacência

Etiologia (*NEJM* 1997;336:267)

- **Processos miocárdicos**
  - fibrose idiopática
  - auto-imunes (esclerodermia, PM-DM)
  - diabetes melito
  - doenças infiltrantes (amiloidose, hemocromatose, sarcoidose)
  - doenças de depósito (doenças de Gaucher, de Fabry, de Hurler e de armazenamento de glicogênio)
- **Processos endomiocárdicos**
  - endocardite de Löffler (distribuição em regiões temperadas; secundária à síndrome de Churg-Strauss ou hipereosin.; ↑ eosin.)
  - fibrose endomiocárdica (distribuição em regiões tropicais; eosin. norm.)
  - toxinas (radiação, antraciclinas)
  - serotonina (carcinóide, agonistas da serotonina, alcalóides da ergotina)
  - câncer

Patologia

- Espessura da parede normal ou ↑ ± infiltração ou deposição anormais

Fisiopatologia

- ↓ da complacência do miocárdio → EDV normal, mas ↑ de EDP → ↑ das pressões venosas sistêmica e pulmonar
- ↓ do tamanho da cavidade ventricular → ↓ SV e ↓ CO

Manifestações clínicas

- **Insuficiência cardíaca direita > que na esquerda**, com edema periférico > dispnéia
- **Refratário a diuréticos**
- **Eventos tromboembólicos**
- Taquiarritmias mal toleradas

Exame físico

- ↑ JVP, ± sinal de Kussmaul (classicamente observado na *pericardite constritiva*)
- Cardíaco: ± S_3 e S_4, ± sopros de MR e TR
- Hepatomegalia congestiva, ± ascite e icterícia, edema periférico

Estudos diagnósticos

- CXR: tamanho da câmara ventricular normal, ± átrios aumentados, ± congestão pulmonar
- ECG: baixa voltagem, ± arritmias
- Ecocardiograma
  - espessamento simétrico das paredes + trombo mural → obliteração da cavidade
  - dysfxn diastólica: ↑ do enchimento diastólico precoce (E) e ↓ do enchimento atrial tardio (A) ↑ da razão E/A, ↓ do tempo de desaceleração
  - textura granulosa brilhante na amiloidose
- Cateterização cardíaca:
  - átrios: **M** ou **W** (*x* proeminente e *y* descendente)
  - ventrículos: **sinais em fenda e platô, ou em símbolo de raiz quadrada** (↓ rápida da pressão no início da diástole, ↑ rápido para um platô precoce)
  - concordância dos picos de pressão em LV e RV durante o ciclo respiratório (*versus* a discordância na pericardite constritiva; *Circ* 1996;93:2207)
- Cardiomiopatia restritiva *versus* pericardite constritiva: ver "Doenças Pericárdicas"

Tratamento

- Tratar a doença subjacente
- Diurese suave
- Manter o ritmo sinusal (importante para o enchimento)
- ? Anticoagulação
- ? CCB

DOENÇA DAS VÁLVULAS CARDÍACAS

ESTENOSE AÓRTICA

Etiologias

- **Doença cardíaca degenerativa** (p. ex., estenose por calcificação): causa em 50% dos pacientes > 70 anos
  processo inflamatório ≈ aterosclerose com fatores de risco comuns como idade, HTN, ↑ colesterol.
  ↑ da mortalidade CV em pacientes com esclerose aórtica (sem estenose (*NEJM* 1999;341:142)
- **Doença cardíaca congênita** (isto é, AoV bicúspide): é a causa em 50% dos pacientes < 70 anos
- **Doença cardíaca reumática** (AS, geralmente acompanhado por AI)
- Mímica da AS = cardiomiopatia hipertrófica

Fisiopatologia

- Sobrecarga de pressão → LVH *concêntrica*

Manifestações clínicas (geralmente indicam que AVA < 1,0 cm^2)

- **Angina:** ↑ da demanda de O_2 (hipertrofia) + suprimento ↓ de O_2 (compressão do subendocard.) ± CAD
- **Síncope** (*por exercitação*): vasodilatação periférica (p. ex., no suprimento vascular para os músculos) ao estabelecer um CO constante → ↓ MAP → perfusão cerebral insuficiente
- **Colapso cardíaco:** se grave, dispnéia ou edema pulmonar

Exame físico

- **Sopro sistólico crescente-decrescente**, intenso, na RUSB, irradiando para a incisura esternal, as carótidas, o ápice (onde tem som holossistólico = efeito de Gallavardin) ↑ com elevação passiva das pernas, ↓ com postura em pé e em Valsalva, mas não é específico
- Contrariamente, a obstrução da ejeção dinâmica ↓ com elevação passiva das pernas e ↑ com postura em pé e em Valsalva
- É ouvido o "clique" da ejeção quando AoV é *bicúspide*
- Sinais da gravidade: sopro de *pico tardio*, fração S_2 paradoxal e A_2 inaudível e pulso carotídeo retardado (*pulsus parvus et tardus*), LV arfante, ⊕ S_4 (ocasionalmente palpável)

Estudos diagnósticos

- ECG: LVH, LAE, LBBB
- CXR: dilatação pós-estenose da aorta, calcificação de AoV, congestão pulmonar
- **Ecocardiograma:** morfologia das válvulas, estimativa dos gradientes de pressão, cálculos de AVA e EF
- **Cateterização cardíaca:** gradiente das pressões simultâneas de LV e Ao, cálculos de AVA, mas primariamente ao *concomitante eliminar do CAD* (observado em ~50% dos pacientes com AS)

Classificação da Estenose Aórtica			
Fase	**Gradientes médios (mmHg)**	**AVA (cm^2)**	**LVEF**
Normal	0	3,0-4,0	normal
Leve	< 25	1,5-2,0	normal
Moderada	25-50	1,0-1,5	normal
Grave, compensada	> 50	< 1,0	normal
Grave, descompensada	variável	< 1,0	↓

Tratamento (*JACC* 1998;32:1486)

- **Cirurgia (AVR)**
  AS sintomática
  asx para **AS grave** *e* ↓ **EF, AVA < 0,6 cm^2, jato aórtico > 4 m/s** ou ↓ **BP com exercício**
  assintomático para AS mod-grave *e* fazendo CABG
- Terapia médica: indicada se paciente sx, mas não um candidato operável
  diurese *suave*, controle da hipertensão, (? ACEI), digoxina,? estatina (*Circ* 2001;104:2205).
  evitar vasodilatadores (p. ex., nitratos) e inotrópicos Θ (p. ex., β-bloqueadores e CCB) em AS grave
  PAV: 50% ↑ em AVA e ↓ 50% o pico do gradiente de AoV, mas taxa de re-estenose em 6 a 12 meses 50% (*NEJM* 1988;319:125), ∴ usada como ponte para AVR ou se o paciente não é candidato à cirurgia
- IABP: estabilização, ponte para cirurgia
- Profilaxia de endocardite; evitar exercício físico vigoroso se AS moderado-grave

História natural (*Circulation* 1968;38 (Suppl. V):61)

- O progresso geralmente é *lento,* até o desenvolvimento dos sintomas
- Acompanhar com ecocardiogramas q 2 anos ou havendo Δ de sx; AVA ↓ ~0,1 cm^2 por ano (*Circ* 1997; 95:2262)
- Angina → sobrevida média de 5 anos; síncope → sobrevida média de 3 anos; CHF → sobrevida média de 2 anos

INSUFICIÊNCIA AÓRTICA

Etiologias

- **Doença das válvulas**
  doença reumática cardíaca (geralmente misto de AS/AI e doença MV concomitante)
  AoV bicúspide: hx natural: 1/3 → normal, 1/3 → AS, 1/6 → AI, 1/6 → endocardite → AI
  endocardite infecciosa
  valvulite (RA, SLE, anorexígenos)
- **Doença de Root**
  HTN
  aneurisma ou dissecação aórticos, ectasia ânulo-aórtica, síndrome de Marfan
  vasculite dos grandes vasos (células gigantes, de Takayasu)
  sífilis

Manifestações clínicas

- Agudas: edema pulmonar ± hipotensão
- Crônicas: clinicamente silenciosas enquanto o LV se dilata → descompensação do LV e ↑ da AI → CHF

Exame físico

- **Sopro diastólico decrescente em LUSB** (RUSB, se por causa da doença da raiz da aorta)
  ↑ ao sentar-se para diante, expiração, mãos crispadas
  gravidade da AI proporcional à duração do sopro (exceto nas formas aguda e grave tardia)
  Sopro de Austin Flint: estrondo diastólico no ápice (o jato da AI interferindo na admissão mitral)
- **Pressão no pulso**, **ampla** por causa do ↑ do volume de acesso → muitos dos sinais clássicos (ver tabela)
  (a pressão no pulso se estreita na AI tardia, com a ↓ da função do LV)
- S_1 suave (fechamento precoce da MV); PMI difuso e deslocado lateralmente; ⊕ S_3 (≠ ↓ EF em AI)

Sinais Epônimos Clássicos em AI	
Sinal	**Descrição**
Pulsação de Corrigan	pulsação "martelo d'água" (isto é, aumento e diminuição, ou colapso, rápidos)
Sinal de Hill	(SBP poplíteo – SBP braquial) > 60 mmHg
Sinal de Duroziez	pressão gradual sobre a artéria femoral → ruídos sistólicos e diastólicos
Som de Traube	som duplo, ouvido na artéria femoral comprimida distalmente
Sinal de Musset	pulsar na cabeça, a cada batimento cardíaco (baixa sens.)
Sinal de Müller	pulsações sistólicas da úvula
Pulsos de Quincke	pulsações dos capilares subungueais (baixa spec.)

(*Southern Medical Journal* 1981;74:459)

Estudos diagnósticos

- ECG: LVH, LAD
- CXR: cardiomegalia ± dilatação da aorta
- **Ecocardiograma:** gravidade da AI (baseada no tamanho do jato de regurgitamento e na presença de reversão de fluxo na aorta descendente) e avalie o tamanho e a função do LV

Tratamento (*JACC* 1998;32:1486)

- **Cirurgia (AVR)**
  AI sintomática grave (se a AI *não* for grave, é improvável que cause sx)
  AI grave asx *e* EF < 50% do diam. sistólico do LV, > 55 mm ou diam. diastólico > 75 mm AI grave assintomática e fazendo CABG
- Terapia médica
  vasodilatadores (nifedipina, ACEI, hidralazina). Se AI grave, HTN ou paciente não operável, diuréticos e digoxina se CHF
- Descompensação aguda (considere isquemia e endocardite como passíveis precipitantes)
  redução da IV pós-carga (nitroprussiato) e suporte com inotrópicos (dobutamina) ±
  suporte com cronotrópicos (↑ FC → ↓ diástole → ↓ tempo de regurgitação)
  contra-indicados vasoconstritores e IABP
  cirurgia geralmente necessária para AI grave aguda por ser mal tolerada pelo LV
- Profilaxia de endocardite

História natural

- Progressão *variável* (ao contrário da AS, pode ser rápida ou lenta)
- Quando começa a descompensar, o prognóstico é mau
  asx + EF normal → sx ou dysfxn LV em < 6%/ano e mortalidade de < 0,2%/ano
  asx, mas dysfxn LV → sx em 25%/ano
  sx → morte de 10%/ano

ESTENOSE MITRAL

Etiologias

- **Doença cardíaca reumática:** *fusão das comissuras* → válvula em "boca de peixe"
- Congênita, mixoma, trombo
- Valvulite (p. ex., SLE, amilóide, carcinóide) ou infiltração (p. ex., mucopolissacarídeos)
- MS funcional, secundária a MAC grave → intrusão nos folhetos

Manifestações clínicas

- **Dispnéia e edema pulmonar**
  se graças à RHD, os sintomas geralmente começam na 3ª ou 4ª décadas
  precipitantes: taquicardia, sobrecarga de volume, fibrilação atrial
- **Fibrilação atrial**
- **Eventos embólicos** (especialmente na fibrilação atrial e na endocardite)
- Sintomas pulmonares: hemoptises, bronquite freqüente (pela congestão), PHT

Exame físico

- **Estrondo diastólico de baixa impulsão no ápice**, com acentuação pré-sistólica (quando não em AF)
  mais bem observado com o paciente em posição de decúbito lateral à esquerda, ↑ com exercício
  gravidade da MS proporcional à *duração* do sopro (não à intensidade)
- **Estalido de abertura** (som diastólico precoce, de alta impulsão, no ápice e na borda esquerda do esterno)
  área da MV proporcional ao intervalo S_2-OS (isto é, válvula mais contraída → intervalo mais curto)
- S_1 alto (a menos que MV esteja calcificada)
- Fácies da mitral = "bochechas coradas"

Estudos diagnósticos

- ECG: **LAE** ("P mitrale"), ± fibrilação atrial, ± RVH
- CXR: **átrio esquerdo dilatado** (endireitamento da borda esquerda do coração, dupla densidade à direita, elevação do ramo bronquial principal esquerdo)
- **Ecocardiograma:** gradientes de pressão estimados, planimetria direta e calculada a área da válvula, escore de eco da válvula (com base na mobilidade, espessamento do folheto, no espessamento subvalvular e nas calcificações)
- **Cateterização cardíaca:** gradiente das pressões simultâneas de PCWP e LV, área da válvula calculada; a pressão LA terá uma onda *a* alta, com o *y* descendente aparado

Classificação da Estenose Mitral		
Fase	**Gradientes médios (mmHg)**	**Área MV (cm^2)**
Normal	0	4,0-6,0
Leve	1-6	1,5-2,0
Moderada	6-12	1,0-1,5
Grave	> 12	< 1,0

Tratamento

- Médico: restrição de Na, diurese cautelosa, β-bloqueadores, anticoag. (se AF ou antes de embolismo)
- Profilaxia da endocardite (e, se RHD, profilaxia da febre reumática também)
- Cirúrgico (MVR): **MS sintomática**, hipertensão pulmonar,? início de AF
- **Valvuloplastia mitral percutânea** (PMV) → a área da válvula duplica, o gradiente ↓ em 50% ≈ MVR *se* escore da válvula < 8, ≤ MR leve, ∅ do trombo em AF ou LA (*NEJM* 1994;331:961, *Circ* 2002;105:1465)

REGURGITAÇÃO MITRAL

Etiologias

- **Anormalidades dos folhetos: degeneração mixomatosa**, **endocardite**, **RHD**, valvulite (doença colágeno-vascular), congênitas
- **Ruptura de cordas tendinosas:** mixomatosa, endocardite espontânea, colágeno-vascular
- **Disfunção dos músculos papilares:** isquemia/infarto (geralmente do músculo papilar *posterior* b/c é suprido só pela PDA enquanto o músculo papilar ântero-lateral é suprido pelas diagonais e OMs), deslocamento causado por cardiomiopatia, infiltração
- **Dilatação do anel:** qualquer das causas de dilatação do LV

Manifestações clínicas

- Agudas: **edema pulmonar**, hipotensão
- Crônicas: dispnéia progressiva ao esforço, fadiga, fibrilação atrial, PHT

Exame físico

- **Alta impulsão, sopro, sopro holossistólico** no ápice, irradiando para a axila ↑ com a crispação das mãos (sens. 68%, spec. 92%), ↓ com Valsalva (sens. 93%) (*NEJM* 1988;318:1572)
- PMI superdinâmica deslocada lateralmente, S_1 obscurecido, ± espasmos, ± S_3

Estudos diagnósticos

- ECG: LAE, LVH, ± fibrilação atrial
- CXR: LA dilatado, LV dilatado, ± congestão pulmonar
- **Ecocardiograma:** grau de MR (com base no tamanho do jato de regurgitação) e função do LV (EF *supernormal* nos estados compensados, ∴ EF < 60% com MR grave = anormalidade do LV)
- **Cateterização cardíaca:** ondas *cv* PCWP proeminentes, ventriculografia à esquerda, para o grau de EF de MR e LV

Tratamento (*JACC* 1998;32:1486)

- **Cirurgia** (preferível corrigir do que substituir)
  - **MR sintomática grave**
  - **MR** asx **grave** *e* **EF < 55 a 60%** e **diam. sistólico do LV > 45 a 50 mm**,? AF ou PHT
- Médico: indicado se o paciente não for um candidato no operável
  - ↓ **pós-carga:** ACEI, hidralazina/nitratos (benefícios não comprovados)
  - ↓ **pré-carga:** (↓ CHF e ↓ quantidade de MR por ↓ do orifício MV): diuréticos, nitratos
  - **inotrópico:** digoxina
- Descompensação aguda (considerar a isquemia e a endocardite como possíveis precipitantes)
  - redução da pós-carga de IV (nitroprussiato), suporte com inotrópicos (dobutamina), IABP
  - vasoconstrição contra-indicada
  - *cirurgia* geralmente é necessária para MR grave aguda que é mal tolerada pelo LV
- Profilaxia de endocardite

Prognóstico

- Assintomáticos: sobrevivência a 5 anos com terapia médica = 80%
- Sintomáticos: sobrevivência a 5 anos com terapia médica = 45%

PROLAPSO DA VÁLVULA MITRAL (MVP)

Definição

- Deslocamento de qualquer parte tanto do folheto da MV ou de seu ponto de coaptação além do plano da MV *vista do eixo paraesternal longo*
- Numa vista das quatro câmaras, pode ser hiperdiagnosticada
- Clássico = redundância ⊕ do folheto; não-clássico = sem redundância do folheto

Epidemiologia

- Prevalência de 2 a 4% na população geral

Etiologias

- Envolvimento mixomatoso do aparelho da MV
- Associadas a doenças do tecido conjuntivo (p. ex., síndromes de Marfan e de Ehlers-Danlos)

Manifestações clínicas

- Assintomático
- ? dor torácica, AF, síncope ou isquemia cerebral (mas sem sustentação em dados recentes, *NEJM* 1999;341:1)

Exame físico

- Clique mesossistólico, ± sopro sistólico intermediário a tardio
  - ↓ do volume do LV (de pé, fase de corrente de Valsalva) → clique e sopro ouvidos mais cedo
  - ↑ do volume do LV ou ↑ de impedância para a ejeção de LV → clique e sopro ouvidos mais tarde e mais suaves

Tratamento

- Profilaxia de endocardite, se o sopro for audível ou os folhetos estiverem espessados
- Aspirina ou anticoagulação frente a um evento neurológico anterior
- β-bloqueadores para pacientes sintomáticos

VÁLVULAS CARDÍACAS

Válvulas mecânicas

- **"Gaiola" ou bola** (p. ex., de Starr-Edwards)
- **Disco único em báscula** (p. ex., de Bjork-Shiley, da Medtronic-Hall)
- Disco duplo (p. ex., do St. Jude Medical)
- Características: muito duráveis, mas trombogênicas e ∴ exigem anticoagulação
  considere se idade < 60 a 65 anos, ou se já precisou de anticoagulação

Bioprotéticas

- **Heteroenxerto** (p. ex., de Carpentier-Edwards)
- Pericárdica
- Características: menos duráveis, mas minimamente trombogênicas
  considere se idade > 60 a 65 anos, ou a idade < 10 a 12 anos, ou em contra-indicação de anticoagulação

Exame físico

- Normal: **sons crisp**, ± sopro suave durante o fluxo para diante (é normal haver um pequeno gradiente através da válvula)
- Anormal: sopros regurgitantes, ausência dos sons do fechamento mecânico da válvula

Anticoagulação com Válvulas Cardíacadas Protéticas

Válvula	Warfarin		ASA
	INR 2,0-3,0	INR 2,5-3,5	80-100 mg
Válvulas mecânicas			
Primeiros 3 meses		⊕	⊕
Após 3 meses			
Válvula aórtica	⊕		±
Válvula aórtica + fator de risco		⊕	⊕
Válvula mitral ± fator de risco		⊕	⊕
Válvulas bioprotéticas			
Primeiros 3 meses		⊕	⊕
Após 3 meses			
Sem fatores de risco			⊕
Válvula aórtica + fator de risco	⊕		⊕
Válvula mitral + fator de risco		⊕	⊕
Fatores de risco: AF, ↓ EF, evento embólico prévio, estado de hipercoagulação, válvulas de disco único em báscula e de Starr-Edwards, ? múltiplas válvulas			

(*JACC* 1998;32:1486)

Controle dos Procedimentos Perianticoagulação

Procedimentos secundários (p. ex., tratamento dentário)	Geralmente não impedem a anticoagulação
Procedimentos principais (p. ex., cirurgia)	d/c a warfarin 72 h antes da cirurgia retomar quando a hemostasia foi alcançada
Procedimentos principais, *com fatores de risco* *de tromboembolismo* (especialmente se há uma válvula mecânica na posição da mitral)	No pré-operatório: d/c a warfarin, inicie heparina 6 h pré-operatoriamente: d/c heparina Pós-operatório: reinicie heparina e warfarin ASAP

(*JACC* 1998;32:1486)

Profilaxia de endocardite

Complicações

- Trombose da válvula (especialmente em válvulas do tipo "gaiola" ou bola) ou formação de pano
- Embolia (eliminar endocardite); risco de tromboembolismo 1 a 2%/ano, mesmo com Rx warfarin
- Colapsos estruturais
  válvulas mecânicas: raras, exceto nas de Bjork-Shiley
  válvulas bioprotéticas: taxa de falha de 30% no prazo de 10 a 15 anos
- Hemólise (especialmente com as válvulas tipo "gaiola" ou bola)
- Vazamento paravalvular (eliminar endocardite)
- Endocardite

DOENÇAS PERICÁRDICAS

PERICARDITES E DERRAME PERICÁRDICO

Etiologias da Pericardite	
Infecciosa	Viral: coxsacklevirus, echovirus, adenovírus, EBV, VZV, HIV *Bacteriana: (da endocardite, de pneumonia ou s/p da cirurgia cardíaca): S. pneumococcus, S. aureus* Tuberculosa (extensão do pulmão ou hematogênica) Fúngica: histoplasmose, coccioidomicose
Neoplásica	Cardíaca primária e mesotelioma Metastática (pulmão, mama, linfoma, leucemia, células renais)
Auto-imune	Doenças do tecido conjuntivo (SLE, RA, esclerodermia, de Sjögren) Vasculite (PAN, de Churg-Strauss, de Wegener) Induzida por drogas (procainamida, hidralazina) Síndrome de Dressler (após IM)
Sistêmica	Uremia (desenvolve-se em 1/3 dos pacientes, especialmente sob HD) Hipotireoidismo
Cardiovascular	IM transmural agudo (10 a 15 %) Dissecação aórtica proximal Trauma torácico ou procedimento cardíaco s/p Após irradiação (> 4.000 cGy no mediastino)
Idiopática	
Derrames sem pericardite	CHF, cirrose, síndrome nefrótica

(*Lancet* 2004;363:717)

Manifestações clínicas da pericardite

- **Dor torácica:** pleurítica, posicional (aliviada por sentar-se para diante), irradia-se para o trapézio, pode estar *ausente* na pericardite tuberculosa, neoplásica, pós-irradiação e pericardite urêmica
- ± Febre

Exame físico

- **Atrito pericárdico** (som coriáceo com até três componentes: contração atrial, contração ventricular e relaxamento ventricular), claramente variável e evanescente
- Se houver derrame pericárdico: **sons cardíacos distantes** (e o atrito pode enfraquecer); embotamento do campo pulmonar posterior esquerdo (sinal de Ewart) por causa de atelectasia compressiva

Estudos diagnósticos

- ECG: elevações ST difusas (*côncavo para cima*), depressões PR, TWI; 4 estágios que evoluem em h a semanas; baixa voltagem e *alternância elétrica* podem ser observadas em presença de derrame amplo

Fase	PR	ST	Onda T
1ª	↓	↑	para cima
2ª	isoelétrica	isoelétrica	plana
3ª	isoelétrica	isoelétrica	invertida
4ª	isoelétrica	isoelétrica	para cima

- CK-MB ou troponina (⊕ em ~30%, *JACC* 2003;42:2144) em miopericardites
- CXR: se houver derrame presente, pode-se observar cardiomegalia ou coração "em moringa" (> 250 cc de fluido); sinal de "oreo cookie" (em visão lateral, radiolucência entre o coração e o pericárdio anterior)
- Ecocardiograma: pode ser normal ou revelar derrame ± estriamento (fibrina ou tumor)

Avaliação

- Eliminar etiologias infecciosas: geralmente aparentes de Hx e CXR
  ? sorologias aguda e de convalescença
- Eliminar etiologias não-infecciosas: BUN, Cr, ANA, RF, investigar doenças malignas comuns
- Pericardiocentese em suspeita de derrame devido à infecção ou doença maligna
  ✓ contagem de células, TP, LDH, glc, coloração gram, culturas, citologia
  critérios do "exsudato": TP > 3 g/dl, TP_{eff}/TP_{soro} > 0,5, LDH_{eff}/LDH_{soro} > 0,6 ou glc < 60 mg/dl
  alta sens. (~90%) mas spec. *muito baixa* (~20%) (*Chest* 1997;111:1213)

Tratamento

- Drogas antiinflamatórias (p. ex., ibuprofen 800 mg tid + colchicina 0,6 mg bid) os sx geralmente diminuem em 1 a 3 d, continuar Rx por 7 a 14 d (*JAMA* 2003;289:1150) esteróides para doença idiopática refratária
- Evitar anticoagulantes
- Se houver derrame infeccioso → drenagem pericárdica + antibióticos
- Se houver chance de o derrame recorrer → considerar janela pericárdica
- Derrames idiopáticos amplos podem ser tratados, inicialmente, por pericardiocentese; na recorrência (~60%), considerar pericardiectomia (*NEJM* 1999;341:2054)

TAMPONAMENTO PERICÁRDICO

Etiologia

- Qualquer causa de pericardite, mas especialmente **malignidade, uremia, idiopática,** dissecação aórtica proximal com ruptura, ruptura do miocárdio
- Derrames em acúmulo rápido, prováveis causas de tamponamento por falta de tempo para o pericárdio distender-se e acomodar o fluido

Fisiopatologia (*NEJM* 2003;349:684)

- ↑ pressão intrapericárdica, comprime o coração durante o ciclo, ↓ retorno venoso → ↓ CO
- Como as pressões diastólicas são igualmente ↑, quando a TV se abre, no início da diástole, as pressões em RV = RA. ∴ sangue não sai rápido em RA, a *y* descendente é *apagada* e o enchimento de RV ↓
- "Pulso paradoxal"
  Normalmente, inspiração → ↓ pressões intrapericárdica e em RA → ↑ retorno venoso → ↑ tamanho de RV → desvio do septo para a esquerda. Além disso, ↑ complacência vascular do pulmão → ↓ retorno venoso do pulmão. O resultado é ↓ do enchimento do LV → ↓ do volume de ataque e da pressão sangüínea de LV (Δ SBP < 10 mmHg)
  Tamponamento cria ↑ da interdependência ventricular → ↑ de pulso (Δ SBP ≥ 10 mmHg)

Manifestações clínicas

- **Choque cardiogênico** (hipotensão, fadiga) **sem edema pulmonar**
- Dispnéia que pode ser devida a ↑ do esforço respiratório para aumentar o retorno venoso

Exame físico

- **Tríade de Beck: sons cardíacos distantes**, ↑ **JVP**, **hipotensão**
- Hipotensão (50%; hipertensos são ocasionais), taquicardia reflexa, extremidades frias
- **"Pulso paradoxal"** (75%) = ↓ SBP ≥ 10 mmHg durante a inspiração
  Ddx = PE, hipovolemia, doença pulmonar obstrutiva grave
- ↑ JVP, com a *y* descendente apagada
- Sons cardíacos distantes, ± atrito pericárdico (30%)
- Taquipnéia, mas com pulmões limpos

Estudos diagnósticos

- ECG: baixa voltagem, alternância elétrica, ± sinais de pericardite
- Ecocardiograma: ⊕ **derrame**, **desvio de septo** na inspiração,
  colapso diastólico do RA (sens. > 85%, spec. 80%) e/ou RV (sens. < 80%, spec. 90%)
  pode haver tamponamento pós-cirúrgico localizado e de difícil visualização
  Δ's respirofásicas em velocidades transvalvulares (↑ através TV e ↓ através MV na inspiração)
- Cateterização cardíaca (do coração direito e pericárdica): elevação (15 a 30) e equalização das pressões intrapericárdica e diastólica (RA, RV, PCWP), *y* descendente apagada no traçado do RA

Tratamento

- Ressuscitação de volume (não fazer diurese!) e ⊕ inotrópicos
- Pericardiocentese (exceto se pela ruptura de aorta ou de miocárdio)

PERICARDITE CONSTRITIVA

Etiologia

- Qualquer causa de pericardite, mas especialmente **pós-viral**, **radiação**, **uremia**, **TB**, **pós cirurgia cardíaca** e **idiopática**

Fisiopatologia

- Limites rígidos de enchimento diastólico do pericárdio → ↑ pressões venosas sistêmicas
- O retorno venoso só é limitado após a fase inicial de rápido enchimento; ∴ rápida ↓ na pressão do RA, com relaxamento atrial e abertura da válvula tricúspide e *descendentes x e y proeminentes*
- Sinal de Kussmaul: inspiração → ↑ retorno venoso, mas a pressão intratorácica negativa não é transmitida para o coração por causa do pericárdio rígido → ↑ JVP

Manifestações clínicas

- Insuficiência cardíaca direita > à esquerda

Exame físico

- ↑ **JVP** com a ***y* descendente proeminente, sinal de Kussmaul** ⊕ (Dsx = TS, *cor pulmonale* agudo, infarto do RV, RCMP)
- Hepatomegalia, ascite, edema periférico
- PMI geralmente não-palpável, **"soco" pericárdico**, geralmente sem "pulso paradoxal"

Estudos diagnósticos

- CXR: calcificação, especialmente em vista lateral (embora não *necessariamente* = constrição)
- ECG: inespecífico
- Ecocardiograma: pericárdio ± espessado, **"pulo do septo"** = deslocamento abrupto do septo durante o rápido enchimento, no final da diástole
- Cateterização cardíaca
  átrios: **M's** ou **W's** (*x* e *y* descendentes, proeminentes)
  ventrículos: **sinais em fenda e platô, ou em símbolo de raiz quadrada** (↓ rápida da pressão no início da diástole, ↑ rápido para um platô precoce)
  discordância entre os picos de pressão de LV e RV durante o ciclo respiratório (*Circ* 1996;93:2007)
- CT ou MRI: pericárdio espessado pelo aprisionamento

Pericardite Constritiva versus Cardiomiopatia Restritiva		
Avaliação	**Pericardite constritiva**	**Cardiomiopatia restritiva**
Exame físico	⊕ sinal de Kussmaul PMI ausente ⊕ "soco" cardíaco	± sinal de Kussmaul Forte PMI, ± S_3 e S_4 ± **Sopros regurgitantes de MR e TR**
ECG	± Baixa voltagem	Baixa voltagem ± **Anormalidades de condução**
Ecocardiograma	Espessura da parede normal **"Pulo" do septo durante a diástole inicial** Inspiração → ↑ fluxo através de TV e ↓ fluxo através de MV	± ↑ **espessura da parede** **Aumento biatrial** Inspiração → ↓ fluxo através de TV e MV Taxa mais lenta de enchimento até o pico Tempo mais longo para a taxa de enchimento até o pico
CT/MRI	**Pericárdio espessado com esgotamento**	Pericárdio normal
Cateterização cardíaca	Descendentes *x* e *y* proeminentes Sinal de chanfradura e platô (ambos) LVEDP = RVEDP RVSP < 50 mmHg RVEDP > 1/3 RVSP **Discordância de LV e RV** picos de pressão durante o ciclo respiratório	± **LVEDP > RVEDP** (especialmente com vol.) RVSP > 60 mmHg RVEDP < 1/3 RVSP Concordância entre os picos das pressões de LV e RV durante o ciclo respiratório
Biopsia endomiocárdica	Geralmente normal	± **Etiologia específica de RCM**

Tratamento

- Pericardiectomia

HIPERTENSÃO

Classificação JNC VII		
Categoria	**Sistólica (mmHg)**	**Diastólica (mmHg)**
Normal	< 120	< 80
Pré-HTN	120-139	80-89
HTN fase 1	140-159	90-99
HTN fase 2	≥ 160	≥ 100

(*JAMA* 2003;289:2560).

Etiologias

- **Essencial** (95%): 10 a 15% dos adultos brancos, 25% dos adultos negros; início de 22 a 55 anos; ⊕ FHx
- **Renal** (4%): renovascular (= RAS, 2%); parenquimatosa (= retenção crônica de Na, 2%)
- **Endócrina** (0,5%): feocromocitoma, 1º a hiperaldosteronismo; síndrome de Cushing
- Coarctação da aorta (0,2%)
- Outras: apnéia do sono, OCP, simpaticomiméticas, inibidores COX-2, epo, CsA

Avaliação padrão

- Objetivos: (1) identificar fatores de risco CV e outras doenças que modifiquem o prognóstico e a terapia
  (2) revelar as causas secundárias da hipertensão
  (3) averiguar o dano ao órgão-alvo
- História
  sinais e sintomas de CAD, CHF, TIA/CVA, PAD, DM, insuficiência renal; ⊕ FHx para dieta HTN, tomada de Na, fumo, álcool, prescrição e medicações OTC, OCP
- Exame físico: ≥ 2 medidas de BP, separadas por > 2 min; verificação no braço contralateral, fundoscópico, cardíaco (LVH, sopros), vascular, abdominal (massas ou ruídos), neurológico
- Testes laboratoriais: eletrólitos, BUN, Cr, glc, Hct, U/A, lipídeos, ECG (procura por LVH)

Avaliação de causas secundárias

- *Considere se paciente < 20 ou > 50 anos; início súbito, grave, refratária ou ↑ HTN; sugestivo de H&P*
- Doença renovascular
  indícios clínicos: mais velhos, h/o aterosclerose, sopros na artéria renal, ARF com ACEI, ↓ K
    RAS unilateral (70%) → normovolêmicos e Cr normal
    RAS bilateral (30%) → hipervolêmicos, ↑ Cr
  estudos diagnósticos:
    varredura renal com captopril: 90% sens., 90% spec., pode omitir RAS bilateral
    ultra-sonografia dúplex: muito dependente do operador
    MRA: 90% sens., 90% spec. pode superestimar a gravidade da estenose
    reninas das veias renais + captopril (afetados/não-afetados > 1,5/1): > 80% sens., 60% spec.
    angiografia: teste de eleição
- Doença do parênquima renal: BUN, Cr, depuração de Cr
- Etiologias endócrinas → ver "Doenças das Adrenais"
- Coarctação: ↓ dos pulsos LE, murmúrio sistólico, retardo radiofemoral, LVH, ou serrilhamento nas chanfraduras costais ao CXR
  estudos diagnósticos: ecocardiograma, aortograma

Complicações da HTN

- *Cada ↑ 20 mmHg SBP ou 10 mmHg DBP → 2× ↑ complicações CV* (*Lancet* 2002;360:1903)
- Neurológicas: **TIA/CVA**, aneurismas rompidos
- Retinopatias: I = estreitamento de arteríolas, II = fio de cobre, AV entalhadas, III = hemorragias e exsudações, IV = edema papilar
- Cardíacas: **CAD**, LVH, **CHF**
- Vasculares: dissecação aórtica, aneurisma aórtico
- Renal: proteinúria, **colapso renal**

Tratamento (*NEJM* 2003;348:610)

- Objetivo < 140/90 mmHg; se houver diabetes ou doença renal o objetivo é < 130/80 mmHg
- O *tratamento resulta em 50% ↓ CHF, 40% ↓ ataques, 20 a 25% ↓ IM* (*Lancet* 2000;356:1955)
- **Mudanças no modo de vida** (cada ↓ SBP em ~5 mmHg)
  perda de peso: atingir IMC de 18,5 a 24,9
  dieta: rica em frutas e vegetais, pouca gordura saturada e total
  restrição de sódio: ≤ 2,6 g/d
  exercício: ≥ 30 min de exercício/d, na maioria dos dias da semana
  limitar consumo de álcool: ≤ 2 doses/dia para homens; ≤ 1 dose/dia para mulheres e pacientes de baixo peso

- **Opções farmacológicas** (se houver HTN *ou* pré-HTN + diabetes ou doença renal)
  hipertensão isolada: diurético do tipo tiazida (ALLHAT, *JAMA* 2002;288:2981)
  uma doença CV concomitante pode levar a indicações obrigatórias de classes específicas de drogas:
  + aterosclerose: ACEI (HOPE, *NEJM* 2000;342:145)
  + angina: β-bloqueadores
  + pós-MI: β-bloqueadores, ACEI (BHAT, *JAMA* 1982;247:1707; SAVE, *NEJM* 1992;327:669. HOPE)
  + CHF: ACEI/ARB, β-bloqueadores, diuréticos (ver "Colapso Cardíaco")
  + diabetes melito: ACEI (UPKDS 39, *BMJ* 1998;317:713)
  + doença renal crônica: ACEI/ARB (*NEJM* 1993;329:1456;2001;345:851 e 861)
  a maioria dos pacientes com hipertensão essencial precisarão de ≥ 2 drogas anti-hipertensivas para atingir a meta
  se a meta de BP não for atingida → otimizar as dosagens ou adicionar mais drogas
  (se forem só duas drogas, uma quase sempre deve ser um diurético tipo tiazida)
- Causas secundárias
  renovascular: angioplastia ± colocação de *stent*, cirurgia
  renal parenquimatosa: restrição de sais e líquidos, ± diuréticos
  etiologias endócrinas → ver "Distúrbios Adrenais"

CRISE HIPERTENSIVA

Definições

- **Emergência hipertensiva:** ↑ BP + dano agudo ao órgão-alvo
  dano neurológico: encefalopatia, ataque hemorrágico ou isquêmico, papiledema
  dano cardíaco: ACS, CHF, dissecação aórtica
  dano renal: proteinúria, hematúria, colapso renal agudo; crise renal esclerodérmica
  anemia hemolítica microangiopática
  pré-eclâmpsia/eclâmpsia
- **Urgência hipertensiva:** SBP > 210 ou DBP > 120, com dano mínimo, ou nenhum, ao órgão-alvo

Tratamento

- Emergência hipertensiva: ↓ de MAP em 25% em *min a 2 h*, usando agentes IV
- Urgência hipertensiva: ↓ de BP em *h* usando agentes PO

Drogas para Crises Hipertensivas

Agentes intravenosos		Agentes orais	
Agente	**Dose**	**Agente**	**Dose**
Nitroprussiato	0,25 a 10 μg/kg/min	Captopril	25 a 50 mg
Nitroglicerina	17 a 1.000 μg/min	Labetalol	200 a 1.200 mg
Labetalol	bolo de 20 a 80 mg q 10 min ou 2,0 a 4,0 mg/min	Clonidina	carga de 0,2 mg → 0,1 mg q h
Hidralazina	10 a 20 mg q 20 a 30 min	Hidralazina	10 a 25 mg
Fentolamina	bolo de 5 a 15 mg prn		

DISSECAÇÃO AÓRTICA

Definição (*Circ* 2003;108:628)

- **Dissecação clássica:** ruptura da íntima → extravasamento de sangue no meio aórtico e ao longo dela
- **Hematoma intramural** (IMH): o vaso dos vasos é rompido → há sangue no meio aórtico. Pode regredir ou progredir e provocar uma 2ª ruptura e uma comunicação com a luz da aorta
- **Úlcera penetrante:** uma ulceração da placa aórtica (geralmente na aorta descendente) pode penetrar na íntima → hemorragia média. A extensão é rara, mas a ruptura é possível

Classificação

- **Proximal:** envolve a aorta ascendente, independente da origem (= Stanford, A, DeBakey I e II)
- **Distal:** envolve apenas a aorta descendente (= Stanford B, DeBakey III)

Fatores de Risco (predispõem a microapoplexia média ou "necrose cística média")

- **Hipertensão** (em > 70% das dissecações, h/o HTN)
- **Doenças do tecido conjuntivo**
  Marfan (gene da *fibrilina-1*): aracnodactilia, deslocamento de juntas, *pectus*, *ectopia lentis*, MVP
  Ehlers-Danlos tipo IV (pró-colágeno tipo III): pele translúcida; ruptura dos intestinos ou do útero
  Ectasia ânulo-aórtica e dissecação aórtica familiar
- **Anomalia aórtica congênita:** válvula aórtica bicúspide ou coarctação
- **Aortite:** de Takayasu, arterite das células gigantes
- **Gestação** (3º trimestre)
- **Traumatismos:** cegueira, IABP, cirurgia cardíaca ou aórtica

Manifestações Clínicas e Exame Físico		
Característica	Proximal	Distal
Dor (abrupta, intensa, persistente, lancinante)	**94% (peito, dorso)**	**98% (peito, dorso, abd.)**
Síncope (freqüentemente tamponamento)	**13%**	4%
CHF (geralmente AI)	**9%**	3%
CVA	**6%**	2%
Hipertensão	35%	**70%**
Hipotensão/choque (tamp., AI, rupt.)	**25%**	4%
Déficit de pulso	**19%**	**9%**
Sopro AI	**44%**	12%

(IRAD, *JAMA* 2000;283:897)

Estudos diagnósticos (*NEJM* 1993;328:35)

- **CXR:** anormal em 60 a 90% (↑ mediastino, derrame), mas *não pode* ser usado para eliminar a dissecação
- **CT:** rápida, não-invasiva, boa sens. (80% para proximal, 90 a 95% para distal); sendo em espiral e multisseqüenciada, pode melhorar de sens.; *porém, sendo ⊖, e havendo forte suspeita clínica → estudos adicionais*
- **TEE:** sens. > 95% para proximal e 80% para distal; pode examinar coronárias, pericárdio, AI
- **MRI:** sens. e spec. > 98%, mas é demorada e nem sempre disponível
- **Aortografia:** sens. < 90%, demorada, não consegue detectar IMH; pode examinar as coronárias

Tratamento (*Circ* 2003;108:772)

- **Médico: ↓ dP/dt**
  primeiro **com IV β-bloqueadores** (mascarar reflexos ↑ FC e inotropia, em resposta a vasodilatadores)
  depois **↓ SBP com IV vasodilatadores**
  titular para SBP 110 e FC 60; usar agentes de curta ação (propranolol + nitroprussiato; labetalol)
  controle a dor com MSO_4 prn
- **Cirurgia**
  proximal (substituição da raiz): todas as agudas; as crônicas se houver progressão de c/b, AI ou aneurisma.
  distal: se houver progressão de c/b, envolvimento significativo do ramo arterial, HTN descontrolada, prótese endovascular? de aneurisma ± fenestração (*NEJM* 1999;340:1539 e 1546)

Complicações

- **Ruptura:** do saco pericárdico → tamponamento; espaço pleural; mediastino; retroperitônio
- **Obstrução da artéria do ramo**
  coronária → AMI (geralmente RCA → IMI)
  sem nome/carótida → CVA; intercostal/lombar → isquemia da medula espinal/paraplegia
  sem nome/subclávia → isquemia da extremidade superior; ilíaco → isquemia da extremidade inferior
  celíaca/mesentérica → isquemia intestinal; renal → colapso renal agudo
- **AI:** graças à dilatação em anel ou à ruptura, ou à substituição de folheto por uma falsa luz

Prognóstico

- Dissecação proximal aguda: mortalidade de 1%/h × 48 h

ARRITMIAS

Bradicardias, Bloqueio AV e Dissociação AV

Bradicardia sinusal (SB)

- Etiologias: **medicamentos** (β-B, CCB, amiodarona, Li), ↑ **do tônus vagal**, **metabólico** (hipoxia grave, sepse, mixedema), ↑ **ICP**
- Tratamento: geralmente desnecessário; atropina ou marca-passo, se sintomático

Síndrome do nó sinusal doente (SSS)

- As características podem incluir: períodos de SB não provocado, parada de AS, paroxismo de SB e taquiarritmias atriais (síndrome "bradi-taqui")
- Tratamento: só medicamentos (? β-B com ISA) geralmente cai e precisa de **combinação** de **medicamentos** (β-B, CCB, dig) para taquiarritmias e de **PPM** para bradicardia

Bloqueio AV	
Tipo	**Características**
1º	PR prolongado (> 200 ms), mas todos os impulsos conduzidos.
2º Mobitz I (Wenckebach)	↑ progressivo de PR até que o impulso não seja conduzido (→ "batimento agrupado") Geralmente, AV nodal na origem e transitório. Observado em IMI, miocardite Classicamente (~50%), o ↑ absoluto em PR *diminui com* o tempo (→ ↓ intervalos RR, duração da pausa < 2 × o intervalo RR precedente) O AVB geralmente piora com CSM e melhora com atropina Muitas vezes, Rx é desnecessário
2º Mobitz II	Impulsos bloqueados sem ↑ de PR, ocasional ou repetidamente Geralmente se origina em His-Purkinje, é crônico e pode preceder o 3° AVB Observado na degeneração ântero-septal do sistema de condução no IM O AVB geralmente melhora com CSM e piora com atropina Freqüentemente é necessário marca-passo provisório ou PPM
3º (completo)	Sem condução. Deve ser distinguido de outras formas de dissociação AV

AVB de "alto grau" geralmente se refere ao bloqueio de 2 ou mais impulsos sucessivos.

Dissociação AV: *(não é um diagnóstico primário, e sim manifestação de um de três processos)*

- *Por omissão:* o retardamento no nodo SA permite que um marca-passo provisório subsidiário (p. ex., a junção AV) tome conta
- *Por usurpação:* a aceleração do marca-passo provisório subsidiário (p. ex., a taquicardia não-paroxística da junção AV, a VT sem captura atrial retrógrada)
- *Por bloqueio AV:* evitar que o marca-passo provisório normal capture os ventrículos permite que um marca-passo provisório subsidiário passe a controlar o ventrículo.

TAQUICARDIAS SUPRAVENTRICULARES (SVTs)

*Originam-se acima dos ventrículos, ∴ **QRS estreito**, a menos que haja condução ou pré-excitação aberrantes.*

Etiologias da SVT		
	SVT	**Descrição**
Atrial	Taquicardia sinusal (ST)	Causada por dor, febre, hipovolemia, hipoxia, anemia, ansiedade, β-agonistas, etc.
	Taquicardia SA nodo-reentrante (SANRT)	Alça reentrante no nodo SA
	Taquicardia atrial (AT)	Originada em outros pontos dos átrios que não o nodo SA. Observada com CAD, DPOC, ↑ de catecóis, EtOH, dig.
	Taquicardia atrial multifocal (MAT)	↑ automaticamente em vários pontos dos átrios
	"Flutter" atrial (AFL)	Macrorreingresso no átrio direito
	Fibrilação atrial (AF)	Passagem irregular de ondas pelo AVN
AV Jxn	Taquicardia AV nodo-reentrante (AVNRT)	Reingresso por via dupla em AVN
	Taquicardia atrioventricular recíproca (AVRT)	Reingresso usando uma via auxiliar
	Taquicardia de junção, não-paroxística (NPJT)	↑ de automatismo na junção AV Captura atrial retrógrada ou dissociação AV Observada em mio/endocardite, card., cirurg., IMI, dig.

(*NEJM* 1995;332:162).

- **Diagnóstico** (*Cardiol Clin* 1990;8:411; *Med Clin* 2001;85:193)
- **Início:** o início e término abruptos sugerem AVNRT ou AVRT; ST e AT tendem a "aquecer"
- **Freqüência:** não é diagnóstica porque a maioria das SVTs podem ter freqüência variando de 140 a 250 bpm, *mas:*
  - ST geralmente < 150 bpm
  - AFL geralmente conduz com um bloqueio AV 2:1 para produzir uma freqüência ventricular de 150
  - AVNRT e AVRT geralmente são > 150 bpm
- **Ritmo:** se irregular, Ddx está limitado a AF, a AFL com bloqueio variável e a MAT
- **Morfologia da onda P:** muito útil
  - Verticaliza as ondas P imediatamente antes que QRS → ST (P normal), AT (P diferente do sinusal, poderia estar invertida e antes de QRS), MAT (≥ 3 diferentes morfologias de onda P)
  - As ondas P retrógradas aparecem *invertidas* nos marca-passos inferiores e podem aparecer em vários locais:
    - Em AVNRT elas geralmente estão entremeadas ou distorcem a porção terminal de QRS (isto é, ondas pseudo-S nos marca-passos inferiores e pseudo-R' no condutor V_1)
    - Em AVRT elas geralmente estão um pouco depois das QRS, mas são distintas destas
    - Intervalo RP geralmente curto, mas formas atípicas podem ter RP longo
  - Sem ondas P ou ondas fibrilatórias finas "f" → AF
  - Ondas serrilhadas "F" numa freqüência de ~300 bpm → AFL
- **Resposta a manobras vagais** (CSM, Valsalva) ou **adenosina** (ou β-bloqueadores ou CCB)
  - Ritmos devidos a ↑ automatismo (ST, AT, MAT) → diminuição da velocidade ou do ↑ do bloqueio AV
  - Ritmos devidos à reentrada em AVN (AVNRT, AVRT) → término abrupto ou falta de resposta AFL → ↑ bloqueio AV → visualização das ondas "F"

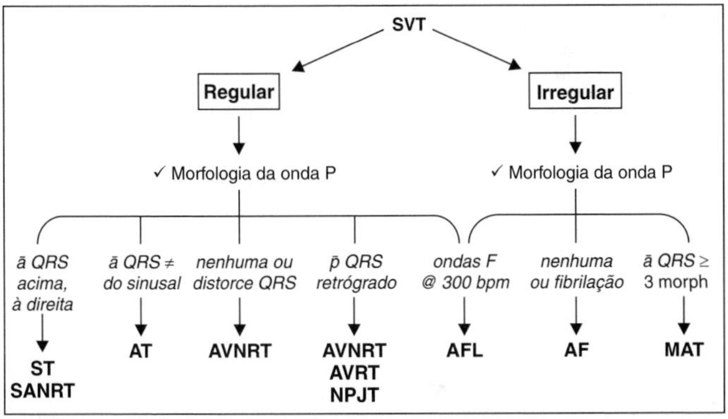

Fig. 1-3. Abordagens à SVT

Tratamento da SVT		
Ritmo	**Tratamento agudo**	**Tratamento de longo prazo**
Instável	**Cardioversão** por ACSL	n/a
ST	n/a	n/a
AT	β-bloqueadores ou CCB	β-bloqueadores ou CCB ± antiarrítmicos ? Ablação por radiofreqüência
AVNRT ou AVRT	**Manobras vagais**, **adenosina**, **CCB**, **β-bloqueadores** (*Evitar verapamil IV e digoxina* se houver suspeita de via auxiliar)	**Ablação por radiofreqüência** CCB ou β-bloqueadores ± antiarrítmicos
AF	**β-bloqueadores**, **CCB**, **digoxina**	ver "Fibrilação Atrial"
AFL	**β-bloqueadores**, **CCB**, **digoxina**	Ablação por radiofreqüência β-bloqueadores ou CCB ± antiarrítmicos
MAT	**CCB**	Tratar o processo mórbido subjacente ? Ablação de AVN + PPM

- A ablação por radiofreqüência tem uma taxa geral de sucesso > 95%. As complicações abrangem acidente vascular encefálico, IM, sangramentos, perfuração cardíaca e bloqueios de condução.

VIAS ACESSÓRIAS (WOLFF-PARKINSON-WHITE)

Definições

- **Via acessória** (trato de "desvio") conexão dos átrios aos ventrículos, permitindo que os impulsos "desviem" o retardo na condução AVN
- **Padrão de pré-excitação (WPW):** ↓ intervalo PR, ↑ a largura de QRS com onda δ (início modulado, *pode ser sutil*), anormalidades ST e onda T; só vistas em vias que conduzem para o grau anterior (se a rota só conduz retroativamente, o ECG é normal durante SR e o paciente tem o trato de "desvio" ocultado)
- **Síndrome de WPW:** via acessória + taquicardia

Taquicardias

- **AVRT ortodrômica:** *complexo* SVT *estreito* conduzindo a ↓ AVN e ↑ da via acessória; exige condução retrógrada e ∴ pode ocorrer com tratos de "desvio" ocultos
- **AVRT antidrômica:** *complexo* SVT *amplo* conduzindo a ↓ da via acessória e ↑ de AVN; exige condução de grau anterior e ∴ deveria ver um padrão de WPW durante SR
- **AF com condução rápida** através da via acessória, ∴ SVT irregular, de complexo amplo; exige condução de grau anterior e ∴ deveria ver um padrão de WPW durante SR

Tratamento

- **AVRT:** manobras vagais, adenosina, β-bloqueadores, (CCB); *tenha sempre um desfibrilador à mão*
- **AF:** ↑ da condição de refratário à via acessória com procainamida *ou* cardiovert
  a *digoxina* pode ↓ a condição de refratariedade à via → ↑ taxa ventricular; *IV verapamil* →
  VF; já que a AF pode se desenvolver durante AVRT, *evite essas drogas*
- **Longo prazo:** Rx de taquicardias com ablação de radiofreqüência ou com antiarrítmicos (IA, IC) considere a ablação profilática se asx, mas com AVRT ou AF indutíveis em EPS (*NEJM* 2003;349:1803)
  o risco de SCD está relacionado com o grau de encurtamento do intervalo R-R na AF

TAQUICARDIAS DE COMPLEXO LARGO (WCTs)

Etiologias

- **Taquicardia ventricular (VT)**
- **SVT com condução aberrante** (BBB constante, BBB dependente da taxa ou via acessória). A aberração dependente da taxa geralmente se apresenta com a morfologia de uma RBBB

Taquicardia ventricular

- **Monomórfica**
  Coração estruturalmente *anormal*: **IM prévio**, **CMP**, displasia RV arritmogênica (ARVD, RBBB incompleto, TWI à direita e onda ε no ECG de repouso, VT tipo LBBB, dx com MRI)
  Coração estruturalmente *normal:* VT RVOT (ECG de repouso normal, VT tipo LBBB) VT LV idiopático (responde a verapamil), síndrome de Brugada (pseudo-RBBB com STE no ECG de repouso)
- **Isquemia polimórfica, CMP, "torsades de pointes"** (= VT polimórfico + ↑ QT)

Indícios que favorecem o diagnóstico da VT

- Até prova em contrário, presuma que toda a WCT é uma VT
- *Os melhores previsores* de que uma WCT é uma VT são **IM anterior**, **CHF** ou **disfunção LV** (*Am J Med* 1998;84:53)
- O comprometimento hemodinâmico e a taxa da taquicardia *não* distinguem de modo confiável a VT da SVT
- A VT monomórfica é regular, mas inicialmente pode ser ligeiramente irregular, imitando a AF com aberração; um ritmo - *muito* irregular sugere AF com aberração
- Características do ECG compatíveis com VT (*Circ* 1991;83:1649)
  Dissociação de AV (ondas P independentes capturam ou fundem batimentos) comprova VT
  QRS muito amplo (> 140 ms no tipo RBBB ou > 160 ms no tipo LBBB)
  desvio extremo do eixo
  morfologia atípica de QRS para BBB
    Tipo RBBB: ausência de R' alto (ou presença de R monofásico) em V_1, razão r/S < 1 em V_6
    Tipo LBBB: início para nadir > 60 a 100 ms em V_1, onda q em V_6
  concordância (todos os precordiais levam à mesma direção)

Tratamento de longo prazo

- Avaliação: **eco** para ✓ LV fxn, **cat**. ou **teste de esforço** eliminar isquemia? MRI e/ou RV bx para pesquisar cardiomiopatia infiltrante ou ARVD, **estudo EP** para investigar indutibilidade
- **Medicações:** β-bloqueadores, antiarrítmicos (p. ex., amiodarona)
- **Ablação de radiofreqüência**, de foco isolado de VT
- **ICD** (*NEJM* 2003;349:1836) potencialmente indicado em pacientes com o seguinte hx:
  SCD, VF, sx VT (AVID, *NEJM* 1997;337:1576; CASH, *Circ* 2000;102:748)
  VT não-sust. + CAD + ↓ EF + induc. (MADIT, *NEJM* 1996;335:1933; MUSTT, *NEJM* 1999;341:1882)
  CAD + EF < 30% (MADIT II, *NEJM* 2002;346:877; pacientes de alto risco que se beneficiam; a maioria permanece indefinida)
  DCMP não-isquêmico + EF < 35% (DEFINITE, SCD-HeFT) *ou* síncope não explicada
  ? HCMP (*NEJM* 2000;342:365); ↑ QT congênita; síndrome de Brugada

FIBRILAÇÃO ATRIAL

Etiologias

- Aguda
  Cardíaca: isquemia, IM, CHF, miocardite/pericardite, crise hipertensiva, cirurgia cardíaca
  Pulmonar: doença pulmonar aguda ou hipoxia (p. ex., inflamação DPOC, pneumonia), PE
  Metabólica: estados em que as catecolaminas estão elevadas (estresse, infecção, pós-oper.), tireotoxicoses
  Drogas: álcool, cocaína, anfetaminas, teofilina
- Crônica: idade avançada, HTN, isquemia, doença valvular (MS, MR, AS), CMP, hipertireoidismo

Avaliação

- ECG, CXR, ecocardiograma (tamanho do LA, presença de trombo, válvulas, fxn LV, pericárdio), eliminar isquemia (mas é improvável que uma AF seja devida a isquemia, se *não houver outros sxs*), TFTs

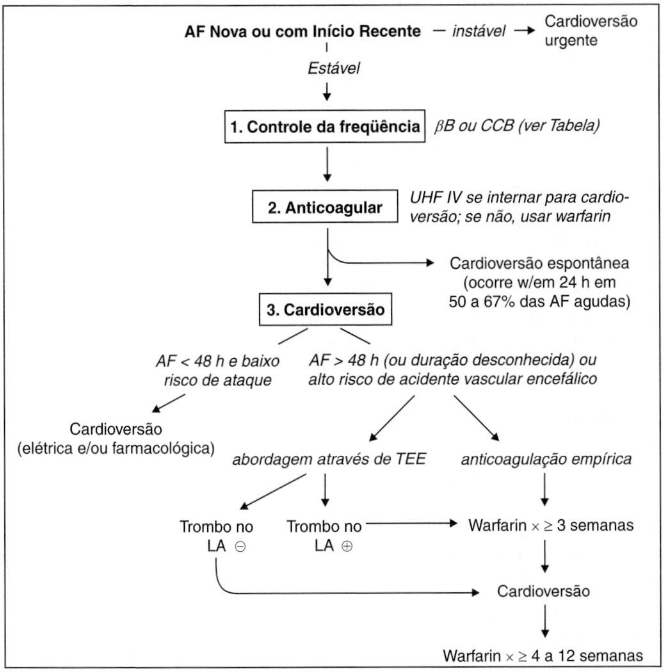

(Adaptado de *JACC* 2001;38:1231, *NEJM* 2001;344:1067)

Fig. 1-4. Abordagens à AF aguda

Controle da Freqüência Cardíaca para AF Aguda

Agente		Dose	Efeitos colaterais e comentários
CCB	**Verapramil**	5 a 10 mg IV em 2 min Pode ser repetido em 30 min	Hipotensão (tratar com gliconato de Ca) *Contra-indicado em* WCTs
	Diltiazem	20 mg IV em 2 min Pode ser repetido em 15 min Infusão de 5 a 15 mg/h	
βB	**Metroprolol**	5 mg IV em 2 min Pode ser repetição q 5 min × 3	Broncoconstrição; hipotensão
	Propranolol	1 mg IV q 2 min	
Digoxina		0,5 mg IV × 1, *depois* 0,25 mg IV q 6 h × 2	Considerar para pacientes em CHF

(Adaptado de *NEJM* 2001;344:1067 e *Annals* 2003;139:1018)

Antiarrítmicos contra AF			
Agente	**Dose**		**Comentários**
	Conversão	**Manutenção**	
Ibutilida	1 mg IV em 10' Pode ser repetido × 1	n/a	Contra-indic. se K ↓ ou QT ↑ Risco de torsades 3 a 8 % 1 a 2 g mg IV para ↓ risco de TdP
Dofetilida	0,5 mg PO bid	0,5 mg PO bid	✓ para ↑ QT Precisa de ajuste renal
Flecainida	300 mg PO × 1	50 a 150 mg bid	*Contra-indic. em doença card. estrut.*
Propafenona	600 mg PO × 1	150 a 300 mg bid	Tratam. prévio c/bloqueador AVN
Amiodarona	150 mg IV por 10' *depois* 1 mg/min × 6 h *depois* 0,5 mg/min	600 mg bid × 2 semanas 200 a 400 qd	± Eficácia da cardioversão Melhor droga para manter SR Ajuda no controle da taxa ✓ para QT Toxicidade pulmão, fígado, tireóide
Procainamida	10 a 15 mg/kg IV por 1 h	1.000 a 2.000 mg bid em liberação lenta	Hipotensão, ↓ inotropismo ± PreRx com bloqueador AVN ↑ ✓ QT
Sotalol	n/a	120 a 160 mg bid	✓ para ↓ FC, ↑ QT Precisa de ajuste conforme função renal

(Adaptado de *NEJM* 2001;344:1067 e *Annals* 2003;139:1018)

Cardioversão

- Considere para pacientes com um 1º episódio de AF ou para aqueles com sx devidos a AF
- A probabilidade de sucesso depende da duração da AF e do tamanho do átrio
- Considere um pré-tratamento com drogas antiarrítmicas (especialmente se a 1ª tentativa falhar)
- Se a duração da AF > 48 h, a cardioversão tem 2 a 5% de chance *de precipitar um CVA*, ∴ primeiro é preciso visualizar o LA com TEE para eliminar trombo (ACUTE, *NEJM* 2001;344:1411) ou anticoagular antes, empiricamente, por ≥ 3 semanas
- Mesmo com o retorno do SR, os átrios estão *mecanicamente* "atordoados". Também há um máximo de possibilidade de AF recorrente nos três meses seguintes ao retorno ao SR, ∴ é preciso anticoagular após a cardioversão, por ≥ 4 a 12 semanas

Controle da freqüência (FC de 60 a 80 e, em exercício, de 80 a 100)

- β-bloqueadores (especialmente se houver CAD)
- CCB (especialmente se DPOC; n.b., que o verapramil ↑ os níveis de dig)
- Digoxina (pouco eficiente para o controle de FC em exercício; considere para pacientes com CHF)

Controle do ritmo

- Dados de estudos recentes sugerem que o controle do ritmo não oferece mais benefícios quanto à mortalidade do que o controle da taxa + a anticoagulação, para pacientes com AF recorrente (AFFIRM, *NEJM* 2002;347:1825; *NEJM* 2002;347:1834)
- Terapia com drogas antiarrítmicas: ver a tabela acima
  - CHF → dofetilida, amiodarona
  - CAD → sotalol, dofetilida, amiodarona
- Ablação por radiofreqüência, de focos nas veias pulmonares (*NEJM* 1998;339:659; *JACC* 2003;42:185)
- Procedimentos com cateteres ou com procedimentos cirúrgicos confusos
- Ablação do nodo AV + PPM (*NEJM* 2001;344:1043 e 2002;346:2062)

Anticoagulação (*Archives* 1994;154:1449)

- Risco de ataque ↑↑ em AF valvular (isto é, 2° a MS, MR), ∴ anticoagular todos
- Risco de ataque ~4,5% por ano em AF não-valvular; os fatores de risco abrangem
  - os clínicos: **ataque anterior/TIA**, **diabetes**, **HTN**, **idade avançada (≥ 65 anos)**, **CHF**, ? CAD
  - os ecocardiográficos: ↓ de EF, ↑ do tamanho de LA
- O risco de ataque em AF paroxística recorrente ≈ em AF persistente
- "AF isolada" = AF em ausência de doença cardíaca estrutural e de qualquer dos fatores de risco acima
- Opções de tratamento
  - warfarin (visando INR 2 a 3, *NEJM* 1996;335:540 e 2003;349:1019) → 68% ↓ ataques
  - aspirina: melhor que placebo (44% ↓ ataques), mas inferior a warfarin
  - ? ximelagatran ≈ warfarin (SPORTIF III, *Lancet* 2003;362:1691 e SPORTIF V, AHA 2003); ✓ LFTs
- A quem tratar
  - **AF valvular → warfarin**
  - **AF não-valvular, paroxística ou persistente + ≥ 1 fator de risco → warfarin**
    - (se a idade é 65 a 74 e não há outros fatores de risco →? aspirina)
    - se o paciente não é bom candidato a warfarin (↑ risco de sangramentos/quedas) → aspirina
  - **AF isolada → aspirina ou nenhum Rx**

SÍNCOPE

Definição

- Perda súbita e transitória de consciência devida à hipoperfusão cerebral

Etiologias

- **Neurocardiogênica** (a.k.a., vasovagal, ~25%): ↑ tônus simpático → contração vigorosa do LV → receptores mecânicos no desencadeamento do ↑ do tônus vagal do LV (reflexo de Bezold-Jarisch hiperativo)
  → ↓ FC (cardioinibidor) e/ou ↓ BP (vasodepressor)
  distúrbios correlatos: hipersensibilidade da carótida, síncope por tosse, evacuação, micção
- **Hipotensão ortostática** (10%)
  hipovolemia, diuréticos
  vasodilatadores (α-bloqueadores, nitratos, ACEI, CCB, hidralazina)
  neuropatia autônoma (diabetes, EtOH, amilóide, colapso renal, Shy-Drager)
- **Cardiovascular**
  Mecânica (5%)
  Endocárdica: AS, MS, PS, trombose de válvula protética, mixoma
  Miocárdica: IM (mas geralmente VT), HCMP (mas geralmente VT)
  Pericárdica: tamponamento
  Vascular: dissecação da aorta, PE, PHT, "síndrome do roubo da subclávia"
  Arritmia (15%)
  Bradiarritmias: SSS, alto grau de bloqueio AV, mau funcionamento de PPM
  Taquiarritmias: VT, SVT (raramente causa síncope, a menos que haja doença cardíaca estrutural)
- **Neurológica** (10%): seqüestro (tecnicamente, não-síncope), TIA/CVA/VBI, enxaqueca
- **Miscelânea** (tecnicamente não-síncope): hipoglicemia, hipoxia, anemia psicogênicas

Avaliação (em ~35% dos casos, a etiologia não pode ser determinada)

- **História** (pelo paciente e, se possível, por *testemunhas*)
  atividade e postura antes do incidente
  fatores precipitantes: exercício (AS, HCMP, PHT), Δ postural (hipotensão ortostática),
  estressantes tais como a visão de sangue, dor, aflição emocional, fadiga, estar em pé por longo tempo, calor no ambiente, tosse/micção/evacuação (neurocardiogênicos)
  pródromos (p. ex., diaforese, náusea, visão embaçada); cardíacos < 5 s, vasovagal > 5 s
  sx associados: dor torácica, palp., neurológicos, incontinência "pós-ictal", intestinal ou urinária
- **Histórico médico pregresso:** síncope anterior, doença cardíaca ou neurológica prévia
- **Medicações**
  vasodilatadores (p. ex., α-bloqueadores, nitratos, ACEI, CCB, hidralazina) e diuréticos
  ⊖ cronotrópicos (p. ex., β-bloqueadores e CCB)
  ↑ QT: antiarrítmicos das classes IA ou III, fenotiazinas, TCAs, anti-histamínicos, eritromicina, azóis
  drogas psicoativas: antipsicóticos, TCA, barbituratos, benzodiazepínicos, EtOH
- **História familiar:** CMP, SCD
- **Exame físico**
  VS incluindo *ortostática* (supino → resultados em pé a > 10 a 20 mmHg ↓ SBP ou a > 10 a 20 bpm ↑ FC), BP em ambos os braços
  exame cardíaco: JVP, sopros, LVH (S_4, suspiro no LV), CHF (crepitação, PMI deslocado, S_3)
  exame vascular: ✓ para pulsações assimétricas, sopros da carótida
  pesquisa de sangue oculto nas fezes
  exame neurológico: achados focais, evidências de morder a língua
- **ECG** (anormal em ~50%, identifica definitivamente a causa da síncope em ~10%)
  bradicardia sinusal, pausas sinusais, AVB, BBB, SVT, VT
  modificações isquêmicas (novas ou antigas)
  hipertrofia atrial ou ventricular
  marcadores de arritmias (ectopia, QT prolongado, pré-excitação)

Outros estudos diagnósticos (experimente basear sua classificação com base nos resultados de H&P e de ECG)

- Monitorização ambulatorial por ECG: em suspeita de síncope arritmogênica
  Resultados da monitorização por Holter (ECG contínuo) (*Am J Med* 1991;90:91)
  arritmias + sx (4%); asx, mas com arritmias signif. (13%); sx, mas sem arritmias (17%)
  Registrador de eventos (resultados 20 a 50%)
  pode ser ativado pelo paciente para registrar o ritmo na fita (é problemático se não houver pródromos)
  os registradores de alça salvam o ritmo em fita continuamente e ∴ podem ser ativados *depois* dum evento
  os registradores de alça *implantáveis* podem ser usados por pacientes com eventos raros

- Ecocardiograma: se houver suspeita de doença cardíaca estrutural, com base em exame cardíaco ou em ECG
- Teste do esforço em exercício: eliminar arritmias induzidas por isquemia ou catecolaminas
- Cateterização cardíaca: considere, se os testes não-invasivos sugerirem isquemia
- Estudos eletrofisiológicos (EPS)
  considere se há arritmia no ECG, no Holter ou no registrador de alça, ou se há doença cardíaca estrutural
  50% abnl (VT indutível, anormalidades de condução) se houver doença cardíaca, mas?
  significado de 3 a 20% de abnl se ECG abnl; < 1% abnl se coração e ECG são normais (*Annals* 1997;127:76)
- Testes na mesa de inclinação (testes para provocar síncope vasovagal)
  testes ⊕ em 50% dos pacientes com síncopes inexplicadas recorrentes; spec. ≤ 90%; reprodut. ≤ 80%
- Estudos neurológicos (estudos cerebrovasculares, CT, MRI, EEG): se H&P são sugestivos

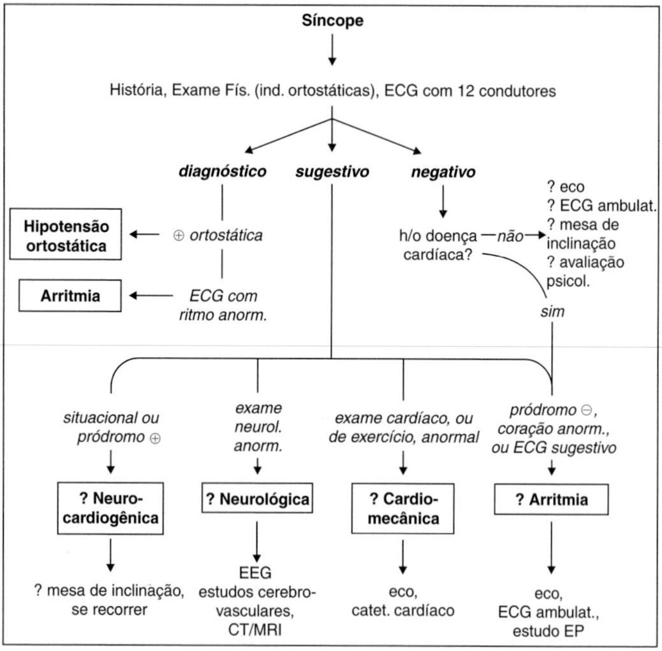

Fig. 1-5. Abordagem à síncope

<u>**Características de alto risco**</u> (geralmente tornam admissível a telemetria e testes adicionais)

- Idade > 60 anos, h/o CAD, CMP, doença valvular, doença cardíaca congênita, arritmias
- Síncope c/w causa cardíaca (falta de pródromo, por exercitação, resultando em traumatismo)
- Exame cardíaco anormal
- ECG anormal

<u>**Tratamento**</u>

- Síncope cardíaca ou neurológica: tratar o distúrbio subjacente
- Síncope ortostática: reposição volêmica; se crônica → elevar *lentamente* do supino à posição em pé, meias elásticas, midodrina, fludrocortisona
- Síncope vasovagal: ? β-bloqueadores, disopiramida, midodrina, fludrocortisona, anticolinérgicos, teofilina; marca-passo não tem efeito (VPS II, *JAMA* 2003;289:2224)

<u>**Prognóstico**</u> (*NEJM* 1983;309:197, *Ann Emerg Med* 1997;29:459)

- Síncope cardíaca: taxa de 20 a 40% de SCD em 1 ano
- Síncope não-cardíaca ou não-explicada com ECG normal e sem história de VT, sem CHF, idade < 45, baixa taxa de recorrência e taxa < 5% de SCD em 1 ano

MARCA-PASSOS

Código de Marca-Passos			
1ª letra	**2ª letra**	**3ª letra**	**4ª letra**
Câmara ritmada	Câmara captada	Resposta ao batimento captado	Itens programáveis

A = atrial, V = ventricular, I = inibido, D = duplo, R = adaptado à taxa

Modos Usuais de Ritmar	
Modo	**Descrição**
VVI	Ritmo ventricular sob demanda, com um só condutor no RV. O batimento ventricular captado inibe o ritmar de V. Usar em paciente com AF crônica e bradicardia sintomática
DDI	Captação atrial e ventricular e ritmo com condutores em RA e RV. O batimento atrial captado inibe o ritmar de A; o batimento ventricular captado inibe o ritmar de V. Sem indícios de atividade atrial intrínseca. Usado em pacientes que precisam de ritmo atrial e ventricular, mas que têm freqüentes SVTs que poderiam ser impropriamente detectadas por DDD PPM
DDD	Captação atrial e ventricular e ritmo com condutores em RA e RV. O batimento atrial captado inibe o ritmar de A e *desencadeia a marcação V* permitindo, assim, o acompanhamento da atividade atrial intrínseca; o batimento ventricular captado inibe o ritmar ventricular. Usado em pacientes que necessitam de ritmar atrial e ventricular e de sincronia AV
Magneto	Um magneto colocado sobre o gerador Δ dirigido a DOO/VOO, em que o PPM ritma o ventrículo numa taxa fixa, independentemente da atividade ventricular. Use para verificar a capacidade de PPM captar quando o efeito é inibido pelo ritmo intrínseco do paciente. Usar quando o paciente é hemodinamicamente instável devido à bradicardia resultante de inibição imprópria de PPM ou a taquicardia induzida pelo marca-passo

Indicações para Marca-Passo	
Distúrbio	**Indicações**
Bloqueio AV	3º ou 2º AVB, sintomáticos ? 3º AVB ou 2º AVB tipo II, assintomáticos FC < 40, pausas ≥ 3 s em vigília
Disfunção do nodo sinusal	Bradicardias, ou pausas sinusais, claramente associadas aos sxs ? SB ou pausas em paciente sintomático, sem associação clara
MI agudo	Ver "STEMI"
Taquiarritmia	SVT sintomático recorrente, que pode ser solucionado com marca-passo se as drogas e a ablação por cateter falharem VT dependente de pausa, sustentada ? Pacientes de alto risco com síndrome congênita de QT longo
Síncope	Síncope do sinus hipersensível da carótida, com assístole > 3 s ? Síncope neurocardiogênica com resposta cardioinib. proeminente
Cardiomiopatia	? HCMP sintomática com obstrução significativa ante da ejeção

(*NEJM* 1996;334:89; *Circulation* 1998;97:1325; *JAMA* 2002;287:1848)

Complicações		
Modo	**Manifestação**	**Descrição**
Falha em ritmar	Bradicardia	Descarregamento da bateria, rompimento/deslocamento de condutor, ↑ do nível do ritmo devido a rxn do tecido local ou à captação de miopotencial → inibição imprópria. ✓ colocação dos condutores e as regulagens
Falha em captar	Ritmo inadequado	Deslocamento de condutor ou nível de captação com regulagem muito alta. Verificar a colocação dos condutores e as regulagens
Taquicardia mediada por marca-passo	Taquicardia	Observada em DDD. Despolarização ventricular → ativação atrial retrógrada → captada pelo condutor atrial → desencadeia o ritmar ventricular → ativação atrial retrógrada, etc. Terminar com manobras vagais ou magneto; geralmente exige Δ nas regulagens
Síndrome do marca-passo	Síncope, pré-síncope, ortopnéia, PND, CHF	Observada em VVI. Pela perda da sincronia AV → ↓ CO, ↑ pressões atriais. Mudar para DDD

AVALIAÇÃO DO RISCO CARDÍACO EM CIRURGIAS NÃO-CARDÍACAS

Critérios de Goldman para Cirurgia Geral				
Fator de risco				Pontos
História Idade > 70 anos IM nos últimos 6 mos				 5 10
Exame físico S_3 ou JVD ao exame físico Estenose aórtica significativa				 11 3
ECG Qualquer ritmo diferente do sinusal, no ECG pré-oper. > 5 PVCs/min em qualquer ocasião do pré-oper.				 7 7
Estado geral (qualquer um dos seguintes) PO_2 < 60 mmHg, PCO_2 > 50 mmHg K < 3,0 mEq/L, HCO_3 < 20 mEq/L, BUN > 50 mg/dl, Cr > 3 mg/dl, ↑ AST, doença hepática crônica ou acamamento por causa não-cardíaca				3
Operação Cirurgia intra-abdominal, intratorácica ou aórtica Cirurgia de emergência				 3 4
Avaliação do Risco				
Classe	**Pontos**	**Complic. nenhuma/mínima**	**Complic. séria**	**Morte cardíaca**
I	0-5	99%	0,6%	0,2%
II	6-12	96%	3%	1%
III	13-25	86%	11%	2%
IV	> 25	49%	12%	39%
Complicação séria = IM perioperatório, edema pulmonar ou VT				

(*NEJM* 1977;297:845, *Med Clin North Am* 1987;71:416)

Índice Cardíaco para Cirurgias Gerais, Revisado			
Fator de risco			**Pontos**
Cirurgia de alto risco (intraperitoneal, intratorácica, aórtica) Doença cardíaca isquêmica (anterior a IM, ⊕ ETT, angina, uso de nitrato, Qw) História de CHF História de doença cerebrovascular Insulino-terapia por diabetes Cr sérico pré-operatório > 2,0 mg/dl			1 1 1 1 1 1
Avaliação do Risco			
Classe	**# Fatores**	**Taxa de complicações cardíacas**	
		Conjunto de derivação	**Conjunto de validação**
I	0	0,5%	0,4%
II	1	1,3%	0,9%
III	2	3,6%	6,6%
IV	3-6	9,1%	11,0%
Complicação cardíaca = IM, CHF, VF, bloqueio cardíaco completo			

(*Circ* 1999;100:1043)

Critérios de Eagle para Cirurgia Vascular				
Variáveis clínicas	**Teste de estresse**			
Idade > 70 anos Angina Diabetes exigindo Rx Ectopia ventricular significativa Ondas Q ao ECG	Pacientes que vão à cirurgia vascular têm alta incidência de CAD. Tipicamente, a claudicação evita que os pacientes apresentem angina. Considerar um teste de estresse farmacológico (adenosina-MIBI ou eco de estresse com dobutamina) nos pacientes com as variáveis 1-2			
Avaliação do Risco				
# Variáveis	**0**	**1-2**		**≥ 3**
Teste de esforço	n/a	⊖	⊕	n/a
Taxa de eventos	3,1%	3,2%	29,6%	50%

(*Annals* 1989;110:863)

Diretrizes de ACC/AHA (*Circ* 2002;105:1257)

Marcadores Clínicos		
Maiores	**Intermediários**	**Menores**
• ACS • CHF descompensada • Arritmia significativa (p. ex., AVB em alto grau, VT, SVT com FC descontrolado) • Doença grave de válvulas cardíacas	• *Angina pectoris* leve • IM anterior • CHF compensada/anterior • Diabetes melito	• Idade avançada • ECG anormal (p. ex., anormalidades em LVH, LBBB, ST-T) • Qualquer ritmo diferente do sinusal • Baixa capacidade funcional • CVA anterior • HTN não-controlada

Se possível, aguardar > 4 a 6 semanas após o IM (mesmo se ETT ⊖ ou ETT ⊕ e revascularizado). Se o paciente revascularizado com um *stent* (especialmente um *stent* eluente de drogas), evitar a cirurgia até que o paciente possa d/c medicações antiplaquetárias com segurança; a d/c antecipada pode levar à trombose do *stent*. Se não for revascularizado, aguardar 6 mos para a cirurgia eletiva.

Capacidade Funcional		
1 a 4 METs	**4 a 10 METs**	**> 10 METs**
ADLs	Subir um lanço de escada Trabalho doméstico pesado Exercício	Esportes

Riscos Específicos de Cirurgias		
Alto	**Intermediário**	**Baixo**
• Operações de emergência • Da aorta ou outras grandes cirurgias vasculares • Vasculares periféricas • Prolongadas	• Endarterectomia da carótida • Cabeça e pescoço • Intraperitoneal • Intratorácica • Ortopédica • Prótese	• Endoscopias • Superficiais • Catarata • Mamas

Resultados de Testes Não-Invasivos		
Alto risco	**Risco intermediário**	**Baixo risco**
Isquemia em < 4 METs e • ST ↓ ≥ 1 mm • ST ↑ ≥ 1 mm • ≥ 5 conexões anormais • Isquemia persistente por > 3 min após exercício • Angina típica	***Isquemia em 4 a 6 METs e*** • ST ↓ ≥ 1 mm • Angina típica • 3 a 4 conexões anormais • Isquemia persistente por 1 a 3 min após exercício	• ***Sem isquemia ou isquemia a mais de 7 METs e*** • ST ↓ ≥ 1 mm • Angina típica • 1 a 2 conexões anormais

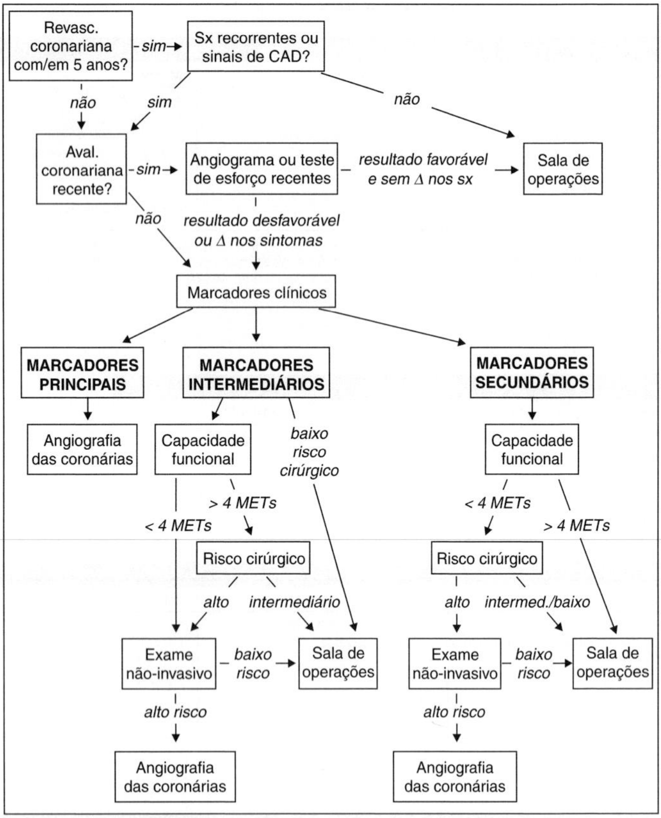

(Adaptado da Atualização das Diretrizes ACC/AHA para Avaliação Cardiovascular Pré-operatória para Cirurgias Não-cardíacas. Circ 2002;105:1257)

Fig. 1-6. Estratégia de avaliação cardiovascular pré-operatória

Monitorização e terapia pré e perioperatórias

- **A revascularização coronariana** deve basear-se nas indicações padrão. Uma vez confirmada, ela deve *preceder* às cirurgias de risco intermediário e elevado. Por causa da necessidade de dupla Rx antiplaquetária após *stenting*, aguardar 4 a 6 semanas depois de *stenting* com metal e ? > 3 mos após *stent* eluente de drogas.
- **β-bloqueadores:** começar antes e continuar após a cirurgia, titular para uma FC ~55 bpm; ↓ a morte cardíaca e o IM em 65 a 90% (*NEJM* 1996;335:1713 e 1999;341:1789)
- **Cateter PA:** considerar em cirurgias com grandes mudanças de fluidos e em pacientes com IM recente c/b CHF, h/o CHF, CMP, doença valvular, CAD extenso

DISPNÉIA

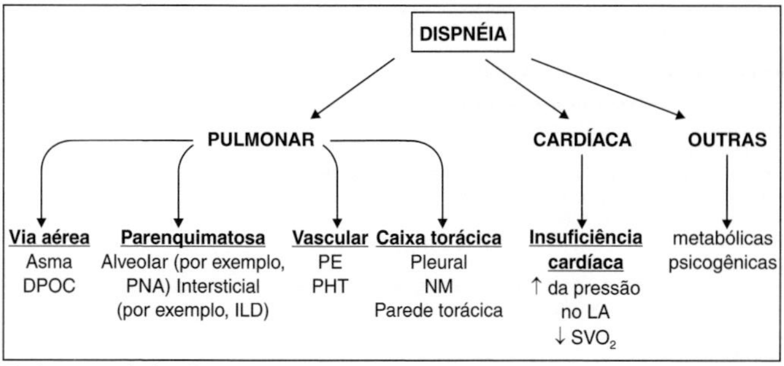

Fig. 2-1. Causas de dispnéia

TESTES DA FUNÇÃO PULMONAR (PFTs)

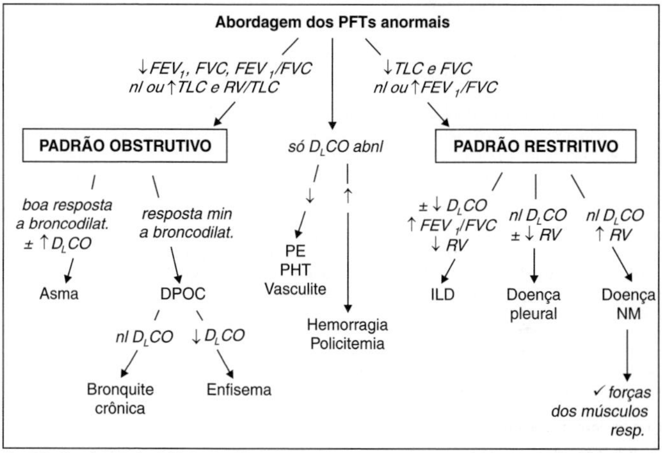

Fig. 2-2. Abordagem dos PFTs anormais

Utilidade dos testes específicos

- **Espirometria:** avaliação de doenças obstrutivas
  Alças de fluxo-volume: diagnosticar e/ou localizar uma obstrução
  Broncodilatador: indicado se a obstrução se apresentar numa linha basal ou se houver suspeita clínica de asma
  Prova da metacolina: se a espirometria for *normal*, pode ser usado para o diagnóstico de asma
- **Volumes pulmonares:** avaliação de doenças restritivas
- **D_LCO:** diferenciação adicional da espirometria e volumes anormais, avaliação de doenças pulmonares vasculares
- **Forças respiratórias:** avaliação de causas neuromusculares de doenças restritivas

ASMA

Definição e epidemiologia

- Distúrbio inflam. crônico com falta de resposta da via aérea + obstrução var. do fluxo aéreo
- Afeta ~ 5% da população; 85% dos casos na idade de 40; ? é ligada a ADAM-33 (*NEJM* 2002;947:936)

Manifestações clínicas (*NEJM* 2001;344:350)

- A tríade clássica = **sibilância, tosse e dispnéia**; outros abrangem opressão torácica e secreção traqueal; sintomas tipicamente *crônicos*, com *exacerbação* episódica
- Precipitantes (**"gatilhos"**)
  irritantes respiratórios (perfumes, fumo, detergentes de lavanderia, odores fortes)
  alérgenos (animais domésticos, tapetes, ácaros do pó, pólen)
  infecções (URI, bronquite, sinusite)
  drogas (p. ex., ASA via leucotrienos, βB pelo broncoespasmo, morfina pela liberação de histaminas)
  estresse, ar frio
- Exacerbações: é importante registrar a freqüência, a gravidade, a duração e o tratamento exigido, inclusive a necessidade de esteróides, visitas a ED, hospitalizações e intubações

Exame físico

- Fases sibilância e expiratória prolongadas
- Presença de pólipos nasais, rinite, erupções → *componente alérgico*
- Exacerbação → pulso paradoxal, uso de músculos auxiliares da respiração

Estudos diagnósticos

- **PTFs:**
  ↓ da velocidade do pico de fluxo expiratório
  espirometria: ↓ do FEV_1, ↓ da razão FEV_1/FVC, alça do volufluxograma arqueada
  volume dos pulmões: ± ↑ de RV e ↑ de TLC
  resposta ⊕ a broncodilatadores (↑ $FEV_1 \geq 12\%$), muito sugestiva de asma
  prova da metacolina (↓ $FEV_1 \geq 20\%$) é útil em suspeita de asma com PFTs normal, sens. > 90%, NPV 95% (*AJRCCM* 2000;161:309)
- Suspeita de alergia → considerar a ✓ IgE sérica, os eosinófilos, o teste cutâneo/RAST
- Secreção traqueal: *espirais de Curschmann* (sempre no muco expelido pelas vias aéreas distais), cristais de *Charcot-Leyden*; a normalização da contagem de eosinófilos na secreção traqueal pode auxiliar na orientação da Rx do paciente (*Lancet* 2002;360:1715)

Ddx ("nem tudo que sibila é asma...")

- Obstrução mecânica ou anormalidades estruturais de vias aéreas (p. ex., tumor)
- Disfunção da laringe ou de cordas vocais (p. ex., devido a GERD ou após instilação nasal)
- DPOC, CHF, vasculite: considerar em pacientes mais velhos com dx recente de "asma"
- Outras causas pulmonares: bronquiectasia, PE, aspiração, sarcoidose, ILD
- Síndromes "asma +" (*Lancet* 2002;360:1313)
  Atopia = asma + rinite alérgica + dermatite atópica
  Asma ASA-sensível (Síndrome de Samter) = asma + sensibilidade a ASA + pólipos nasais
  ABPA = asma + infiltrações pulmonares + rxn alérgica a *Aspergillus*
  Churg-Strauss = asma + eosinofilia + vasculite granulomatosa

Medicações de "pronto-socorro"

- Inalação de **β_2-agonistas** de curta ação (albuterol, pirbuterol, terbutalina): tratamento de eleição
- Inalação de **anticolinérgicos** (**ipratrópio**) favorece a liberação dos β_2-agonistas
- **Corticosteróides** sistêmicos

Medicações para controle de longo prazo

- **Corticosteróides** sistêmicos ou inalados; tratamento de eleição (SOCS, *JAMA* 2001;285:2583)
- Inalação de **β_2-agonistas** de *ação prolongada* (salmeterol)
- **Nedocromil/cromolina:** útil para pacientes jovens e broncoespasmo provocado por exercícios
- **Teofilina:** útil para pacientes de difícil controle, conveniente quanto a PO, mas um perfil de muitos efeitos colaterais
- **Modificadores de leucotrienos:** alguns pacientes muito responsivos, especialmente os com asma sensível à aspirina (*AJRCCM* 2002;165:9); considerar tentativa em todos os pacientes

Outros(as)

- Modificações de comportamento: identificar e evitar desencadeantes
- Imunoterapia (p. ex., dessensibilização): pode ser útil se o componente alérgico for importante
- Omalizumab (SC anti-IgE) pode ser útil na asma alérgica grave

Princípios de tratamento

- Ao socorrer qualquer paciente, use as medicações de urgência
- A asma persistente exige medicações para controle de longo prazo; preferir os medicamentos antiinflamatórios
- Intensifique o tratamento se o controle não se mantiver; diminua se estiver controlado

Classificação da Asma e Terapia Gradual				
Gravidade	**Sx**	**Sx noturnos**	**FEV_1/PEFR (do previsto)**	**Controle medicamentoso**
Leve, intermitente	≤ 2×/semana	≤ 2×/mo	≥ 80% nl entre acessos	Prn de alívio rápido
Leve, persistente	> 2×/semana, mas < 1×/d	> 2×/mo	≥ 80% nl	**Doses baixas de esteróides inalados** (START, *Lancet* 2003; 361:1071) *ou* Cromolina/neodocromil *ou* Teofilina *ou* Antileucotrieno
Moderada, persistente	diários	> 1×/semana	60 a 80%	**Doses baixas ou médias de esteróides inalados + broncodilatadores de longa duração** (β_2-agonistas *ou* teofilina)
Grave, persistente	constantes + crises	freq.	≤ 60%	**Doses elevadas de esteróides inalados + broncodilatador de longa duração** (β_2-agonista *ou* teofilina) + **esteróides sistêmicos** (se necessário)

EXACERBAÇÃO

Avaliação dirigida

- História
  - Asma prévia: PEFR em nível basal, necessidade de esteróide, visitas a ED, internações hospitalares; necessidade prévia de intubação, um bom previsor de risco de morte (*Thorax* 1986;41:833)
  - Exacerbação atual: duração, gravidade, precipitantes potenciais, medicações usadas
- Exame físico
  - Sinais da gravidade: taquipnéia, taquicardia, diaforese, cianose, fala entrecortada, ausência de sons de respiração, uso de músculos acessórios, pulso paradoxal, paradoxo abdominal
  - Avaliação de barotrauma; sinais assimétricos de respiração, desvio traqueal, ar subcutâneo indicando pneumotórax, som precordial de "trituração" (som de Hamman) → pneumomediastino
- Estudos diagnósticos
  - ABG: nem sempre considerado essencial porque o exame e o S_aO_2 dão informações equivalentes; o baixo P_aCO_2 geralmente observado no início, aumenta à medida que o paciente agrava
  - ∴ P_aCO_2 normal ou elevada é preocupante, mas pode responder a Rx com broncodilatadores
  - PEFR: é usado para acompanhar o curso clínico
  - CXR: não é essencial, a menos que haja suspeita de pneumonia, pneumotórax, etc.
  - ✓ níveis de teofilina

Classificação da gravidade da exacerbação da asma

- **Leve:** PEFR > 80%, dispnéia aos esforços, sibilos término-expiratórios
- **Moderada:** PEFR de 50 a 80%, dispnéia ao falar, sibilos término-expiratórios, uso de músculos auxiliares
- **Grave:** PEFR < 50%, S_aO_2 < 91%, P_aCO_2 > 42, dispnéia em repouso, sibilos ins/expiratórios, uso de músculos auxiliares, pulso paradoxal > 25 mmHg

Tratamento Farmacológico Agudo		
Agente	**Dose**	**Comentários**
Oxigênio	Titular para S_aO_2 > 90%	
Albuterol	MDI 4 a 8 bombadas q 20 min *ou* nebulização 2,5 a 5,0 mg q 20 min, *continuamente* se grave (*Ann Emerg Med* 1993;22:1842 e 1847)	Terapia de primeira linha
Corticosteróides	60 mg prednisona PO *ou* 80 mg de metilprednisolona IV	IV não é melhor do que PO (*JAMA* 1988;260:527)
Ipratrópio	MDI 4 a 8 bombadas q 30 min *ou* nebulização 0,5 mg q 30 min × 3	↑ a broncodilatação quando combinado com albuterol (*Ann Emerg Med* 1999;34:8)
Magnésio	2 g IV durante 20 min	↑ PEFR e FEV_1 (*Lancet* 2003;361:2114)

Outros tratamentos

- Aminofilina: alta toxicidade, grande número de testes demonstra pouco benefício
- Epinefrina (0,3 a 0,5 mL SC de uma diluição de 1:1.000): sem vantagens em relação aos β_2-agonistas inalados
- Antibióticos: desnecessários, a menos que haja evidências de infecção bacteriana
- Montelucaste IV: melhora drasticamente o FEV_1; função a ser definida (*AJRCCM* 2003;167:488)

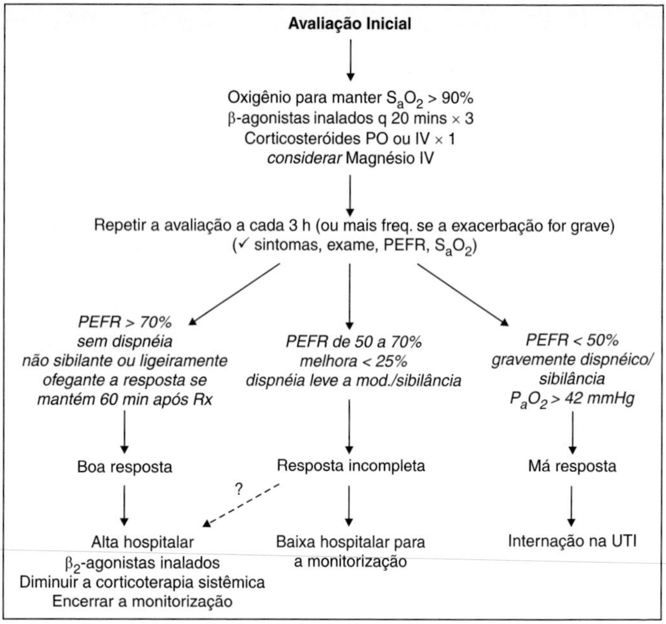

Fig. 2-3. Avaliação inicial da exacerbação da asma

Cuidados na internação hospitalar

- ✓ PEFR q 8 h, S_aO_2 q 8 h (ou continuamente se < 90%), suplementar o O_2
- **Geralmente broncodilatadores e esteróides são suficientes**
  continuar com a inalação de β_2-agonistas, conforme o necessário para o sx, atentar para taquicardia e hipocalcemia
  começar os esteróides com prednisona 60 mg qd ou equivalente, começar a reduzir quando PEFR > 50%

Cuidados na UTI

- **Altas doses de esteróides:** metilprednisolona 125 mg IV q 6 h (*Archives* 1983;143:1324)
- **Ventilação não-invasiva:** pode ↓ a necessidade de intubação (*Int Care Med* 2001;27:486)
- Heliox: ? útil na primeira hora, especialmente nos pacientes mais graves (*Chest* 2003;123:882)
- **Ventilação invasiva**
  tubo ET calibroso, hipercapnia permissiva, permitir um aumento no tempo de expiração
  manter P_{plat} < 30 (prevê um barotrauma melhor do que o PIP), atentar para auto-PEEP
  paralisia, anestésicos inalados, lavagem broncoalveolar com mucolíticos e ECMO têm sido usados com sucesso

DOENÇA PULMONAR OBSTRUTIVA CRÔNICA

<u>Definição e epidemiologia</u> (*NEJM* 2000;343:269)

- Doença respiratória crônica com limitação do fluxo aéreo e troca gasosa defeituosa → dispnéia

Enfisema *versus* Bronquite Crônica		
	Enfisema	**Bronquite crônica**
Definição	Dilatação/destruição de espaços aéreos (defin. patológica)	Tosse produtiva > 3 mo/ano × ≥ 2 anos (defin. clínica)
Fisiopatologia	Afecção do parênquima Defeitos na relação $\dot{V}/\dot{Q}$ Hipoxemia leve	Afecção das pequenas vias aéreas Desequilíbrio $\dot{V}/\dot{Q}$ Hipoxemia grave, hipercapnia PHT, *cor pulmonale*
Manifestações clínicas	Dispnéia grave, constante Tosse fraca	Dispnéia intermitente Produção abundante de secreção traqueal
Exame físico	"Tumefações rosadas" Taquipnéica, na cianótica, fina Sons respiratórios diminuídos	"Tumefação azul" Cianótico, obeso, edemaciado Roncos e ofegar

<u>Patogenia</u> (*Lancet* 2003;362:1053)

- Causada por: **hábito de fumar** (enfisema centrolobular, afeta 15 a 20% dos fumantes), deficiência de α_1-antitripsina (enfisema **panacinar**), infecções recorrentes das vias aéreas

<u>Manifestações clínicas</u>

- Tosse, produção de catarro, dispnéia
- Desencadeantes de exacerbação: poluentes, broncoespasmo, infecções, outras doenças cardiopulmonares
  Infecção: traqueobronquite franca/pneumonia por vírus, *S. pneumoniae*, *H. influenzae*, *M. catarrhalis*, ou desencadeada por mudanças na linhagem dos colonizadores (*NEJM* 2002;347:465)
- Exame físico: ↑ do diâmetro AP do tórax ("tórax em barril"), hiper-ressonância, ↓ da mobilidade diafragmática, ↓ dos sons respiratórios, ↑ da fase expiratória, "roncos", sibilos
  durante a exacerbação: taquipnéia, uso de músculos auxiliares, pulso paradoxal, cianose

<u>Estudos diagnósticos</u>

- CXR; hiperinflação, diafragmas "achatados", ± marcas e vesículas intersticiais crônicas
- PFTs
  Obstrução: ↓↓ FEV, ↓ FVC, ↓ FEV/FVC, concavidade expiratória na alça do volufluxograma
  Hiperinflação: ↑↑ RV, ↑ TLC, ↑ RV/TLC
  Trocas gasosas anormais: ↓ D_LCO (no enfisema)
- ABG: ↓ P_aO_2 ± P_aCO_2 (na bronquite crônica, geralmente só se FEV_1 < 1,5 L) e ↓ pH
- ECG: fraca progressão da onda R, linha voltada para R, RVH, ↑ de ondas P na derivação II ("P pulmonale")

<u>Tratamento crônico</u> (*JAMA* 2003;290:2301 e 2313)
"DPOCer"): consulte a tabela sobre quando iniciar as intervenções

- **C**orticosteróides: o benefício parece ser inversamente proporcional ao FEV_1
  ↓ de 25% nas exacerbações, quando FEV_1 < 2,0 L (*Lancet* 1998;351:773; *BMJ* 2000;320:1297)
  sem benefício se FEV_1 > 2,0 L (*NEJM* 1999;340:1948; *Lancet* 1999;353:1819)
  não diminuem a perda de FEV_1 (*NEJM* 2000;343:1902)
- **O**xigênio: se P_aO_2 ≤ 55 mmHg ou S_aO_2 ≤ 89% (repouso, exercício, dormindo), para evitar o *cor pulmonale*
  é a única terapia que, comprovadamente, ↓ a mortalidade (*Annals* 1980;93:391, *Lancet* 1981;i:681)
- **P**revenção: parar de fumar (pode diminuir a perda de FEV_1; *JAMA* 1994;272:1497)
  profilaxia da gripe/vacina, Pneumovax
- **B**roncodilatadores: anticolinérgicos, β_2-agonistas, teofilina
  anticolinérgicos + β_2-agonistas pode ser mais eficaz (*Chest* 1999;115:635)
  salmeterol + fluticasona → ↓ sx, ↑ FEV_1 (*Lancet* 2003;361:449)
- **E**xperimentalmente
  A cirurgia de redução do pulmão: melhora a capacidade ao exercício, mas não reduz a mortalidade, exceto em casos de enfisema do lobo superior e de uma baixa tolerância ao esforço (*NEJM* 1996;334:1095; 2001;345:1075 e *NETT* 2003;348:2059)
  Transplante de pulmão
- **R**eabilitação: melhora a qualidade de vida, a dispnéia subjetiva, a tolerância ao exercício

Estadiamento da DPOC e Terapias Recomendadas pelos Critérios GOLD

Fase	PTFs (do previsto)		Terapias	
0: ↑ de risco	Normal, mas ± sx		Prevenção	n/a
I: Leve	$FEV_1/FVC < 70\%$	$FEV_1 \geq 80\%$		**B**roncodilatador prn
IIA: Mod.		FEV_1 50 a 80%		**M**anter o broncodilatador **C**orticosteróide se houver resposta **R**eabilitação
IIB: Mod.		FEV_1 30 a 50%		Como acima + **C**orticosteróide se ↑ as exacerbações
III: Grave		FEV_1 < 30% *ou* insuficiência respiratória *ou* insuficiência do coração direito		Como acima + **O**xigênio se houver colapso respiratório **E**xperimental, conforme indicado

(Adaptado de Global Initiative for Cronic Obstructive Pulmonary Disease, WHO/NHLBI 1998)

EXACERBAÇÃO

Tratamento da Exacerbação da DPOC

Agente	Dose	Comentários
Ipratrópio	MDI 4 a 8 bombadas q 1 a 2 h *ou* Nebulizar 0,5 mg q 1 a 2 h	Terapia de primeira linha
Albuterol	MDI 4 a 8 bombadas q 1 a 2 h *ou* Nebulizar 2,5 a 5,0 mg q 1 a 2 h	Traz benefício como componente de broncoconstrição reversível
Corticosteróides	Metilprednisolona 125 mg IV q 6 h × 72 h *daí* Prednisona 60 mg PO qd × 4 d *daí* Reduzir para 20 mg q 3 a 4 dias *ou* Prednisona 30 mg qd × 2 semanas se o pH > 7,26 (*Lancet* 1999;354:456)	↑ FEV_1 (*Lancet* 1999;354:456) e ↓ ~ 30% na mortalidade, intubação, readmissão por DPOC ou na necessidade de ↑ Rx de drogas (*NEJM* 1999;340:1941; *Archives* 2002;162:2527) Após visita à ED o paciente externo em Rx torna-se ↓ relapso (*NEJM* 2003;348:2618)
Antibióticos	Amoxilina, TMP-SMX, doxiciclina, claritromicina, FQ antipneumocócica, etc., todos razoáveis (nenhum antibiótico, isoladamente, mostra-se superior)	Os precipitantes mais freqüentes são *H. influenzae, M. catarrhalis, S. pneumonia* ↑ PEFR e a chance de resolução clínica (*JAMA* 1995;273:957)
Teofilina	Liberação lenta de 100 a 300 mg PO bld (ou aminofilina IV)	Sem utilidade na condição aguda (*Cochrane* 2001;1:CD002168)
Oxigenação	↑ F_iO_2 para alcançar $P_aO_2 \geq 55$ a 60 *ou* S_aO_2 90 a 93%	**Cuidado com a retenção de CO_2** (por ↑ da relação V/Q, perda do estímulo respiratória hipóxica, efeito de Haldane), *mas a oxigenação tem de ser mantida!*
Ventilação com pressão positiva, não-invasiva	Começar logo → ↓ intubação, ↓ LOS, ↓ mortalidade Indic.: dispnéia/taquipnéia graves, hipoxemia, hipercapnia/acidemia Contra-indic.: Δ MS ou incapacidade de cooperar, instabilidade hemodinâmica, incapacidade de remover as secreções respiratórias, UGIB (*NEJM* 1995;333:817; *Lancet* 1993;341:1555 e 2000;355:1931; *JAMA* 2002;288:932)	
Intubação endotraqueal	Considerar se P_aO_2 < 55 a 60, ↑ ndo a P_aCO_2, ↓ ndo o pH, ↑ RR, fadiga respiratória, Δ MS, ou instabilidade hemodinâmica	
Outras providências	Fisioterapia torácica, mucolíticos *não há* dados de sustentação Monitor de arritmias cardíacas	

(*NEJM* 2002;346:988)

Prognóstico

- O prognóstico piora com o declínio do FEV_1
  FEV_1 previsto < 60% → sobrevida de 5 anos ~ 90%
  FEV_1 previsto < 40% → sobrevida de 5 anos ~ 50%
  FEV_1 previsto < 20% → sobrevida de 5 anos ~ 10%
- **Hábito de fumar**, exacerbações freqüentes também estão associadas a um prognóstico pior, a cessação do hábito retarda a progressão da doença
- O transplante de pulmão não aumenta a sobrevida, mas pode melhorar a qualidade de vida
  a DPOC é a principal indicação de transplantes pulmonares (*J Heart Lung Trans* 1999;18:611)

DOENÇA PULMONAR INTERSTICIAL (ILD)

ETIOLOGIAS DA ILD

Exposição ambiental e ocupacional

- **Pneumoconioses** (pós-inorgânicos)
  Trabalhadores em atividades carboníferas (máculas de carvão no lobo superior; podem evoluir para fibrose difusa)
  Silicose (opacidades no lobo superior ± calcificação dos nódulos linfáticos "em casca de ovo"; ↑ do risco de TB)
  Asbestose (fibrose do lobo inferior, placas pleurais calcificadas; risco ↑ de mesotelioma)
  Beriliose (doença granulomatosa polissistêmica que imita a sarcoidose)
- **Pneumonites por hipersensibilidade** (pós-orgânicos)
  Antígenos: "pulmão de fazendeiro" (esporos de actinomicetos termofílicos); "pulmão de criador de pombos" (proteínas de penas e excrementos de aves); "pulmão de umidificador" (bactérias termofílicas)
  Fisiopatologia: rxn imunológica; aguda (6 h após a exposição) ou crônica
  Patologia: granulomas livres, não-caseosos

Sarcoidose (*NEJM* 1997;336:1224; *AJRCCM* 1999;160:736; *Lancet* 2003;361:1111)

- Prevalente em afro-americanos, norte-europeus e mulheres; início na 3ª a 4ª décadas
- Fisiopatologia: depressão da imunidade celular na periferia, ativação central
- Manifestações clínicas: **LAN hilar** ± **ILD asxns**, ou febre, mal-estar, dispnéia, artralgias, erupções
  Fases: I = LAN hilar bilateral; II = LAN + ILD; III = somente ILD; IV = fibrose difusa
  Extratorácicas: eritema nodoso e/ou placas violáceas na pele (~ 25%); uveíte (~ 25%); hepatomegalia ± hepatite granulomatosa (~ 25%); BM e granulomas esplênicos em ~ 50%, mas a doença franca é rara; neuropatia periférica ou do CNS (~ 5%); doença do sistema de condução cardíaca (~ 5%); o aumento das parótidas é o clássico, mas observado em < 10%
  Síndrome de Löfgren: eritema nodoso + adenopatia hilar + artrite
  Ddx do eritema nodoso: idiopático (34%); infecção (33%, estrept., TB); sarcóide (22%); drogas (OCP, PCNs); vasculite (de Behçet); IBD; Linfoma (*Arthritis Rheum* 2000;43:584)
  Síndrome de Heerfordt-Waldenström: febre, aumento de parótidas, uveíte, palidez facial
- Estudos diagnósticos: **LN bx → granulomas não-caseosos** + células polinucleadas gigantes
  ↑ **de ACE** (sens. 60%, 90% com doença ativa, spec. 80%, falsos ⊕ em doenças granulomatosas), hipercalciúria e hipercalcemia (10% devidas à hidroxilação da vitamina D por Mϕ)
  Linfopenia, eosinofilia, ↑ de ESR, ↑ de IgG policlonal, anergia cutânea (70%)
- Tratamento: corticosteróides se houver sintomas, hipercalcemia ou disfunção de órgão extratorácico, mas há controvérsia quanto às indicações (*JAMA* 2002;287:1301)
- Prognóstico: há alguma remissão espontânea (60 a 80% na fase I, 50 a 60% na Fase II, 30% na fase III); 40% melhoram com o tratamento; 20% sofrem dano pulmonar irreversível

Pneumonias Intersticiais Idiopáticas (IIPs) (*AJRCCM* 2002;165:277)

- Definições: **Doenças pulmonares intersticiais de causa desconhecida**, classificadas através da patologia
- Pneumonia intersticial comum (**UIP**, também chamada de **fibrose pulmonar idiopática**, **IPF**): inflamação, fibrose e lesão em FAVO DE MEL, supostamente devidos à proliferação de fibroblastos, tornando inexorável a progressão e, geralmente, a morte em 5 a 10 anos; raramente responde a esteróides ou à imunossupressão; IFN-γ sem efeito sobre os volumes pulmonares, mas há ↓ de? 40% na mortalidade, o que é não-sign. estat., e a melhor resposta é a do subgrupo que tem o FEV_1 mais elevado (*NEJM* 1999;341:1264 e 2004;350:125)
- Pneumonia intersticial aguda (**AIP**, "síndrome de Hamman-Rich"): semelhante à UIP, porém muito mais aguda, evolui rapidamente para a insuficiência respiratória e morte, não há tratamento
- Pneumonia de organização criptogênica (COP, também chamada bronquiolite obliterante com organização de pneumonia, **BOOP**, quando a causa é conhecida): proliferação de tecido com granulação nos bronquíolos menores e inflamação dos alvéolos circundantes
  As causas da **BOOP** abrangem: doenças pós-infecciosas, associadas a drogas (p. ex., amiodarona, bleomicina), reumatológicas, pós-HSCT ou XRT (*Archives* 2001;161:158)
  Evolui durante 3 a 6 mos, a maioria dos casos *responde a esteróides*, o prognóstico é bom.
- Pneumonia intersticial descamativa (**DIP**): infiltrados inflamatórios nos alvéolos de fumantes na faixa de 30 a 50 anos, que contêm "descamações" de Mϕ (que, na verdade, migraram para ali), as quais são responsivas a esteróides, d/c cigs
- ILD associada à bronquiolite respiratória (**RBILD**): uma variante mais leve de DIP, Mϕ + inflamação, em bronquíolos de 1ª e 2ª ordens, não fatal, responsiva a esteróides, d/c cigs
- Pneumonia intersticial linfocítica (**LIP**): infiltração policlonal benigna do pulmão, por células linfóides (geralmente células B), história natural pouco conhecida, pode responder a esteróides
- Pneumonia intersticial inespecífica (**NSIP**): ILD com mudanças patológicas, com elementos de DIP e de UIP, fibrose variável, responsiva a esteróides, com bom prognóstico

Iatrogênica

- Químio: bleomicina (desencadeada por hiperoxia), bussulfan, ciclofosfamida, MTX, nitrosouréia
- Outras drogas: nitrofurantoína, sulfonamidas, tiazidas, amiodarona, INH, hidralazina, ouro
- Radiação: (→ BOOP); seguidas vezes com limites lineares precisos, não-anatômicos

Doenças do colágeno vascular

- **Doença reumatológica**
  Esclerodermia: fibrose em ~ 67%; PHT também observado em ~ 10% dos pacientes com CREST
  Polimiosite-dermatomiosite: ILD e fraqueza dos músculos da respiração
  Doença do tecido conjuntivo misto (MCTD): hipertensão pulmonar e fibrose
  SLE e RA: pleurites e derrames pleurais mais freqüentes do que na ILD
- **Vasculites** (podem apresentar hemorragias alveolares difusas)
  Granulomatose de Wegener (c-ANCA ⊕) com granulomas necróticos
  Síndrome de Churg-Strauss (c- ou p-ANCA ⊕) com eosinofilia e granulomas necróticos
  Poliangeíte microscópica (p-ANCA ⊕) sem granulomas

Miscelânea (uma série de distúrbios raros, muitos com abreviaturas de três letras!)

- **Hemorragia alveolar difusa (DAH):** infiltrados ≈ CHF, mas que não se resolvem com diurese; ± hemoptises; ± ↓ Hct; ± ↑ D_LCO; as etiologias abrangem:
  Síndrome de Goodpasture = DAH + RPGN; típico de fumantes; ⊕ para anti-GBM em 90%
  Hemosiderose pulmonar idiopática (IPH): uma doença rara e dx de exclusão de outras: ANCA ⊕ vasculite; SLE; PM; APS; crack de cocaína: HSCT; XRT
- **Infiltrados pulmonares com eosinofilia (PIE)** = eosinófilos em BAL ± sangue periférico
  aspergilose broncopulmonar alérgica (ABPA): reação alérgica ao *Aspergillus*
  critérios: asm, infiltrados pulmonares (transitórios ou constantes), rxn cutânea e precipitinas séricas contra *Aspergillus*, ↑ IgE contra *Aspergillus* e total (> 1.000), ↑ eosin., bronquiectasia central
  Rx com esteróides ± itraconazol para casos refratários (*NEJM* 2000;342:756)
  síndrome de Löffler: infiltrados pulmonares transitórios + tosse, febre, dispnéia, eosinofilia devida a parasitas (*ascaríase*, ancilostomose, *estrongiloidíase*) ou drogas (nitrofurantoína, crack)
  pneumonia aguda eosinofílica (AEP): doença febril aguda, com hipoxia grave
  pneumonia crônica eosinofílica (CEP): é o "negativo fotográfico" da CHF, é tipicamente feminina
  síndrome de Churg-Strauss: ver acima
  síndrome hipereosinofílica: idiopática, com envolvimento da medula e de vários órgãos
- Proteinose dos alvéolos pulmonares (PAP): acúmulo de fosfolipídios do tipo surfactante, típica de fumantes masculinos, devida ao direcionamento auto-imune de GM-CSF (*NEJM* 2003;349:2527)
- Linfangioleiomiomatose (LAM): proliferação de células imaturas da musculatura lisa observada em mulheres em pré-menopausa; também associada a PTX e derrames pleurais quilosos
- Granulomatose das células de Langerhans (LCG): afeta fumantes masculinos jovens; cistos; PTX em ~ 25%
- Doença do enxerto contra o hospedeiro (GVH): na preparação para HSCT

AVALIAÇÃO DA ILD

Excluir as causas pulmonares não-primárias com padrão intersticial ao CXR/CT torácico

- **Colapso cardíaco congestivo**
- **Infecção**
  viral (gripe, parainfluenza, adenovírus, coronavírus, RSV, CMV)
  bacteriana (especialmente as atípicas como *Mycoplasma*, *Chlamydia* e *Legionella*)
  fúngica (PCP, histoplasmose, coccidiomicose)
  micobacterianas (MTb e MAI)
  parasitárias (ver a síndrome de Löffler, acima)
- **Malignidade**
  linfangite carcinomatosa: adenocarcinoma (mama, pâncreas, estômago, pulmão) > escamosa
  carcinoma das células broncoalveolares (embora geralmente se pareça com uma doença de espaços aéreos)
  distúrbios linfoproliferativos (leucemias e linfomas)

História e exame físico

- Ocupações, viagens, exposições e medicações
- Evolução (aguda → infecção, CHF, pneumonite por hipersensibilidade, eos PNA, AIP, COP)
- Sinais e sintomas extrapulmonares (Δs na pele, artralgias/artrites, neuropatias, etc.)

Estudos diagnósticos

- CXR e **CT torácico de alta resolução:** padrão reticular, nodular ou vidro moído
  superior → carvão, silicose, hipersensibilidade, sarcóide, TB, RA, LCG; inferior → UIP, asbestose
  adenopatia → sarcoidose, beriliose, silicose, malignidade, infecções fúngicas
  doença pleural → doenças do colágeno vascular, asbestose, infecções, XRT, LAM
- PTFs: padrão restritivo (↓ volumes), ↓ D_LCO, ↓ P_aO_2 (especialmente com exercício)
- Sorologias: ✓ ACE, ANA, RF, ANCA, anti-GBM, HIV
- Lavagem broncoalveolar: diagnóstico em infecções, hemorragias, síndromes PIE, PAP
- Biopsia (transbrônquica, guiada por CT, VATS, ou aberta): dx de doenças granulomatosas, IIPs, infecção, malig ∴ considerar se o precipitante não está esclarecido e a avaliação não-invasiva não é esclarecedora

DERRAME(S) PLEURAL(AIS)

Fisiopatologia

- **Fatores sistêmicos** (p. ex., ↑ de PCWP, ↓ da pressão oncótica) → derrame *transudativo*
- **Fatores locais** (isto é, Δ da permeabilidade da superfície pleural) → derrame *exsudativo*

Transudações

- **Insuficiência cardíaca congestiva (40%):** 80% bilateral, pode ser cardiomegalia
  ocasionalmente pode ser exsudativo (especialmente após diurese agressiva ou se for crônico), mas verifica-se que ~ 75% dos derrames exsudativos em pacientes com CHF têm causas não-CHF (*Chest* 2002;122:1518)
- Pericardite constritiva
- **Cirrose** ("hidrotórax hepático"): freqüentemente à direita e maciça, (mesmo sem ascite marcante)
- Síndrome nefrótica: geralmente pequeno, bilateral, assintomática
- Outras: PE (geralmente exsudação), malignidade (obstrução linfática), linfedema, CAPD

Exsudações

- **Infecção (25%)**
  bacteriana (parapneumônica)
  micobacteriana (quase sempre derrames tuberculosos > 50% de linfócitos)
  fúngicas, virais (geralmente pequenas), parasíticas (p. ex., amebíase, equinococose, paragonimíase)
- **Malignidade (15%):** a mais comum é o câncer de pulmão primário, metástases (especialmente mamas, linfoma, etc.), mesotelioma
- **Embolia pulmonar (10%):** derrames em ~ 40% das PES; exsudação (75%) > transudação (25%); hemorrágica – *é preciso alto grau de suspeita porque a apresentação é muito variável*
- **Doença do colágeno vascular:** RA (grande), SLE (pequeno), de Wegener, de Churg-Strauss
- **Doenças gastrointestinais:** pancreatite, ruptura esofágica, abscesso abdominal
- Hemotórax (HCt_{eff}/Hct_{sangue} > 50%): trauma, PE, malignidade, coagulopatia, aneurisma aórtico "roto" dissecação aórtica, malformação vascular do pulmão
- Quilotórax (triglicerídeos > 110); dano ao ducto torácico causado por trauma, malignidade, LAM
- Outros
  Pós-CABG; à esquerda; inicialmente sangrante, limpo após algumas semanas
  Síndrome de Dressler (pericardite e pleurite após IM), uremia, terapia pós-radiação
  Exposição a asbesto (benigna)
  Induzida por drogas (p. ex., nitrofurantoína, metisergida, bromocriptina, amiodarona); eos ⊕
  Síndrome de Meig = tumor ovariano benigno → ascite e derrame pleural
  Síndrome das "unhas amarelas" = linfáticos hipoplásticos → linfedema, derrame pleural, unhas amarelas, bronquiectasia

Estudos diagnósticos

- **Toracocentese**
  Indicações: **todo o derrame com > 1 cm quando visto em decúbito**
  Se a suspeita for por causa da CHF, fazer diurese para verificar se o derrame se resolve (em 75% resolve em 48 h)
  assimetria, febre, dor torácica e a não-resolução são indicações para a toracocentese
  derrame parapneumônico deve ser puncionado ASAP (clinicamente, *não pode* ser excluído um empiema)
  Estudos diagnósticos: ✓ proteínas totais, LDH, glicose, contagem celular com diferenciação, coloração gram + cultura, pH; reservar o fluido restante para estudos adicionais de acordo com o quadro clínico
  Complicações: PTX (5 a 10%), hemotórax (~ 1%), reexpansão de edema pulmonar (se > 1,5 L foi removido), laceração de baço/fígado; o CXR post-tap de rotina não é indicado sem que haja suspeita de PTX, aspiração de ar, passagem de 1 agulha, h/o de XRT torácico (*Annals* 1996;124:816)
- **Transudação *versus* exsudação** (*Annals* 1972;77:507)
  Critérios de Light (Richard Light): exsudação = TP_{eff}/TP_{soro} > 0,5 ou LDH_{eff}/LDH_{soro} > 0,6 ou LDH_{eff} > 2/3 ULN de LDH_{soro}; 98% sens., 83% spec.
  outros critérios exsudativos: gradiente de alb no derrame sérico ≤ 1,2; $chol_{eff}$ > 60; spec. de 92% para ambos
  derrames ocorridos por causa da CHF: *o TP pode ↑ com a diurese ou com a cronicidade* → "pseudo-exsudação"; pode ser usado o gradiente de albumina, o de colesterol ou o julgamento clínico para distinguir (*Chest* 2002;122:1524)
- **Derrame parapneumônico complicado *versus* descomplicado** (*Chest* 1995;108:299)
  complicado = coloração ou cultura gram ⊕ ou pH < 7,2 ou glicose < 60
  geralmente os derrames parapneumônicos complicados exigem drenagem para serem resolvidos
  empiema = pus franco, também exige drenagem para ser resolvido

- Estudos adicionais no líquido pleural (*NEJM* 2002;346:1971)
  - leucograma e diferenciadas: as exsudações tendem a ter mais WBC do que as transudações, mas inespecificamente
    - neutrófilos → parapneumonia, PE, pancreatite
    - linfócitos (> 50%) → câncer, TB
    - eosinófilos (> 10%) → sangue, ar, rxn com drogas, asbesto, paragonimíase, Churg-Strauss
  - RBC: Hct_{eff} 1 a 20% → câncer, PE, trauma; Hct_{eff}/HCt_{sangue} > 50% → hemotórax
  - AFB: na TB resulta em 0 a 10% com coloração, em 11 a 50% em cultura em 38 a 80% com bx pleural
  - adenosina desaminase (ADA): observada nos granulomas, > 70 sugere TB, < 40 exclui TB
  - citologia: o resultado é 55% com 1 amostra, 70% com 3 amostras
  - amilase: observada em doença pancreática e ruptura esofágica
  - fator reumatóide, C_H50, ANA: *utilidade limitada* ao diagnóstico da doença do colágeno vascular
  - triglicerídeos: > 110 → citotórax, 50 a 110 → ✓ análise de quilomícrons nas lipoproteínas
- CT torácico; biopsia pleural; VATS

Características do Líquido Pleural (não é critério de diagnóstico)

Etiologia	Aparência	Dif. de leucócitos	Hemácias	pH	Glc	Comentários
CHF	limpo, cor palha	< 1.000 *linf.*	< 5.000	normal	≈ soro	cardiomegalia bilateral
Cirrose	limpo, cor palha	< 1.000	< 5.000	normal	≈ soro	à direita
Parapneumônico s/complicações	turvo	5 a 40.000 *polinuc.*	< 5.000	normal a ↓	≈ soro (> 40)	
Parapneumônico c/complicações	de turvo a purulento	5 a 40.000 *polinuc.*	< 5.000	↓↓	↓↓ (< 40)	Precisa ser drenada
Empiema	purulento	25 a 100.000 *polinuc.*	< 5.000	↓↓↓	↓↓	Precisa ser drenado
Tuberculose	soro sangüíneo	5 a 10.000 *linf.*	< 10.000	normal a ↓	normal a ↓	⊕ AFB ⊕ ADA
Malignidade	de turvo a sangüíneo	1 a 100.000 *linf.*	< 100.000	normal a ↓	normal a ↓	⊕ citologia
Embolia pulmonar	sangüíneo, *às vezes*	1 a 50.000 *polinuc.*	< 100.000	normal	≈ soro	Sem infarto → transudação
Artrite reumatóide	turvo	1 a 20.000 *variável*	< 1.000	↓	↓↓↓	↑ RF, ↓ C_H50
Pancreatite	de serosanguinolento a turvo	1 a 50.000 *polinuc.*	< 10.000	normal	≈ soro	à esquerda ↑ amilase
Ruptura esofágica	de turvo a purulento	< 5.000 a > 50.000	< 10.000	↓↓↓	↓↓	à esquerda ↑ amilase

Tratamento

- Derrame sintomático: toracocentese terapêutica, tratar o processo de doença subjacente
- Derrame parapneumônico (*Chest* 2000;118:1158)
  - descomplicada → antibióticos contra pneumonia
  - **envolve > 1/2 hemitórax ou complicada ou empiema → toracostomia de tubo**
  - loculada → toracostomia de tubo + trombolíticos intrapleurais ou VATS
- Derrame maligno: toracocentese seriada *versus* toracostomia de tubo + pleurodese (taxa de sucesso ~ 80%); um pH < 7,2 *pode* estar associado a um prognóstico pior, com maior probabilidade de falha de pleurodese

TROMBOEMBOLISMO VENOSO (TEV)

Definições

- Trombose de veias da panturrilha: tem pequena probabilidade de causar tromboembolismo significativo; em 80% das vezes a resolução é espont
- Trombose venosa profunda de veias proximais (DVT): a trombose das veias poplíteas, femorais ou ilíacas (notar que a veia femoral "superficial" faz parte do sistema venoso profundo)
- Embolia pulmonar (PE): a trombose que se origina no sistema venoso e oclui a circulação arterial pulmonar; ~ 600.000 casos por ano

Fatores de risco

- A tríade da trombogênese, de Virchow
  alterações no fluxo sangüíneo (isto é, na estase): condição de acamado, inatividade, CHF
  lesão do endotélio: traumatismo, cirurgia
  trombofilia (40% ⊕): resistência à APC, deficiência das proteínas C ou S, APLA, OCP, etc.
- Malignidade (observada em 12% da DVT/PE "idiopática")
- História de trombose

Manifestações clínicas

- Assintomático(a)
- DVT: dor na panturrilha, edema, distensão venosa, dor à dorsiflexão
  flegmasia cerúlea dolente: estagnação do sangue → edema, *cianose*, dor
  50% dos pacientes com sintomas de DVT são assintomáticos quanto a PE
- PE: dispnéia (80%), dor torácica pleurítica (70%), tosse, hemoptise
  33% dos pacientes com PR têm sinais ou sintomas de DVT
- PE maciça com *cor pulmonale* agudo: síncope, hipotensão, PEA

Exame físico

- DVT (sens. 60 a 88%, spec. 30 a 72%, *JAMA* 1998;279:1094): dilatação das extremidades inferiores (> 3 cm na comparação com o lado não-afetado), edema, eritema, calor, frouxidão, filamento palpável, sinal de Homan ⊕ (dor na panturrilha à dorsiflexão, observado em < 5% dos pacientes)
- PE: taquipnéia (> 70%), taquicardia, febre, cianose, crepitações isoladas, atrito pleural, P_2 audível, S_3 à direita, murmúrio de insuficiência pulmonar, JVP elevado

Probabilidades dos Pré-Testes para DVT	
Pontos principais	**Pontos secundários**
• Câncer ativo • Paralisia, paresia, imobilização do pé • Restrito ao leito × > 3 d ou cirurgia importante dentro de 4 semanas • Flacidez ao longo de veias • Abaulamento de coxa e panturrilha • Panturrilha com abaulamento > 3 cm c/w lado asx • ⊕ FHx ou DVT ≥ 2 consangüíneos de 1°	• Traumatismo na perna sintomática dentro de 60 d • Edema com cacifo na perna sintomática • Veias superficiais dilatadas (não-varicosas) apenas na perna sintomática • Hospitalização w/nos 6 mos anteriores • Eritema
Probabilidade elevada (~ 85% ⊕ DVT) ≥ 3 principais + *sem* dx alternativo ≥ 3 principais + ≥ 2 secundários + *sem* dx alternativo **Probabilidade intermediária** (~ 33% ⊕ DVT) probabilidade nem alta nem baixa	**Probabilidade baixa** (~5% ⊕ DVT) 1 principal + ≥ 2 secundários + dx alternativo 1 principal + ≥ 1 secundário + *sem* dx alternativo 0 principal + ≥ 3 secundários + dx alternativo 0 principal + ≥ 2 secundários + *sem* dx alternativo

(*Lancet* 1995;345:1326 e *NEJM* 1996;335:1816)

Probabilidades dos Pré-Testes para PE	
Variável	**Escore de pontos**
• Sinais e sintomas clínicos de DVT	3,0
• FC > 100 bpm	1,5
• Restrito ao leito (acamamento ≥ 3 d) ou cirurgia dentro de 4 semanas	1,5
• DVT ou PE prévios	1,5
• Hemoptise	1,0
• Malignidade (Rx dentro dos últimos 6 mos, ou paliativo)	1,0
• A PE como o dx provável, ou mais provável, relativamente a qualquer outra alternativa	3,0

	Baixo (0 a 2 pontos)	Intermed. (2 a 6 pontos)	Alto (> 6 pontos)
Total	**~3%**	**~20%**	**~60%**
D-dímero ⊖	~2%	~6%	~20%
D-dímero ⊕	~7%	~36%	~75%

(*Throm Haemost* 2000;83:416; *JAMA* 2003;290:2849)

Estudos diagnósticos

- CXR: freqüentemente normal, pode apresentar atelectasia, derrame, hemidiafragma elevado, corcova de Hampton (pleura com uma curvatura limitada pela densidade, projetando-se em direção ao coração), sinal de Westermark (avascularidade adiante de uma PE); nenhuma sens. ou spec., suficiente para diagnóstico
- ECG: mais freqüentemente observado no tipo RV com TWI V_1-V_3 (*Chest* 1997;111:537); ver também taquicardia sinusal, AF, RAD, RBBB, P pulmonale, $S_IQ_{III}T_{III}$; sem sens. ou spec. suficientes para dx
- ABG: hipoxemia, hipocapnia, alcalose respiratória, ↑ do gradiente A-a (*Chest* 1996;109:78) (porém, $P_aO_2 \geq 80$ + $P_aCO_2 \geq 35$ + gradiente A-a ≤ 20 → só ~ 70% NPV)
- D-dímeros: alta sens., mas baixa spec.; ∴ o NPV de ELISA ⊖ > 95% pode ser usado para *eliminar PE em pacientes de baixo risco* (*JACC* 2002;40:1475); o teste de aglutinação de látex é menos útil, com NPV < 90%
- Ultra-sonografia de compressão: sens. > 90%, spec. > 90%
  70% dos pacientes com PE têm ultra-sonografia venosa ⊕
- Cintigrafia de ventilação e perfusão: ver os dados a seguir, sobre PIOPED
- CT helicoidal: sens ~ 85%, spec. ~ 95%, mas com grande variação na literatura (*Annals* 2000;132:727)
  é mais sensível para êmbolos proximais; pode demonstrar dx alternativo (pneumonia, etc.)
  CT ⊖ e U/S → taxa de VTE em f/u < 2%, exceto em forte suspeita clínica ou paciente baixado (taxa de VTE em f/u ~ 5%) (ESSEP, *Lancet* 2002;360:1914 e ANTELOPE, *Annals* 2003;138:307)
- Angiografia pulmonar: diagnóstico de eleição (morbidade 5%, mortalidade < 0,5%)

Verossimilhança de PE com Base em Dados de PIOPED

Categoria da triagem	Suspeita clínica		
	Alta	**Intermediária**	**Baixa**
Alta	96%	88%	56%
Intermediária	66%	28%	16%
Baixa	40%	16%	4%

(*JAMA* 1990;263:2753)

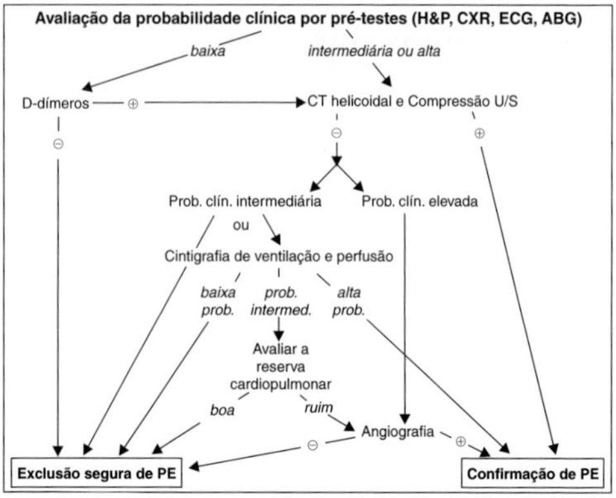

(*NEJM* 1998;335:1816 e 2003;349:1247, *Annals* 1998;129:997 e 2003;138:307, *Lancet* 2002;360:1949)

Fig. 2-4. Estratégia em suspeita de PE

Outros testes

- **Avaliação de trombofilia** é indicada em DVT/PE recorrente ou DVT/PE idiopática + (idade < 50 ou história familiar ⊕ *ou* localização incomum *ou* maciça)
- **Avaliação de malignidade** (12% dos pacientes com DVT/PE "idiopática" terão alguma malignidade)
  adequar a triagem inicial: H&P (incl. mamas, abd, FOBT, pelve, reto), exames laboratoriais básicos (SMA-20, CBC, U/A), CXR, mamografia atualizada, colonoscopia, ? PSA

TRATAMENTO

Profilaxia da Trombose		
Risco	**Paciente e situação**	**Profilaxia**
Baixo DVT 0,4%, PE 0,2%	• pequena cirurgia, idade < 40, sem RF	deambular sem demora
Moderado DVT 2 a 4% PE 1 a 2%	• pequena cirurgia + idade 40 a 60 *ou* RF • grande cirurgia, idade < 40, sem RF	**LDUH** 5.000 U q 12 h **LMWH** dalteparina 2500 U qd enoxaparina 20 mg qd IPC + ES
Alto DVT 4 a 8% PE 2 a 4%	• pequena cirurgia + idade > 60 *ou* RF • grande cirurgia + idade > 40 *ou* RF • IM, CV, acamamento, doença crônica	**LDUH** 5.000 U q 8 h **LMWH** dalteparina 5.000 U qd enoxaparina 40 mg qd IPC + ES
Máximo DVT 10 a 20% PE 4 a 10%	• cirurgia ortopédica, traumatismo • grande cirurgia + idade > 40 e RF • lesão aguda na medula espinal	**LMWH** dalteparina 5.000 U qd enoxaparina 30 mg bid **fondaparinux** 2,5 mg qd (*NEJM* 2001;345:1298 e 1305) **ximelagatran** 24 a 36 mg d (*NEJM* 2003;349:1703) dose ajustada, de warfarin IPC + ES, se há risco de sangramento

RF = fator de risco, incluindo imobilidade, veias varicosas, CHF, malignidade, trombofilia, VTE prévio. ES = meias elásticas; IPC = compressão pneumática intermitente; LDUH = baixas doses de UFH SC. Nas cirurgias em geral, administrar a 1ª dose de LDUH ou de LMWH 1 a 2 h antes da operação. Em cirurgias ortopédicas, administrar a 1ª dose de LMWH nas 8 a 12 h do pré-oper. ou nas 8 a 12 h do pós-oper. Em traumatismos, administrar a 1ª dose de LMWH 12 horas após a lesão, ou quando considerado seguro. Em neurocirurgias, IPC + ES (Adaptado de Chest 2001;119:1325)

Tratamento da VTE (*Chest* 2001;119:1765)

- A DVT de veias da panturrilha (se sintomática ou em disseminação), a DVT proximal e a PE exigem anticoagulação
- **Anticoagulação aguda** (*deve atingir os níveis terapêuticos ASAP!*)
  - **UFH IV:** bolo de 80 U/kg → 18 U/kg/h → titular para atingir um PTT de 46 a 60 s (1,5 a 2,3 × o do controle), *ou*
  - **LMWH:** 1 mg/kg enoxaparina SC bid ou 200 UI/kg dalteparina SC qd (*Annals* 1999:130:800)
  - *então* iniciar **warfarin** (quando o PTT terapêutico estiver em UFH, ou no 1º dia da LMWH) sobrepor × 5 d (ver as razões na seção Heme-Onc do Apêndice), titular para INR 2,0 a 3,0
  - fondaparinux (pentassacarídeo) 5 a 10 mg SC qd ≈ IV UHF (MATISSE, *NEJM* 2003;349:1695)
  - inibidores diretos da trombina (lepirudina, argatroban) são úteis em HIT
- **Trombólise** (100 mg de TPA em 2 h ou 0,6 mg/kg durante 3 a 15 min): *DVT extensa ou PV massiva* causando comprometimento hemodinâmico; há controvérsia quanto a pacientes estabilizados com disfunção de RV, sem benefícios quanto à mortalidade (*NEJM* 2000;347:1143)
- Filtro IVC se a anticoagulação for contra-indicada, mas há poucos dados para sustentar que ½ da taxa de PE, 2× a taxa de DVT, sem diferenças na mortalidade (*NEJM* 1998;338:409; *Chest* 2002;122:963)
- Trombectomia (cirúrgica ou por cateter): dados limitados, pode ser benéfica para pacientes selecionados
- **Anticoagulação a longo prazo** (*Chest* 2001;119:5176)
  - 1º evento com fatores de risco reversíveis ou por tempo limitado: 3 a 6 mos de warfarin
  - PE/DVT idiopáticas: ≥ 6 mos (DURAC, *NEJM* 1995;332:1661)
    - a warfarin por longo prazo (~ 5 anos) parece melhor do que por 6 mos (PREVENT, *NEJM* 2003;348:1425)
    - um INR de 2 a 3 parece melhor do que um INR de 1,5 a 2,0 (ELATE, *NEJM* 2003;349:631)
    - ? ximelgatran 24 mg qd (THRIVE III, *NEJM* 2003;349:1713)
  - 2º evento, câncer, fator de risco não-modificável: de 12 mos até por toda a vida (DURAC II, *NEJM* 1997;336:393)
  - em pacientes com câncer, o Rx por longo prazo com LMWH é melhor do que com warfarin (*NEJM* 2003;349:146)

Complicações

- Síndrome pós-trombótica (25%): dor, dilatação; ↓ com meias compressivas × 3 meses
- DVT recorrente
  - D-dímero < 250 após a retirada da anticoag. → risco de recorrência de 1/3 (*JAMA* 2003;290:1071)
  - ⊕ U/S aos 3 mos → 2,4 × ↑ risco de recorrência (*Annals* 2002;137:955)

Prognóstico (ICOPER Registry, *Lancet* 1999;353:1386)

- Mort. 17% @ 3 mos (PE, câncer, colapso resp.); 75% dos quais morrerão durante o início da hosp.
- A taxa de mortalidade é de até 50% de pacientes hemodinamicamente instáveis
- ↑ de troponina (*Circ* 2002;106:1263) e ↑ de BNP (*Circ* 2003;107:1576) são predisores de um pior resultado
- < 2% desenvolvem hipertensão pulmonar crônica

HEMOPTISE

Definição

- Expectoração de sangue ou escarro com estrias sanguinolentas
- **Hemoptise maciça:** > 600 cc/24 a 48 h, comprometimento hemodinâmico, trocas gasosas alteradas, colapso respiratório

Etiologias	
Infecção/Inflamação	**Bronquite** (a causa mais comum de hemoptise pouco importante) **Bronquiectasia** (a causa mais comum de hemoptise importante; *NEJM* 2002;346:1383) Fibrose cística (por causa da bronquiectasia) Tuberculose Pneumonia/abscesso pulmonar Aspergiloma
Neoplasia	Geralmente câncer pulmonar primário, às vezes metástases
Cardiovascular	Embolia pulmonar Insuficiência cardíaca congestiva Estenose da mitral Ruptura da artéria pulmonar (com instrumentação) Traumatismo/corpo estranho Fístula broncovascular
Outras	Vasculite (Granulomatose de Wegener, Síndrome de Goodpasture) Malformação AV Hemossiderose pulmonar idiopática Anticoagulação excessiva (com doença pulmonar subjacente) Catamenial (endometriose torácica)

Fisiopatologia

- A maioria das hemoptises maciças é devida a sangramentos da **circulação da artéria brônquica**, por causa das elevadas pressões arteriais. Freqüentemente, os vasos bronquiais se tornam tortuosos e vulneráveis (bronquiectasia) ou são diretamente invadidos.

Avaliação diagnóstica

- Localizar o ponto de sangramento
  Excluir a fonte de GI ou ENT através de exame, história; pode ser necessária endoscopia
  Para fonte pulmonar: determinar, através de CXR ou CT de tórax e, se necessário, por broncoscopia, se é **unilateral** ou **bilateral, concentrada ou difusa, parenquimatosa ou aérea**
- PT, PTT, CBC para excluir **coagulopatia**
- Micro: cultura de escarro e coloração para bactérias, fungos e AFB
- Citologia de escarro para **eliminar malignidade**
- ANA, anti-GBM, análise de urina para ✓ uma **vasculite** ou **síndrome pulmonar-renal**

Tratamento

- Reverter a coagulopatia
- Suprimir a tosse
- Tratar a condição subjacente

Tratamento da hemoptise maciça

- Posicionar o paciente em função do lado sangrento, a fim de proteger o pulmão normal
- Fazer a intubação seletiva do pulmão normal
- Angiografia: pode ser usada para diagnóstico e tratamento – podem ser usados balões de oclusão vascular ou a **embolização seletiva da circulação brônquica**
- Broncoscopia rígida: permite mais opções de intervenção, inclusive o eletrocautério, *laser*
- Ressecção cirúrgica

NÓDULO PULMONAR SOLITÁRIO

Princípios

- Definição: único, < 3 cm (> 3 cm = "massa"), rodeado por pulmão normal, sem linfadenopatia ou derrame pleural
- "Incidentalomas" são freqüentes, mas podem corresponder a malignidades precocemente localizadas (isto é, curáveis)

Etiologias	
Benigno (70%)	**Maligno (30%)**
Granuloma (80%): TB, histoplasmose, coccídeomicose **Hamartoma** (10%) Cisto broncogênico Malformação AV Infarto pulmonar Granulomatose de Wegener Pneumonite Lipoma, fibroma, amiloidoma Nódulo reumatóide Ascaríase, equinococose Aspergiloma	**Carcinoma broncogênico** (75%): células de adenocarcinoma e células grandes (periféricas) células escamativas e pequenas (centrais) **Metastáticos** (20%): mama, cabeça e pescoço, cólon, testicular, renal, sarcoma, melanoma Carcinóide Sarcoma primário

Avaliação inicial

- **História:** idade (< 30 anos = 2% malignos + 15% a cada década > 30) história de tabagismo, história ⊕ de câncer
- **CT:** tamanho/forma, Ca, ✓ para LAN, derrames, destruição de ossos, **comparar com estudos anteriores**
  Tamanho: > 3 cm, geralmente maligno
  Forma: borda mal definida, margem irregular/espiculada
  Calcificação: se houver falta de calcificação é mais provável de ser maligna; o granuloma tem um padrão laminar; o hamartoma tem um padrão como de "pipoca"

Risco de Câncer			
Característica	**Baixo**	**Intermediário**	**Alto**
Diâmetro (cm)	< 1,5	de 1,5 a 2,2	≥ 2,3
Forma do nódulo	lisa	aconcavado	espicular
Idade (ano)	< 45	de 45 a 60	> 60
Tabagismo	nunca	presente (≤ 1 maço/dia)	presente (> 1 maço/dia)
Deixar de fumar	nunca fumou ou deixou há ≥ 7 anos	deixou há < 7 anos	nunca deixou

(*NEJM* 2003;348:2535)

Estudos diagnósticos

- **Tomografia de emissão de pósitrons** (PET): detecta a atividade metabólica dos tumores, sens. 97% e spec. 78% para detecção de malignidade, também útil para o planejamento cirúrgico b/c pode detectar lesões metastáticas insuspeitas (*Chest* 2003;123:895)
- **Biopsia transbrônquica:** a maioria das lesões são muito pequenas para fornecerem amostras confiáveis, a menos que sejam feitas com ultra-sonografia endobrônquica (*Chest* 2003;123:604); a broncoscopia com escovado tem pior desempenho, exceto quando as lesões que invadem o brônquio
- **Biopsia transtorácica com agulha:** é preferível, se tecnicamente viável, sens. 85 a 95% com auxílio de CT; se confirmar a benignidade, é útil, se for não-informativa ou compatível com malignidade → ressecar
- **Cirurgia videotoracoscópica** (VATS): para lesões percutaneamente inacessíveis, tem alta sensibilidade e permite a ressecção; substituiu a toracotomia
- PPD, sorologia para fungos, ANCA

Manejo

- **Baixo risco:** observação com CT seriada (q 3 mos × 4, daí q 6 mos × 2)
- **Risco intermediário:** PET, biopsia transtorácica com agulha ou biopsia transbrônquica, conforme a localização, se forem não-informativas → VATS
- **Alto risco** (e candidatos à cirurgia): VATS → se maligno, lobectomia

HIPERTENSÃO PULMONAR (PHT)

Definição

- Pressão média na PA > 25 mmHg em repouso *ou* > 30 mmHg aos esforços
- A hipertensão pulmonar primária (PPH) tem uma incidência anual de 1 a 2 por milhão, ∴ pressupõe-se PHT secundária, até prova em contrário

Etiologias da Hipertensão Pulmonar (Classificação da OMS)		
HTN pulmonar arterial (PAH)	• HTN pulmonar primária • Desvios congênitos: ASD, VSD, PDA • HTN portal	• Doença do colágeno vascular • HIV • Agentes/drogas anoréxicas • Cocaína/toxinas
HTN pulmonar venosa	• CHF à esquerda • MS/MR • Mixoma LA	• VOD pulmonar • Compressão extrínseca: mediastinite, tumor, LAN
Distúrbios do sistema respiratório ou hipoxia crônica	• DPOC • ILD • Hipoventilação • Fibrose cística	• Apnéia de sono • Hipoxemia crônica (altitude) • Pneumonia
Doença crônica, trombótica ou embólica	• Embolia pulmonar • Êmbolo tumoroso	• HTN pulmonar tromboembólica crônica (CTEPH)
Doença que afeta diretamente a vascularização pulmonar	• Vasculite • Sarcoidose • Esquistossomose	• Hemangiomatose capilar

(www.who.int/ned/cvd/pph.html)

Manifestações clínicas

- O tempo médio desde o início dos sintomas até o diagnóstico é de 2 anos
- Dispnéia, síncope por esforço (hipoxia, ↓ de CO), dor torácica sob condições de esforço (isquemia do RV)
- Sintomas de CHF à direita (p. ex., edema periférico, plenitude do RUQ, distensão abdominal)
- PPH: a média de idade de início é 36 (homens mais velhos do que mulheres); feminino:masculino = 1,7 a 3,5:1
- mutações no receptor 2 da proteína morfogênica (*BMPR2*, um gene envolvido na proliferação e na apoptose), são observadas em ~ 50% dos casos familiares e em ~ 26% dos casos esporádicos de PPH (*NEJM* 2001;345:319)

Exame físico

- P_2 proeminente, S_4 à direita, latejar no RV, pulsação na PA, sopro do fluxo na PA, PR, TR ± colapso do RV: ↑ JVP, hepatomegalia, edema periférico

Estudos diagnósticos

- CXR: dilatação e encurtamento das artérias pulmonares, aumento de RA e RV
- ECG: RAD, RBBB, ERA, ("P. pulmonale"), RHV
- PFTS: ↓ de D_LCO, padrão restritivo leve
- ABG: ↓ P_aO_2 e S_aO_2 (especialmente à exercitação), ↓ P_aCO_2, ↑ do gradiente A-a
- Ecocardiograma: sobrecarga de pressão à direita, movimento septal anormal, TR, PR
- Cateterização cardíaca: ↑ das pressões RA, RV e PA, ↑ PVR, ↓ CO, PCWP normal

Avaliação (enfoque na exclusão de causas secundárias)

- CXR e CT torácico de alta resolução: eliminar doença do parênquima pulmonar
- PFTs: eliminar doença pulmonar obstrutiva e restritiva, avaliar D_LCO
- ABG e polissonografia: eliminar hipoventilação
- Cintigrafia de ventilação e perfusão ± angiograma pulmonar: eliminar PE
- LFTs e HIV
- Exames para detecção de vasculite: ANA (geralmente ⊕ em PPH), RF, anti-Sci-70, anti-centrômero, ESR
- Ecocardiograma: eliminar doença cardíaca miocárdica, valvular e congênita, avaliar a função LV, estimar a pressão sistólica no RV, visualizar a interdependência ventricular
- Cateterização cardíaca: avaliação definitiva das pressões de enchimento, eliminar desvios, eliminar ↑ de PCWP
- Pode ser necessária biopsia a pulmão aberto

Tratamento (*JAMA* 2000;284:3160 e *Lancet* 2003;361:1533)

- Oxigênio: mantém S_aO_2 > 90 a 92% (reduz a vasoconstrição)
- Diuréticos: para aliviar sx de CHF à direita, *suaves* porque o RV é dependente de pré-carga
- Digoxina: embora sem evidências, pode opor-se aos efeitos inotrópicos negativos de CCB
- Anticoagulação: contrabalança o ↑ de risco de trombose devido ao coração dilatado, à lentidão do fluxo sangüíneo e à baixa atividade; ? benefício quanto à mortalidade (*Circ* 1984;70:580)
- Tratar as causas subjacentes à PHT secundária

- **Vasodilatadores**: grande utilidade em PAH
  Teste do vasodilatador (p. ex., NO, adenosina, prostaciclina) para identificar os respondedores (↓ a pressão PA e/ou ↑ CO), que identifica os pacientes com probabilidade de responder à terapia oral de longo prazo, os não-responsivos → podem ser candidatos a outros vasodilatadores (*JAMA* 2000;284:3160)
  CCB oral (p. ex., nifedipina) para os responsivos do teste de vasodilatadores (*NEJM* 1992;327:76)
  25% dos pacientes ↓ pressão PA e PVR, ↑ CO, unΔ'd SBP → melhora a sobrevida
  50% dos pacientes unΔ'd pressão PA e PVR, ↑ CO → tolerância ao esforço, ? Δ a sobrevida
  25% dos pacientes unΔ'd PVR, ↓ SBP → doença vascular "fixa", Ø papel dos vasodilatadores
  Prostaciclina IV (p. ex., epoprostenol *contínuo*) para não-responsivos e para responsivos com CHF refratária (*NEJM* 1996;334:296 e 1998;338:273): 21% ↓ PVR abruptamente e 53% a longo prazo; a mortalidade ↓ (0% contra 20%); pode ser benéfica mesmo que Ø resposta hemodinamicamente abrupta; as complicações abrangem a tolerância, infecção, trombose, disfunção na bomba
  Análogos de prostaciclinas, inclusive *orais* (p. ex., **beraprost**; *JACC* 2002;39:1496), inalado (**iloprost**; *NEJM* 2002;347:322) e *SC* (**trepostinil**) melhoram a hemodinâmica e os sintomas
  Antagonista do receptor da endotelina-1 (p. ex., **bosentan PO**; *NEJM* 2002;346:896): melhora os sx
  Inibidores das fosfodiesterases (p. ex., **sildenafil**; *Lancet* 2002;360:895): ↓ PVR, ↑ P_aO_2
- Transplante de pulmão: se os sintomas são graves e refratários à terapia médica

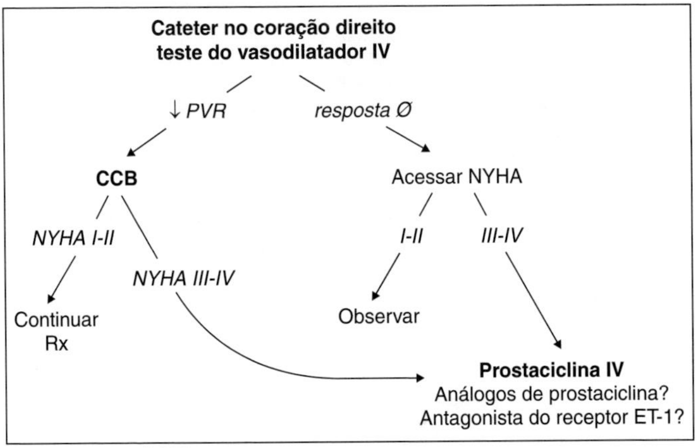

Fig. 2-5. Tratamento da PAH

Prognósticos

- Mediana da sobrevida após o diagnóstico ~ 2,5 anos
  Sobrevida de 5 anos dos responsivos a CCB = 94% contra sobrevida de 5 anos dos não-respondedores a CCB = 55%
- Transplante pulmonar: sobrevida de 5 anos, 45 a 55%

INSUFICIÊNCIA RESPIRATÓRIA

Hipoxemia → $P_aO_2 = F_iO_2 \times (760 - 47) - \frac{P_aCO_2}{R}$ – Aa gradiente

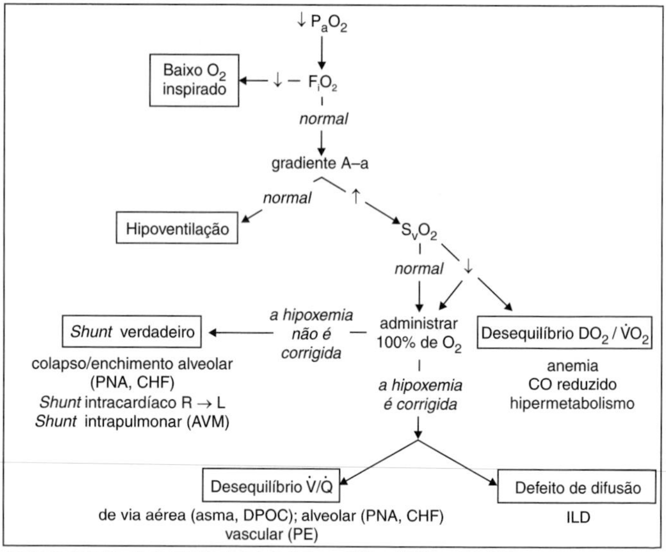

(Adaptado de Marino, P.L. The ICU Book, 2nd ed., Baltimore: Williams & Wilkins, 1990:349)

Fig. 2-6. Avaliação da hipoxemia

Hipercapnia → $P_aCO_2 = k \times \frac{\dot{V}co_2}{RR \times V_T \times \left(1 - \frac{V_D}{V_T}\right)}$

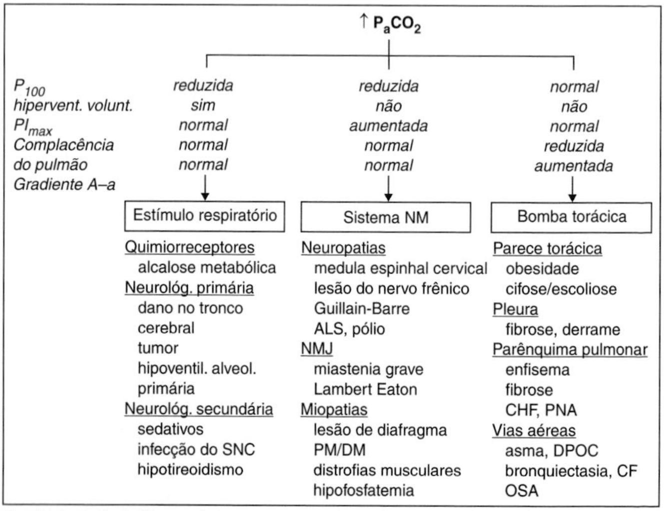

Fig. 2-7. Avaliação da hipercapnia

VENTILAÇÃO MECÂNICA

Indicações

- Apnéia
- Melhora da troca gasosa
  ↑ da oxigenação
  ↑ da ventilação e/ou reversão da acidose respiratória aguda
- Alívio da angústia respiratória
  ↓ o esforço respiratório (pode corresponder a mais de 50% do consumo total de oxigênio)
  alivia a fadiga dos músculos respiratórios
- Proteção das vias aéreas
- Limpeza do pulmão

Opções (*NEJM* 2001;344:1986)

1) Escolher o modo de ventilação
2) Opção por controle de volume ou controle de pressão
3) Opção pelo ajuste ou ✓ das variáveis remanescentes

1° Passo: Escolha do Modo de Ventilação	
Modo	**Descrição**
Assistocontrolado (AC)	A ventilação permite um número mínimo de ciclos mecânicos Os ciclos adicionais iniciados pelo paciente desencadeiam inspiração por ventilação *totalmente* assistida ∴ Os ciclos provocados por ciclos controlados são idênticos aos desencadeados pelo paciente Taquipnéia → ? alcalose respiratória, ciclos superpostos e auto-PEEP Pode visar à pressão (ventilação controlada por pressão, PCV) ou visar ao volume (ventilação controlada por volume, VCV)
Ventilação mandatória sincronizada, intermitente (SIMV)	A ventilação permite um mínimo # de ciclos assistidos (sincron. com os esforços do paciente) Ciclos adicionais iniciados pelo paciente → o V_T é determinado pelos esforços do paciente ∴ Os ciclos controlados com ventilação assistida ≠ aspirações espontâneas Precisa superar a resistência respiratória durante as inspirações espontâneas → ? fadiga respiratória SIMV = AC nos pacientes que não estão respirando espontaneamente
Ventilação com suporte de pressão (PSV)	A ventilação reforça inspirações iniciadas pelo paciente com um nível de pressão inspiratória É um modo de sustentação *parcial* da ventilação porque não há uma taxa estabelecida Pode ser combinada com SIMV, para auxiliar parcialmente as inspirações espontâneas
Pressão aérea positiva contínua (CPAP)	O paciente respira espontaneamente com a pressão no circuito positivo na inspiração e expiração (7 cm de H_2O superam 7 Fr ETT)
Peça-T	Não há pressão aérea nem estabelecimento de ritmo; o paciente respira através de ETT
Outros (experimentais)	Ventilação assistida proporcional (*Thorax* 2002;57:272) Ventilação de alta freqüência (*AJRCCM* 2002;166:801)

2° Passo: Escolha do Controle por Volume ou por Pressão	
Alvo	**Descrição**
Controle por volume	A ventilação permite um V_T regulado As pressões aéreas dependem da resistência das vias aéreas e da complacência das paredes do pulmão/tórax Paciente em risco de ↑ de *pressões* → barotrauma e volutrauma
Controle por pressão	A ventilação permite um ajuste da pressão inspiratória O V_T depende da resistência das vias aéreas e da complacência das paredes do pulmão/tórax Paciente em risco de ↓ de *volumes* → a ventilação momentânea é inadequada

3° Passo: Ajuste ou ✓ dos Parâmetros Restantes	
Variável	**Descrição**
F_iO_2	Fração inspirada de O_2
Pressão expiratória final positiva (PEEP)	Pressão positiva aplicada durante a exalação Gerada por um resistor no ponto de exalação Benefícios: evita o colapso dos alvéolos, ↓ os *shunts* intrapulmonares, ↑ O_2 Efeitos cardíacos: ↓ pré-carga por ↑ da pressão intratorácica e impedimento do retorno venoso ↓ pós-carga por ↓ da pressão transmural cardíaca pode ↑ ou ↓ CO e ↑ ou ↓ a liberação de oxigênio com base nas anteriores "Auto-PEEP" ou "PEEP intrínseco": tempo de exalação inadequado → pulmões incapazes de se esvaziarem completamente antes da inspiração seguinte (isto é, "superposição de aspirações"); existindo fluxo ao final da expiração, tem de haver pressão = auto-PEEP ↓ a pré-carga e pode ↓ o CO do mesmo modo que faz o PEEP com aplicação de ventilador ↑ o esforço de inspiração fazendo com que o paciente precise superá-lo para executar as inspirações Pode ser detectado se o fluxo respiratório final é ≠ 0 antes da inspiração seguinte Pode se medido por oclusão do ponto expiratório de ventilação ao final da expiração
Tempo de Inspiração	Normalmente, a relação I:E é ~ 1:2; entretanto, o tempo de I pode alterar-se (e, em conseqüência, a velocidade de fluxo; ver abaixo) – é usado no modo de controle por pressão
Fluxo inspiratório	↑ velocidade de fluxo → ↓ tempo de I → ↑ tempo de E → ∴ melhora da ventilação em doenças obstrutivas (mas as PIPs ↑) – é usado no modo de controle por volume
Pressão inspiratória de pico (PIP)	É medida dinamicamente durante a inspiração É determinada pela resistência da via aérea e pela complacência do pulmão É ajustada por meio de ventilação controlada por pressão ↑ do PIP sem ↑ da P_{plat} → ↑ resistência da via aérea (p. ex., broncoespasmo, secreções, tamponamento) ↓ do PIP → ↓ resistência da via aérea ou "vazamento" de ar no sistema
Pressão de platô (P_{plat})	É medida estaticamente no final da inspiração, quando não há fluxo É determinada pela complacência do sistema respiratório (a resist. não é um fator porque ∅ o fluxo) ↑ P_{plat} → ↓ a complacência do pulmão ou da parede torácica (p. ex., PTX, edema pulmonar, pneumonia, atelectasia), ↑ PEEP ou auto-PEEP

Condições Iniciais				
Modo	Regime de volume	Taxa respiratória	F_iO_2	PEEP
Assistocontrolado Controle por volume	≈ 10 mL/kg IBW	10 inspirações/min	1,0 (isto é, 100%)	? 5 cmH_2O

(Geralmente razoáveis até que as condições sejam adequadas)

Ventilação Não-Invasiva	
Modo	**Descrição**
Pressão positiva contínua nas vias aéreas (CPAP)	≈ PEEP Sem limite de O_2 liberado (isto é, pode ter alto fluxo → F_iO_2 ≈ 1,0) Usado em Pts cujo problema primário é a *hipoxemia* (p. ex., CHF)
Pressão positiva bifásica nas vias aéreas (BIPAP)	≈ PSV + PEEP Capaz de regular tanto a pressão inspiratória (geralmente 8 a 10 cm de H_2O) quanto a expiratória (geralmente < 5 cmH_2O) Pode ser limitada quanto à quantidade de oxigênio que pode ser liberada Usado em pacientes cujo problema primário é a *hipoventilação*
Ventilação com máscara	Uma máscara bem ajustada, conectando o paciente a um ventilador padrão Pode receber uma pressão de suporte de até 20 a 30 cm de H_2O, com PEEP de até 10 cm H_2O, F_iO_2 de até 1,0 Usado como suporte por tempo limitado (< 24 h) para um processo reversível (asma, CHF, DPOC)
Contra-indicações: estado mental alterado, vômitos, incapacidade de proteger as vias aéreas, falência de órgão extrapulmonar, instabilidade hemodinâmica, grave sangramento do trato GI superior, incapacidade de adaptação da máscara (traumatismo facial, deformidade ou paciente não cooperativo)	

(*JAMA* 2002;288:932)

Planejamento das opções de ventilação

- Para melhorar a oxigenação: ↑ F_iO_2, ↑ PEEP (otimizar com base na mecânica pulmonar), ↑ tempo I
- Para melhorar a ventilação: ↑ V_T ou as pressões inspiratórias, ↑ RR (pode precisar ↓ o tempo I para executar Δs)
- **Hipercapnia permissiva:** tolerância de ↑ de P_aCO_2 barotrauma ou volutrauma excessivos (ver "ARDS")
  V_T = 4 a 6 ml/kg IBW (enquanto P_aCO_2 < 80 e pH > 7,15)
  contra-indicações relativas: doença cerebrovascular, instabilidade hemodinâmica, colapso renal, HTN pulmonar

Deterioração ventiladora aguda (geralmente ↑ PIP)

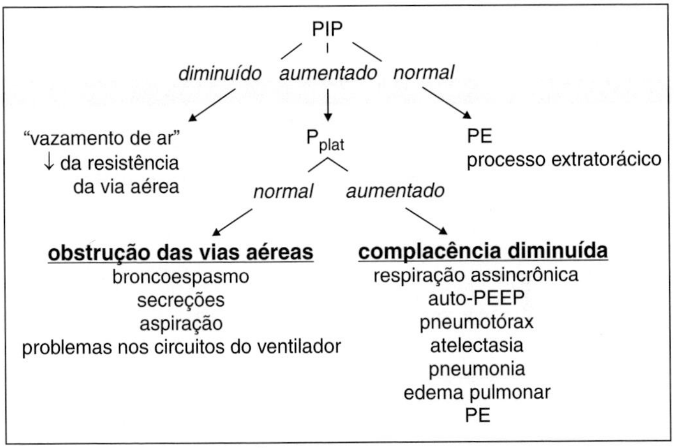

(Adaptado de Marino, P.L. *The ICU Book*, 2nd ed., Baltimore: Williams & Wilkins, 1990:430)

Fig. 2-7. Abordagem da deterioração ventiladora aguda

- Resposta ao ↑ de PIP: desconectar o paciente do ventilador, bols, auscultar, ✓ CXR e ABG

Desmame do ventilador

- Estratégia de retirada: não há uma estratégia única comprovada; ? mais fácil a partir de PSV (↓ 2-4 cmH_2O q 12 h) ou usar tentativas intermitentes com a peça T, do que de SIMV (↓ RR 2 a 4 inspirações/min q 12 h + reserva de 5 cmH_2O PSV) (*AJRCCM* 1994;150:896 e *NEJM* 1995;345:1995)
- Identificar os pacientes que podem respirar espontaneamente (*NEJM* 1991;324:1445 e 1996:335:1864)
  critérios de triagem: sedação revertida, VS estável, um mínimo de secreções, tosse adequada
  parâmetros do ventilador: P_aO_2/F_iO_2 > 200, PEEP ≤ 5, f/V_t < 105, V_E < 12 L/min, VC > 10 ml/kg
  teste de respiração espontânea (p. ex., CPAP × 1 a 2 h)
  falência se: houver deterioração de ABGs, ↑ de RR ou ↓ de FC, ↑ ou ↓ de BP, diaforese, ansiedade
  um índice de respiração superficial rápida (f/V_T) > 105 prevê colapso (*NEJM* 1991;324:1445)
  se nenhum desses eventos ocorrer → considerar a extubação

Complicações

- Barotrauma e volutrauma (p. ex., pneumotórax, pneumomediastino)
  PIPs elevados geralmente não são lesivos a menos que P_{plat} > 35 cmH_2O → dano alveolar
- Toxidez do oxigênio (quando F_iO_2 > 0,6; proporcional à duração e ao grau de oxigênio tóxico)
- Alterações no desempenho cardíaco
- Pneumonia hospitalar (1%/dia, taxa de mortalidade ~ 30%)
  patógenos típicos: MRSA, e espécies de *Pseudomonas*, *Acinetobacter*, *Enterobacter*
  estratégias preventivas (*NEJM* 1999;340:627)
    não-farm.: lavar as mãos, posição semi-recostada, intubação não-nasal, nutrição
    farm.: evitar abx desnecessário,? sucralfato × bloqueador H_2 *versus* H_2-bloqueadores para profilaxia de úlcera de estresse
- Disfunção da laringe (evitar através de traqueostomia; considerar depois de 2 semanas)
- Estenose traqueal e traqueomalacia (amolecimento da cartilagem da traquéia)

SÍNDROME DE ANGÚSTIA RESPIRATÓRIA AGUDA

Definição

- Síndrome de angústia respiratória aguda (ARDS)
  clínica = início súbito de hipoxemia grave, refratária a O_2 e infiltrados pulmonares bilaterais difusos
  fisiopatologia = edema pulmonar não-cardiogênico
  patologia = lesão alveolar difusa
- Conferência Americano-Européia de Consenso (1994): 4 critérios para definir a ARDS sem bx
  início súbito
  doença bilateral difusa dos espaços aéreos
  PCWP < 18 mmHg ou sem evidência clínica de ↑ de LVEDP
  $P_aO_2/F_iO_2 \le 200$; se $P_aO_2/F_iO_2 \le 300$ → "lesão pulmonar aguda" (ALI)

Etiologias			
Lesão direta		**Lesão indireta**	
• Aspiração • Pneumonia • Quase afogamento	• Lesão por inalação • Contusão pulmonar	• Sepse • Choque • DIC	• Pancreatite • Traumatismo/fraturas múltiplas • Hipertransfusão (TRALI)

Fisiopatologia
- ↑ "shunt" intrapulmonar (∴ refratária a ↑ de F_iO_2)
- ↓ a complacência estática (V_T/P_{plat} – PEEP) < 50 ml/cmH_2O
- Pode desenvolver hipertensão pulmonar secundária à medida que a doença evolui

Estudos diagnósticos

- CXR: desenvolvimento de infiltrações bilaterais difusas com 24 h do aparecimento da doença dos espaços aéreos
- CT torácico: malhas de infiltrados misturadas com pulmão normal, densidades maiores nas áreas dependentes

Tratamento (basicamente de manutenção)

- Estratégias de ventilação mecânica
  metas: manter a entrega sistêmica de O_2 adequada e minimizar a lesão pulmonar induzida pelo ventilador por barotrauma/volutrauma, "atelectrauma" e hiperoxia
  estratégias:
    barotrauma/volutrauma: evitar a distensão alveolar usando um protocolo de baixo volume corrente objetivo $V_T \le$ 6 mL/kg, manter $P_{plat} \le 30$ cmH_2O, tolerar hipercapnia permissiva (manter pH > 7,15), sedação/paralisia, se necessário (procurar minimizar); ↓ mortalidade (*NEJM* 2000;342:1301)
    atelectrauma (abertura das vias aéreas e colapso dos alvéolos): a PEEP é controversa, pode-se regular a PEEP > pressão necessária para evitar o colapso alveolar do final da expiração (isto é, ajustar no ponto inferior de inflecção máxima da curva pressão-volume); ou regular o PEEP mínimo necessário para manter a oxigenação; as estratégias de PEEP alto ("pulmão aberto") podem ser benéficas, mas há poucos dados
    hiperoxia: radicais livres de oxigênio podem potencializar a lesão pulmonar, tentar melhorar a P_aO_2 ↑ a PEEP e ↑ o tempo de inspiração em vez de ↑ F_iO_2; objetivo $F_iO_2 < 0,60$
  estratégias de resgate (há poucos dados de sustentação, mas podem ser tentadas se os tratamentos convencionais falharem)
    ventilação em pronação: melhora a P_aO_2, mas não há benefícios nos resultados (*NEJM* 2001; 345:568)
    oxido nítrico (inalado): vasodilatação pulmonar seletiva por unidades de pulmão ventilado → melhora a relação V/Q, ↓ as pressões PA, ↑ P_aO_2/F_iO_2 em 50 mmHg, mas o efeito não é sustentado e não há diferença na mortalidade (*NEJM* 1993;328:399)
    oxigenação de membrana extracorpórea (ECMO): remoção do CO_2 extracorpóreo ($ECCO_2R$)
    ventilação com relação invertida (prolongamento do tempo de inspiração para melhorar P_aO_2)
- PCWP mínima tolerável (*Chest* 1990;97:1176)
- **Esteróides:** sem benefício na fase inicial; ? benefício na fase posterior, fibroproliferativa (*Chest* 1991;100:943, *JAMA* 1998;280:159). Não havendo melhora até o sétimo dia e nem evidência de infecção não tratada (considerar broncoscopia e culturas de sangue, urina e ponta de cateteres e varreduras por CT, de seios paranasais e de abdome), considerar metilprednisolona 2 mg/kg/d em doses divididas q 6 h × 14 dias, seguindo-se uma redução gradual
- Outras estratégias (poucos dados de sustentação): surfactante, antioxidantes, ventilação líquida, ventilação de alta freqüência, prostaciclina

Prognóstico

- Mortalidade: total de 35 a 40%, a morte geralmente é por complicações extrapulmonares
- O aumento da fração $[(P_aCO_2 - P_ECO_2)/P_aCO_2]$ prevê o ↑ da mortalidade (*NEJM* 2002;346:1281)
- Seqüelas: as PFTs quase se normalizam, mas o D_LCO permanece baixo, o desgaste muscular e a fraqueza persistem (*NEJM* 2003;348:683)

DISTÚRBIOS ESOFÁGICOS E GÁSTRICOS

DISFAGIA

Definição
- Dificuldades na deglutição e na passagem do alimento do esôfago para o estômago

Etiologias (*BMJ* 2003;326:433)

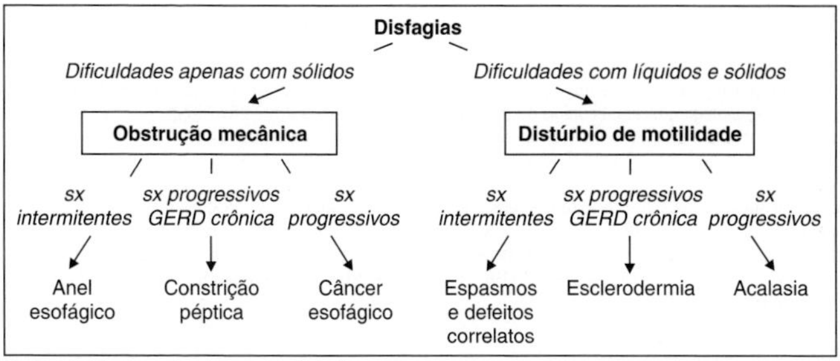

Fig. 3-1. Etiologias e abordagens das disfagias

Estudos diagnósticos
- Deglutição de bário ou EGD; ± manometria; mais raramente, monitorização do pH esofágico

DISPEPSIA ("INDIGESTÃO")

Definição
- Desconforto localizado na parte superior do abdome

Etiologias
- A doença do refluxo gastroesofágico pode ser identificada por sua "queimação" característica
- **Causas funcionais** ("dispepsia não-ulcerativa" ou NUD, ~ 60%): uma combinação de mobilidade gástrica anormal, hipersensibilidade visceral aferente, síndrome do cólon irritável
- **Causas orgânicas:** doença da úlcera péptica (15 a 20%), câncer gástrico (< 2%), outras causas (intolerância à lactose, cólica biliar, pancreatite crônica, isquemia mesentérica)
- *Fatores de alarme*, sugestivos de causa orgânica e confirmatórios do EGD: disfagia, FOBT ou anemia ⊕s, persistência de anorexia ou vômitos, perda de peso, massa(s) palpável(is) ou adenopatia, idade > 45 anos

Tratamento
- A erradicação de *H. pylori* é útil quanto à PUD → ∴ um Rx empírico é razoável se a sorologia for ⊕; há pouquíssimos dados sobre a utilidade da erradicação em ausência de PUD (*NEJM* 1998;339:1869, 1875 e 1999;341:1106)
- Dispepsia funcional: supressão de ácido com bloqueadores-H_2, PPI, agentes pró-cinéticos, TCAs

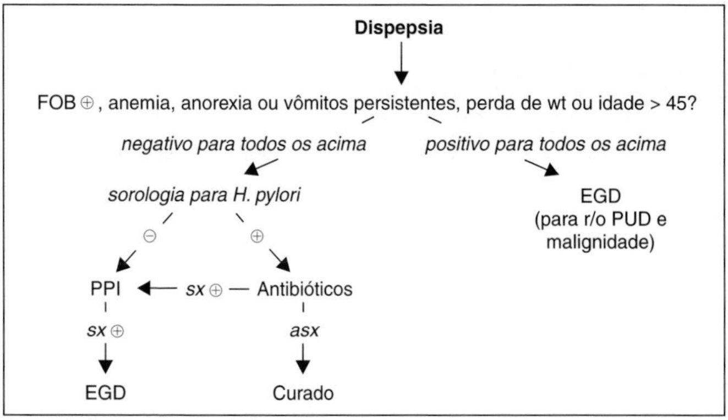

Fig. 3-2. Avaliação e tratamento da dispepsia

DOENÇA DE REFLUXO GASTROINTESTINAL

Fisiopatologia
- Excesso de relaxamentos transitórios do LES (esfíncter esofágico inferior) ou LES incompetente
- Dano à mucosa do esôfago (esofagite), por contato prolongado com ácido, etc.
- Hérnia hiatal: contribui para ↓ o tônus do LeS; age como um reservatório dos conteúdos gástricos refluidos

Manifestações clínicas
- **Queimação**, "angina" atípica; regurgitação de conteúdos estomacais, indisposição, disfagia
- Tosse (aspiração noturna crônica), asma, rouquidão (inflamação das cordas vocais)
- **Precipitantes:** refeições pesadas, posição supina, alimentos gordurosos, cafeína, álcool, cigarros, CCB

Testes diagnósticos
- Freqüentemente o diagnóstico é baseado no Hx, no teste de PPI (p. ex., omeprazol 40 mg q am + 20 mg PO q pm)
- EGD para detectar esofagite, úlcera, esôfago de Barrett ou estenose (*JAMA* 2002;287:1972)
- Quando o diagnóstico é incerto, monitorizar ambulatorialmente o pH esofágico, por 24 h

Tratamento
- Medidas conservadoras: evitar os precipitantes, elevar a cabeceira da cama, evitar refeições tardias
- Médico: antiácidos, bloqueadores-H_2, inibidores da bomba de prótons (PPI), agentes pro-cinéticos
- Cirúrgico: fundoplicatura (freqüentemente laparoscópica), taxa de sucesso > 90% (*NEJM* 1992;326:786)
- Endoscópico (sob avaliação, *Lancet* 2003;361:1119): fundoplicatura de sutura, ablação por radiofreqüência, injeção de microesferas de LES

Complicações
- Esofagite, *esôfago de Barrett* (metaplasia intestinal especializada com risco de adenocarcinoma ↑ ~ 40×, ~ 0,8% por ano, *NEJM* 1999;340:825 e 2002;346:846), estenose
- O achado de esôfago de Barrett exige a prevenção endoscópica (p. ex., q 2 a 3 anos) em relação à *displasia*

GASTROPATIA E GASTRITE

Gastropatia aguda
- Etiologias: **NSAIDs**, **álcool**, doença de mucosas relacionada a estresse (doença crítica)
- Manifestações clínicas: freqüentemente assintomática; anorexia, N/V, dor epigástrica; UGIB

Gastrite crônica do antro ("Tipo B")
- Etiologia: **infecção por *H. pylori***
- Manifestações clínicas: a maioria é asx; a maioria dos casos de dispepsias não-ulcerosas não é causada por gastrite por *H. pylori*; pode → gastrite atrófica com ↑ *de risco de adenocarcinoma gástrico*
- Tratamento: ver a seguir, no tratamento para *H. pylori*

Gastrite crônica do fundo ("Tipo A")
- Etiologia: **anemia perniciosa**
- Patogênese: auto-anticorpos contra as células parietais (∴ falta de ácido e do fator intrínseco)
- Manifestações clínicas: gastrite atrófica, acloridria e hipergastrinemia; anemia perniciosa; risco aumentado de tumores gástricos carcinóides e de adenocarcinoma

DOENÇA ULCEROSA PÉPTICA (PUD)

Epidemiologia
- **Úlcera duodenal (DU):** ~ 300.000 casos por ano
- **Úlcera gástrica (GU):** ~ 75.000 casos por ano
- Prevalência durante a existência ~ 10%

Principais etiologias (*Lancet* 2002;360:933)
- **Infecção por *H. pylori:*** em 90% das DU e em 70% das GU
  entretanto, ~ 30% da população é colonizada por *H. pylori*, mas só 15% desenvolverão uma úlcera
- **NSAIDs** (GU de 15 a 30%, UGIB de 0,1 a 4%) e **ASA**
- Gastrinomas e outros estados de hipersecreção (considerar quando há várias recorrências de úlcera)
- Malignidade (5 a 10% das ulceras gástricas)

Manifestações clínicas
- **Dor epigástrico-abdominal**, aliviada por alimentos (duodenal) ou agravada por alimentos (gástrica)
- **Complicações** compreendem UGIB, perfuração e penetração (6 a 7%), obstrução da saída do estômago

Estudos diagnósticos

- Testes de *H. pylori*
  sorologia (90% de sens., 70 a 80% de spec., não tem utilidade para confirmar a erradicação)
  teste do hálito de uréia (UBT, sens. e spec. > 95%)
  antígeno nas fezes (HpSA, sens. 94% e spec. 86 a 92%, é útil para confirmar a erradicação)
  EGD + teste rápido de urease (p. ex., o CLOtest™, sens. e spec. > 95%) ou bx e histologia
- O EGD é mais sensível (> 95%) do que a série de UGI, para detecção de PUD
  a bx em GU é para eliminar carcinoma gástrico

Tratamento

- **Erradicação de *H. pylori*: claritromicina** 500 mg bid + **amoxicilina** 1 g bid + **PPI** bid × 10 a 14 d tem uma taxa de sucesso > 90% (*NEJM* 1995;333:984)
  em pacientes alérgicos a penicilinas, a amoxilina pode ser substituída por metronidazol 500 mg bid
  ? documentada erradicação com UBT ou HpSA (considerar para pacientes que não tolerariam recorrência)
- Quando negativo para *H. pylori*, supressão de ácido com PPI
- **Interromper NSAIDs**; se tiver de continuar, considerar:
  acrescentar PPI (*NEJM* 1998;338:719 e 727)
  acrescentar misoprostol (*Annals* 1995;123:241)
  Δ para o inibidor seletivo COX-2 (~ 80% ↓ em PUD, ~ 50% ↓ em UGIB *JAMA* 1999;282:1921 e 2000;284:1247, *NEJM* 2000;343:1520; mas nem todos os estudos, *NEJM* 2002;347:2104)
- Mudança de hábitos: parar de fumar e? EtOH; a dieta é irrelevante
- Endoscopia: freqüentemente, para controle de UGIB; 8 semanas após a Rx, para documentar recuperação em GU
- Cirurgia: geralmente reservada para os raros casos refratários a tratamento médico (excluir o uso sub-reptício de NSAID) ou em complicações (ver acima)

SANGRAMENTO GASTROINTESTINAL

Definição

- Perda de sangue para o interior do *lumen* em qualquer região desde a orofaringe até o ânus
- Classificação: **superior** = acima do ligamento de Treitz; **inferior** = abaixo do ligamento de Treitz
- Sinais: **hematêmese** = sangue no vômito (UGIB); **hematoquezia** = fezes sanguinolentas (LGIB ou UGIB rápido); **melena** = fezes pretas, lembrando alcatrão, resultantes de sangue digerido (geralmente de UGIB, mas podendo ser de qualquer uma das origens acima, inclusive do cólon direito)

Etiologias do sangramento do GI superior (UGIB)

- Sangramento orofaríngeo de epistaxe → sangue engolido
- **Esofagite erosiva** (10%)
  hospedeiro imunocompetente: GERD/esôfago de Barrett, XRT
  imunocomprometido: CMV, HSV, *Candida*
- **Varizes** (10%)
- **Ruptura de Mallory-Weiss** (10%; rompimento na junção GE, devido ao vômito contra a glote fechada)
- **Gastrite/gastropatia** (15%; NSAIDs, álcool, doenças das mucosas relacionadas ao estresse)
- **Doença de úlcera péptica (PUD)** (50%)
- **Malformações vasculares** (5%)
  lesão de Dieulafoy (artéria em ectasia, geralmente na cárdia → sangramento repentino e maciço)
  AVMs (isolados ou junto à síndrome de Osler-Weber-Rendu)
  fístula da aorta entérica (AAA ou um enxerto aórtico erodir para a 3ª porção do duodeno; apresenta-se como um "sangramento prenunciador")
  vasculite
- Doença neoplásica (esofágica ou gástrica)

Etiologias do sangramento GI inferior (LGIB)

- Doença de divertículos
- Angiodisplasias
- Doença neoplásica
- Colite: infecção, isquemia, radiação, doença inflamatória dos intestinos (UC > > CD)
- Hemorróidas

Manifestações clínicas

- UGIB > LGIB: náusea, vômitos, hematêmese, êmese na forma de borra de café, dor epigástrica, reações vasovagais, síncope, melena
- LGIB > UGIB: diarréia, tenesmo, BRBPR ou fezes marrons

Avaliação

- **História**
  GIB agudo ou crônico, total de episódios, episódio mais recente
  hematêmeses, vômitos anteriores à hematêmese, melena, hematoquezia
  dor abdominal, Δ no calibre das fezes
  uso de aspirina, NSAIDs, anticoagulantes, ou coagulopatia conhecida
  abuso de álcool, cirrose
  cirurgia GI, ou aórtica, antes
- **Exame físico**
  taquicardia na perda de 10% do volume; hipotensão ortostática na perda de 20% do volume; choque na perda de 30% do volume
  palidez, telangiectasia (doença hepática alcoólica ou síndrome de Osler-Weber-Rendu)
  sinais de doença hepática crônica: icterícia, angiomas em forma de aranha, ginecomastia, atrofia testicular, eritema palmar, cabeça de medusa
  flacidez abdominal localizada ou sinais peritoneais, massas, sinais de cirurgias prévias
  exame retal: aparência das fezes, presença de hemorróidas ou de fissuras anais
- **Estudos laboratoriais: Hct** (no início de uma perda aguda de sangue, pode ficar normal até ocorrer equilíbrio, o que pode demorar 24 h; ↓ de 2 a 3% → perda de 500 cm^3 de sangue), **contagem de plaquetas**, **PT**, **PTT** a relação BUN/Cr (razão > 36 no UGIB por causa da reabsorção GI do sangue e/ou da azotemia pré-renal), LFTs
- **Tubo nasogástrico:** é útil para localização (a ausência de bile sanguinolenta no lavado exclui sangramento ativo nas proximidades do ligamento de Treitz), também pode limpar o conteúdo GI antes da EGD e detectar algum sangramento contínuo
- Estudos diagnósticos em UGIB: EGD (e, potencialmente, terapêutica)

- Estudos diagnósticos em LGIB (eliminar UGIB antes de tentar localizar um presumível LGIB)
  sangramento que cessa espontaneamente → **colonoscopia** (identifica a causa em > 70%, Rx em potencial)
  sangramento estável, mas contínuo → colonoscopia depois de um rápido expurgo, ou uma **detecção de sangramento** (^{99m}Tc-tagged RBC/albumina): detecta taxas de sangramento ≥ 0,1 mL/min, mas sua localização é difícil
  instável → **arteriografia** (detecta taxas de sangramento de ≥ 0,5 ml/min e é potencialmente terapêutica: injeção de vasopressina ou embolização intra-arterial)
  laparotomia exploratória

Tratamento

- ***O tratamento agudo do GIB é a ressuscitação hemodinâmica com líquidos e sangue IV***
  estabelecer o **acesso** por meio de 2 linhas intravenosas de grande calibre (diâmetro interno e/ou calibre 18 ou maior)
  ressuscitação por volume com salina normal ou com solução de Ringer com lactato
  terapia **transfusional** (amostras de banco de sangue, de tipo A e cruzadas; para paciente em exsanguinação, O negativo)
  corrigir coagulopatias (FFP para normalizar o PT, plaquetas para manter a contagem > 50.000/mm^3)
  tubo nasogástrico de lavagem, se houver hematêmese
  procedimentos nas vias aéreas conforme o necessário
  consultar os serviços de GI e de cirurgia, se necessário

Etiologia	Opções
Varizes	*Farmacológica* **octreotídeo** 50 μg IVB → 50 μg/h de infusão (84% de sucesso; *Lancet* 1993;342:637) β-bloqueadores (não seletivo) ± nitratos quando estabilizado *Não-farmacológica* ligadura, **endoscópica**, (> 90% de sucesso) substituiu a escleroterapia (88% de sucesso) (*Semin Liver Dis* 1999;19:439) octreotídeo + terapia endoscópica (> 95% de sucesso; *NEJM* 1995;333:555) *tamponade* de balão (Sengstaken-Blakemore) se houver sangramento grave, embolização ou TIPS, na falha da endoscopia (*NEJM* 1994;330:165)
PUD	*Farmacológica* Alta dose de PPI (*NEJM* 1997;336:1054) ? octreotídeo 50 μg IVB → 50 μg/h de infusão *Não-farmacológica* **terapia endoscópica** (injeção, térmica, *laser*) arteriografia com infusão de vasopressina ou embolização cirurgia se as terapias endoscópica e farmacológica falharem
Mallory-Weiss	*Geralmente cessa espontaneamente; se ativa, terapia endoscópica*
Esofagite Gastrite	PPI, H_2-antagonistas
Doença diverticular	*Geralmente cessa espontaneamente* Terapia endoscópica (p. ex., injeção de epinefrina), vasopressina arterial ou embolização, cirurgia
Angiodisplasia	Vasopressina arterial, terapia endoscópica, cirurgia, Rx hormonal (*Am J Gastroenterol* 1998;93:1250)

Sinais de mal prognóstico em UGIB

- Demográficos: idade > 60 anos, co-morbidade, etiologia varicosa ou neoplásica
- Gravidade: sangue vermelho brilhante no NGT, ↑ da necessidade de transfusão, instabilidade hemodinâmica
- Aspecto da úlcera (do melhor para o pior prognóstico): base limpa → vertendo sem um vaso visível → coágulo aderido → sangramento ativo

GIB obscuro

- Etiologias: angiodisplasia, pequenos tumores intestinais, divertículo de Meckel, doença de Crohn, isquemia mesentérica, vasculite
- Avaliação: enteroscopia às cegas, enteróclise, detecção de sangramento, angiografia (busca de "rubor vascular"), detecção por ^{99m}Tc-pertecnetato (detecção de Meckel), endoscopia com cápsula sem fio

DIARRÉIA

Eliminação de fezes > do que 200 g/dia ou ↑ freqüência e ↓ consistência das fezes

ETIOLOGIAS

Infecções (*NEJM* 2004;350:38)
- **Aguda**
  - **Toxinas pré-formadas** ("envenenamento por/do alimento", < 24 h): *S. aureus, C. perfringens, B. cereus*
  - **Vírus:** rotavírus, Norwalk
  - **Bactérias não-invasivas**
    - produtoras de enterotoxinas (sem WBC ou sangue nas fezes): *E. coli* enterotoxicogênica, *Vibrio cholera*
    - produtoras de citotoxinas (⊕ para WBC e sangue nas fezes): *E. coli* O157:H7, *C. difficile*
  - **Bactérias invasivas** (⊕ para WBC e sangue nas fezes): *E. coli* enteroinvasiva (EIEC), *Salmonella, Shigella, Campylobacter, Yersinia, V. parahemolyticus*
  - **Parasitas:** *Giardia, E. histolytica*
  - **Oportunistas:** *Cryprosporidia, Isospora, Microsporidia, Cyclospora*, MAC, CMV
- **Crônica:** *Giardia, E. histolytica, C. difficile*, organismos oportunistas
- Indícios para a etiologia
  - Viagens: *E. coli*, parasitas (*Giardia* por ingestão de água não tratada)
  - Moluscos: Norwalk, *Vibrio sp.*
  - Hambúrguer mal cozido: *E. coli* O157:H7
  - Aves: *Campylobacter, Salmonella*
  - Uso de antibióticos: *C. difficile*

Má absorção (↓ a diarréia com jejum, ↑ o intervalo osmótico e a gordura fecal, defi. de vitam. lipossolúveis)
- **Deficiência de sais biliares**
  - supercrescimento de bactérias (p. ex., nas alças cegas) → desconjugação dos sais biliares
  - doença do íleo (p. ex., cirurgia de Crohn) → interrupção da circulação enteroepática
- **Insuficiência pancreática**
- **Anormalidades de mucosas**
  - *Doença celíaca:* reação intestinal à α-gliadina do glúten → perda de vilosidades e de área de absorção
    - estudos diagnósticos: ⊕ de IgA ou de antitransglutaminase ou da Abs. do endomísio; bx do intestino delgado
    - tratamento: dieta sem glúten (*Lancet* 2003;363:383)
  - *Espru tropical:* ocorre em residentes dos trópicos; tratamento com antibióticos, folato, B_{12}
  - *Doença de Whipple:* devida a infecções com *Tropheryma whippelli* (bacilos gram ⊕)
    - afeta tipicamente homens caucasianos de meia-idade
    - outros s/s: febre, LAN, edema, artrite, CNS Δs, pigmentação cutânea marrom-acinzentada, murmúrio
    - tratamento: uso de antibióticos por longo tempo
  - *Linfoma intestinal*

Outras osmóticas (↓ a diarréia com jejum, ↑ o intervalo osmótico, gordura fecal normal)
- **Medicações:** antiácidos, lactulose, sorbitol
- **Intolerância à lactose:** anormalidade 1ª ou 2ª das mucosas, enterite virótica/bacteriana, s/p ressecção
  - manifestações clínicas: tumefação, flatulência, desconforto, diarréia
  - estudos diagnósticos: teste do hálito de hidrogênio da lactose ou, empiricamente, dieta sem lactose
  - tratamento: dieta sem lactose, uso de leite enriquecido com lactose e de tabletes da enzima lactase

Inflamatórias (febre, hematoquezia, dor abdominal)
- **Doença inflamatória dos intestinos**
- Enterite por irradiação

Secretórias (intervalo osmótico normal, grande volume, sem Δ da diarréia após NPO)
- **Hormonal:** VIP (VIPoma, Verner-Morrison), serotonina (carcinóide), calcitonina (câncer da medula da tireóide), gastrina (Zollinger-Ellison), glucagon, substância P, tiroxina
- **Abuso de laxativos**
- Adenoma viloso
- Má absorção idiopática de sal biliar
- Colite linfocítica, colite colágena

Motilidade
- **Síndrome do cólon irritável** (10 a 20% dos adultos; *NEJM* 2001;344:1846): dor abdominal e Δs nos hábitos intestinais; alívio da dor com a atividade do intestino; fezes soltas, freqüentes, evacuação incompleta
  tratamento: constipação → fibras; diarréia → antidiarréicos; dor → antiespasmódicos
- Esclerodermia (pseudo-obstrução)
- Endocrinopatias: diabetes melito, hipertireoidismo (hiperdefecação)

Avaliação da diarréia

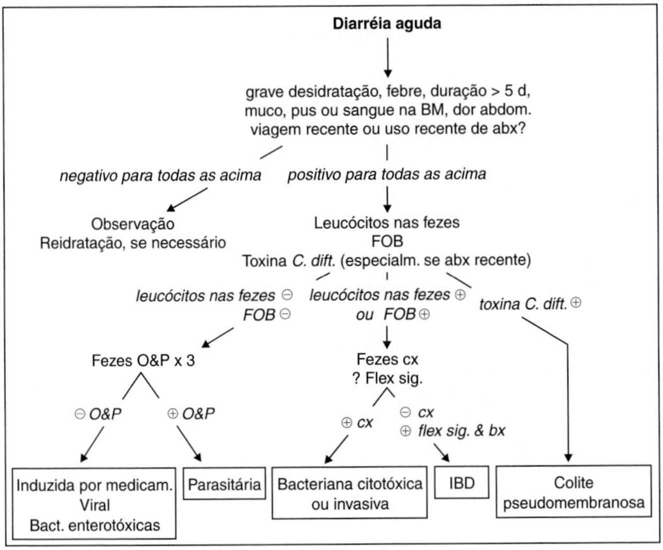

Fig. 3-3. Avaliação da diarréia aguda (< 3 semanas de duração)

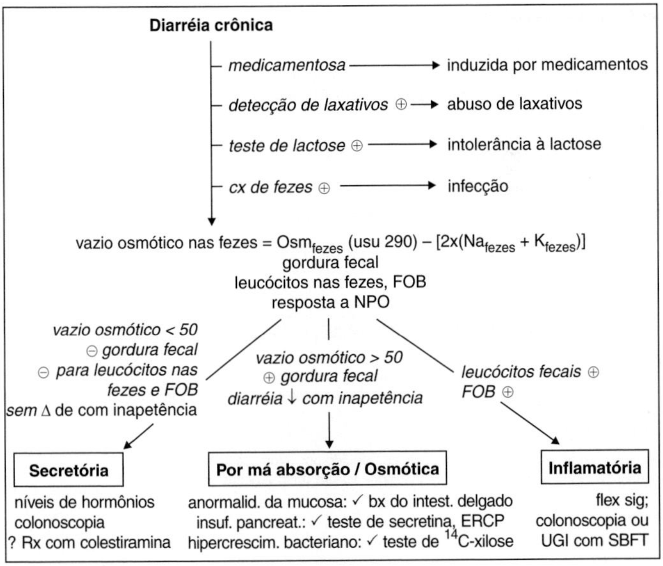

(*NEJM* 1995; 332;725)

Fig. 3-4. Avaliação da diarréia crônica (> 3 semanas de duração)

Tratamento empírico da diarréia aguda, provavelmente infecciosa

- Leve: subsalicilato de bismuto e loperamida prn
- Moderada a grave ou com febre, sangue ou pus: empiricamente, fluoroquinase × 3 d

DOENÇA DIVERTICULAR

DIVERTICULOSE

Definição e Patologia (*Lancet* 2004;363:631)

- Hérnias adquiridas, da mucosa e submucosa do cólon, através da parede do cólon
- Mais comuns no **lado esquerdo** do que no lado direito do cólon
- Podem ser conseqüências de **dieta pobre em fibras** → a musculatura do cólon contraindo-se contra fezes pequenas e duras

Epidemiologia

- Afeta 20 a 50% das pessoas com idade superior a 50

Manifestações clínicas

- Geralmente asx, mas pode ser complicada por **diverticulite** ou **sangramento**

DIVERTICULITE

Fisiopatologia (*NEJM* 1998;338:1521)

- Retenção de alimentos não digeridos e de bactérias no divertículo → formação de fecalitos → obstrução → comprometimento do suprimento de sangue do divertículo, infecção, perfuração
- Microperfuração (→ infecção localizada) ou macroperfuração (→ abscesso e/ou peritonite)

Manifestações clínicas

- **Dor abdominal LLQ**, **febre**, náusea, vômitos, constipação

Exame físico

- Leve: flacidez LLQ, ± massa palpável, ± FOBT positiva (~ 25%)
- Grave: peritonite, choque séptico

Estudos diagnósticos

- **Radiografias simples de abdome** para eliminar ar livre, íleo e obstrução
- CT abdominal pode mostrar espessamento da parede intestinal; geralmente reservado para pacientes que não respondem à terapia ou para suspeita de abscesso pericólico
- Sigmoidoscopia/colonoscopia são *contra-indicadas* em casos agudos pelo ↑ de risco de perfuração aberta; a colonoscopia é recomendada 2 a 6 semanas após a resolução, para eliminar neoplasia

Tratamento

- **Leve:** antibióticos PO (FQ + MNZ) e dieta líquida × 7 a 10 d
- **Grave:**
  - **NPO**, líquidos IV, NGT (se íleo)
  - **Antibióticos IV** (GNR e cobertura anaeróbica): cefotetan/MNZ ou amp/gent/MNZ
- Drenagem percutânea ou cirúrgica de abscesso
- Utilizar cirurgia, quando a terapia médica falhar, em perfuração livre, abscesso grande não drenável percutaneamente, doença recorrente (≥ 2 episódios)

SANGRAMENTO DIVERTICULAR (VER TAMBÉM "SANGRAMENTO GASTROINTESTINAL")

Fisiopatologia

- Erosão do vaso sangüíneo que alimenta o divertículo, por um fecalito
- Os divertículos são mais comuns no cólon esquerdo; *mas os divertículos sangrantes geralmente estão no cólon direito*

Manifestações clínicas

- Geralmente um súbito início de cãibras abdominais, seguido por volumosa hematoquezia
- Geralmente cessa espontaneamente (80%), mas pode ter um curso vacilante por horas ou dias

Exame físico

- Geralmente benigno

Estudos diagnósticos

- Colonoscopia (depois de cessado o sangramento agudo e feita uma lavagem via oral) ou, em sangramento intenso, arteriografia mesentérica (geralmente depois de uma detecção de sangramento)

Tratamento (para sangramentos persistentes, ver "Sangramento Gastrointestinal")

- Endoscopia → injeção de epinefrina ± eletrocauterização, colocação de *hemoclip* ou bandagem
- Arteriografia → injeção intra-arterial de vasopressina
- Cirurgia

DOENÇA INTESTINAL INFLAMATÓRIA

Definição (*NEJM* 2002;347:417)

- **Colite ulcerativa (UC):** inflamação idiopática da *mucosa* do cólon
- **Doença de Crohn (CD):** inflamação idiopática *transmural* do trato GI, *áreas de escape*
- Em 5 a 10% dos pacientes com colite crônica, não se consegue distinguir claramente entre UC e CD, nem mesmo com biopsia de mucosa ("colite indeterminada")

Diagnóstico diferencial

- Infecciosa: bacteriana (SSCY, *E. coli* O157:H7), pseudomembranosa, amebiana, CMV, STDs
- Colite isquêmica
- Linfoma ou carcinoma intestinal; colite de colágeno
- Síndrome do intestino irritável
- Drogas (NSAIDs, OCP, ouro, alopurinol)

COLITE ULCERATIVA

Epidemiologia

- Prevalência: 1:1.000
- Idade de início 20 a 25 anos; ↑ de incidência em brancos, especialmente em judeus, familiar em ~ 10%
- A apendicectomia antes dos 20 anos por causa de apendicite (*NEJM* 2001;344:808) e o uso de tabaco (*NEJM* 1987;316:707), foram referidos como protetores contra o desenvolvimento da UC

Patologia

- Extensão: envolve o reto (95%), estendendo-se proximal e contiguamente
  50% dos pacientes têm proctossigmoidite, 30% têm colite à esquerda e 20% têm colite extensa
- Aparência: mucosa granulosa e friável, com ulcerações difusas; *pseudopólipos*
  ao enema de bário → margens difusas, perda da **"haustra"** ("cachimbo de chumbo")
- Microscopia: microulcerações superficiais; abscessos em cripta (PMNs)

Manifestações clínicas

- **Diarréia com amplo sangramento**, cãibras na região inferior abdome e urgência
- **Colite fulminante:** evolui rapidamente em 1 a 2 semanas, com ↓ do Hct, ↑ ESR, febre, hipotensão, > 6 BMs por dia, abdome distendido e ausência de ruídos intestinais
- **Megacólon tóxico:** dilatação do cólon (≥ 6 cm na KUB), atonia do cólon e toxidez sistêmica
- Perfuração → pneumoperitônio, peritonite
- Extracólon (25%)
  eritema nodoso, piodermia gangrenosa, úlceras aftosas, irite, epischerite
  eventos tromboembólicos
  artrite soronegativa, hepatite crônica, cirrose, colangite esclerosante primária (PSC) com ↑ de risco de colangiocarcinoma
- Sorologias: p-ANCA em 60 a 70% (associada à pancolite e PSC)

Complicações

- Constrição (rara, ocorre na sigmóide retal)
- **Câncer de cólon:** risco máximo em pacientes com *pancolite* (o risco cumulativo é de 7 a 16% aos 20 anos), pacientes com colite à esquerda e PSC também têm risco aumentado; não há aumento de risco de câncer colorretal na proctite ulcerativa
- Prevenção: após 8 anos de pancolite ou 15 anos de colite à esquerda, fazer *colonoscopias* anuais, com biopsias aleatórias, para avaliação de displasia → colectomia

Prognóstico

- Exacerbações intermitentes em 80%; continuidade da doença ativa em 10 a 15%; início através de um ataque grave, que exige colectomia, em 5 a 10%
- A taxa de mortalidade num ataque intenso de colite ulcerativa é < 2%
- Não há diferença de expectativa de vida em comparação com indivíduos sem colite ulcerativa

DOENÇA DE CROHN

Epidemiologia

- Prevalência 1:3.000
- *Bimodal*, com picos em 20 s e em 50 a 70; ↑ incidência em brancos, judeus e fumantes
- Mutação no gene *NOD 2/CARD 15* é encontrada em 20% dos pacientes (*Nature* 1996;379:821)

Patologia

- Extensão: pode afetar qualquer porção do trato GI, da boca ao ânus, com *lesões alternadas*
  30% dos pacientes têm ileíte, 50% ileocolite e 20% têm colite; exclusivamente no trato superior, a doença é rara
- Aparência: mucosa não-friável, lembrando pavimentação com cascalhos, **fissuras** profundas e longas; ao enema com bário → lesões afiladas, úlceras longas e finas
- Microscopia: **inflamação transmural** com infiltração de células mononucleadas, **granulomas** não-caseificadores (observado em < 25% das biopsias de mucosa), fissuras

Manifestações clínicas

- **Doença consumptiva lenta, com dor abdominal**
- **Diarréia com algum sangue** e contendo muco
- Febre, indisposição, perda de peso
- ↓ de albumina, ↑ ESR, ↓ Hct devido ao Fe, B_{12}, deficiência de folato ou doença crônica
- Extracólon: o mesmo que em UC, além de *cálculos biliares* (pela má absorção de sais biliares) e de *cálculos renais* (cálculos de oxalato de Ca devidos à ligação do Ca^{++} intraluminal com sais biliares não absorvidos, permitindo um ↑ da absorção de oxalato)
- Sorologias: anticorpos anti-*Saccharomyces cerevisiae* (ASCA) em 60 a 70%

Complicações

- Fissuras perianais, abscessos perirretais
- **Constrição:** plenitude pós-prandial, distensão abdominal, burburinho
- **Fístulas:** abscessos, hipercrescimento bacteriano e má absorção
- **Abscessos:** febre, calafrios, massa abdominal flácida, ↑ WBC
- **Câncer:** do intestino delgado e colorretal: o risco de câncer colorretal na CD é semelhante ao da UC; as recomendações quanto à monitorização por colonoscopia são as mesmas que para a UC

TRATAMENTO

Medidas gerais

- Evitar NSAIDs (tanto em UC quanto em CD) e o tabaco (em CD)
- Antidiarréicos somente na *forma leve* da doença
- Descarte infecção antes de tratar com imunossupressores

Tratamento Agudo de Flare	
Gravidade	**Opções**
Leve	**Compostos de 5-ASA (oral)** Sulfassalazina (5-ASA + sulfa): as redutases bacterianas liberam 5-ASA no cólon Mesalamina (5-ASA em cápsulas sensíveis ao pH ou dependentes de tempo) Asacol: dissolve-se em pH 7,0 → a 5-ASA é liberada SI terminal e no cólon Pentase: 5-ASA liberada ao longo do intestino delgado e do cólon Olsalazina e Balsalazida (dímero de 5-ASA); é clivada no cólon **Outros agentes úteis** budesonida: esteróide oral útil em CD ileocecal; baixa absorção sistêmica 5-ASA retal (enemas, supositórios) para UC distal, proctite metronidazol: útil em CD perianal, fistular ou em colônia ativa ciprofloxacina: útil em combinação com o metronidazol, em CD ativa
Moderada	**Esteróides orais**
Grave	Esteróides intravenosos ± ciclosporina, contra UC (NEJM 1994;330:1841) ± infliximab, contra CD (NEJM 1997;337:1029 e 1999;340:1398) Repouso intestinal, d/c antidiarréicos, TPN, antibióticos IV Exames abdominais seriados e radiografias/CT para eliminar dilatação, perfuração ou abscesso

Manutenção na remissão

- Composto com 5-ASA (? só em UC); formulação adequada para tratar as áreas afetadas
- Imunomoduladores: azatioprina, 6-MP, metotrexato (CD, *NEJM* 2000;342:1627), infliximab (CD)

Indicações para cirurgia

- UC (25% do total de pacientes): ineficácia da terapia médica, hemorragia, perfuração, constrição, colite fulminante ou megacólon tóxico, que não responderam à terapia médica em 48 a 72 horas, displasia ou carcinoma de alto grau, confirmados
- CD (75% do total de pacientes): ineficácia da terapia médica, ? necessidade crônica de esteróides, constrição, fístula, abscesso, carcinoma

ISQUEMIA MESENTÉRICA

INTESTINO DELGADO

Etiologias

- **Embolismo da SMA** (50%): do LA (AF) ou do LV (↓ EF)
- **Trombose da SMA** (10%): geralmente no local da aterosclerose, freqüentemente na origem da artéria
- **Isquemia segmentar focal do intestino delgado** (5%): oclusão de vasos em pequenos segmentos do intestino delgado (vasculite, êmbolos ateromatosos, hérnias estranguladas, XRT)
- **Isquemia mesentérica não-oclusiva** (25%): baixo débito cardíaco ± altas doses de vasoconstritores
- **Trombose venosa** (10%): devida a estados de hipercoagulação, hipertensão porta, malignidade, inflamação (pancreatite, peritonite) traumatismo, cirurgia

Manifestações clínicas

- Início súbito de dor abdominal desproporcional, ao exame, em relação à flacidez abdominal
- "Angina intestinal": dor abdominal pós-prandial e saciedade antecipada, que passam a ocorrer semanas ou meses antes do início da dor aguda, podem ser observadas na trombose da artéria mesentérica superior
- Distensão abdominal sem dor (geralmente com doença não oclusiva)
- GIB (o cólon direito é suprido pela artéria mesentérica superior)

Exame físico

- Pode ser irrelevante
- O infarto intestinal é sugerido por sinais peritoneais

Estudos diagnósticos

- Avaliação laboratorial: pode ser normal; ↑ WBC; ↑ amilase, LDH e CK; acidose metabólica e ↑ de lactato (tardio), FOBT ⊕ (75% dos casos)
- Estudo de imagens
  - radiografia plana: normal antes do infarto, em fases avançadas da doença revela os "indícios" e o íleo
  - Doppler U/S: é útil para identificar oclusão proximal, arterial ou venosa
  - **CT abdominal:** os sinais precoces são inespecíficos; espessamento da parede intestinal, pneumatose da parede intestinal; é o melhor teste para detectar a trombose venosa mesentérica
  - **angiografia:** é o teste de eleição

Tratamento

- Ressuscitação por volume, otimização da hemodinâmica, interromper os vasopressores, se possível
- **Antibióticos** para o infarto, sepse
- Injeção intra-arterial de um agente **trombolítico** na embolia pulmonar aguda
- **Anticoagulação:** na trombose arterial ou venosa, na doença embólica
- Injeção intra-arterial de **papaverina** na isquemia mesentérica não-oclusiva
- Cirurgia: **embolectomia** no embolismo arterial agudo; revascularização na trombose mesentérica arterial superior aguda; ressecção do segmento intestinal enfartado.

Prognóstico

- Mortalidade de 20 a 70%
- O diagnóstico antecipado ao início do infarto intestinal é o melhor preventivo de sobrevivência

COLITE ISQUÊMICA

Definição e fisiopatologia

- Geralmente é uma doença não-oclusiva, de fisiopatologia desconhecida
- Fatores predisponentes: ↑ de idade e Δs na circulação sistêmica e na vascularização mesentérica local
- As áreas "limítrofes" (flexura esplênica → sigmóide) são as mais suscetíveis

Manifestações clínicas, diagnóstico e tratamento

- Espectro da doença: colopatia reversível (35%), colite transitória (15%), colite ulcerativa crônica (20%), constrição (10%), gangrena (15%), colite fulminante (< 5%)
- A apresentação clínica mais comum é uma dor mordente no LLQ, associada a guaiaco ⊕ ou fezes francamente sangrentas; febre e sinais peritoneais devem levar à suspeita clínica de infarto
- Diagnóstico: **sigmoidoscopia flexível** ou **colonoscopia** dentro de 48 h, se não houver peritonite
- Tratamento: descanso dos intestinos, fluidos IV,? antibióticos de amplo espectro, exames abdominais seriados; **cirurgia** do infarto, da colite fulminante ou da obstrução por causa da constrição isquêmica
- A resolução através de medidas conservadoras dentro de 48 h, ocorre em 50% dos casos

PANCREATITE AGUDA

Etiologias

- Comuns
  álcool (30% dos casos, tipicamente em homens): geralmente crônica, com momentos agudos
  cálculos biliares (35% dos casos, tipicamente em mulheres): geralmente cálculos pequenos (< 5 mm) são os responsáveis
- Raras
  Obstrutivas: tumores da ampola ou do pâncreas, pâncreas dividido
  Metabólicas: hiperlipemia (os TG têm de estar em > 750; nos tipos I e V de hiperlipemia familiar os TG geralmente ~ 4.500), hipercalcemia
  Drogas: furosemida, tiazidas, sulfa, didanosina, inibidores de proteases, estrogênios, azatioprina, 6-MP, inibidores de ACE
  Infecção: ecovírus, Coxsacklevírus, caxumba, rubéola, EBV, CMV, HIV, HAV, HBV, Ascaris
  Traumatismo: traumatismo abdominal súbito, Pós-ERCP (35 a 70% com ↑ da amilase, ~ 5% com franca pancreatite clínica)
  Picada de escorpião (em Trinidad)

Manifestações clínicas

- **Dor abdominal epigástrica**, constante, irradiando-se para o dorso, muda pouco com mudança de postura
- Náusea e vômitos, a febre é comum
- Ddx: doença biliar, víscera perfurada, obstrução intestinal, isquemia mesentérica, IMI, vazamento de AAA, dissecação distal da aorta

Exame físico

- Flacidez intestinal e defesa, ↓ dos ruídos intestinais (íleo adinâmico), ± massa abdominal palpável; ± icterícia se houver obstrução biliar
- Sinais de hemorragia retroperitoneal (de Cullen = periumbilical; de Grey Turner = flanco) rara
- ± hipotensão ou choque

Estudos diagnósticos

- Laboratório
  ↑ **da amilase:** níveis > 3 × ULN são muito sugestivos de pancreatite, mas o nível ≠ da gravidade
  falso ⊖: agudo ou crônico (p. ex., alcoolista); hiperlipemia (atividade da amilase ↓)
  falso ⊕: outro processo abd. ou das glândulas salivares, acidemia, colapso renal, "macroamilasemia" (a amilase liga-se a outras proteínas no soro e não pode ser retirada do mesmo por filtração)
  ↑ **da lipase:** pode ser mais específico do que o da amilase
  ALT > 3 × ULN → pancreatite com cálculos biliares (*Am J Gastroentero* 1994;89:1863); Aϕ, a bile não é de utilidade
  Outros exames laboratoriais dependentes da gravidade: ↑ WBC, ↓ Hct, ↑ BUN, ↓ Ca, ↑ glicose
- Estudos de imagens
  CT abdominal para diagnosticar pancreatite, exclui outros processos abdominais, determina a gravidade e averigua complicações; realizado com contraste oral e IV, embora este geralmente seja evitado nos 1os dias, em virtude de a razão teórica de ↑ a necrose (e a necrose pode não ser aparente, em radiografia, por até 48 a 72 h)
  ultra-sonografia abdominal para avaliação quanto a cálculos biliares, dilatação do CBD, ascite, pseudocisto
  O pâncreas geralmente está escondido pelo gás intestinal, quando visível → aumentado, hipoecóico
  rx simples de abdome podem mostrar a "alça sentinela" ou Ca 2° a pancreatite crônica
- Faz-se drenagem de abscesso ou aspiração com agulha fina, guiadas por CT, se há necrose pancreática presente na CT, para eliminar infecção (96% de sens. e 99% de spec.) e o paciente tem febres persistentes, ↑ de WBC e colapso de órgãos

Tratamento (*Lancet* 2003;361:1447)

- Terapia de suporte
  Ressuscitação com líquidos (uma pancreatite hemodinamicamente grave pode exigir até *10 L/dia*)
  NPO; sucção NG no protraimento de vômito; **suporte nutricional** e reposição de eletrólitos
  considerar a alimentação ao 3º dia se o caso não for grave, não houver dor e a amilase for em valores próximos ao normal
  analgesia com meperidina
- Antibióticos
  a descontaminação do intestino com abx oral, não-absorvível pode ser eficaz (*Ann Surg* 1995;222:57)
  abx sistêmico c/imipenem em pacientes com pancreatite necrosante grave (> 30% de necrose por CT) pode ↓ a mortalidade (*J Gastrointest Surg* 1998;2:496)
- ERCP: ↓ a sepse biliar na pancreatite com cálculos (*NEJM* 1993;328:228), não tem efeito nas complicações locais ou sistêmicas da pancreatite; só é eficaz quando há icterícia obstrutiva (*NEJM* 1997;336:237)

Complicações

- Sistêmicas: choque, ARDS, colapso renal, hemorragia GI
- Metabólicas: hipocalcemia, hiperglicemia, hipertrigliceridemia
- **Coleção líquida aguda** (30 a 50%): observada cedo, baixa atenuação, sem cápsula, Rx desnecessário
- **Pseudocisto** (10 a 20%): coleção líquida que persiste por 4 a 6 semanas e se torna encapsulada
  é sugerida por dor persistente ou elevação persistente da amilase ou da lipase
  na maior parte das vezes tem solução espontânea; se tem > 6 cm ou persiste > 6 semanas + dor → drenagem interna/percutânea
- **Necrose pancreática estéril** (20%): área de tecido pancreático não-viável
  Rx conservador com antibióticos profiláticos (p. ex., imipenem; *NEJM* 1999;340:1412) e medidas de suporte pelo maior tempo possível; cirurgia, se o paciente estiver instável
- **Infecção** (em 5% do total de casos e em 30% dos casos graves): febre e ↑ de WBC; geralmente 2ª a GNR entéricos
  abscesso pancreático: coleção circunscrita de pus (geralmente sem tecido pancreático)
  tratar com antibióticos + drenagem (se possível, com auxílio de CT)
  necrose pancreática infectada (aspiração → ⊕ cultura bacteriana): antibióticos + desbridamento cirúrgico (mortalidade de 100% sem desbridamento; *Hepatogastroenterology* 1991;38:116)
- Ascite pancreática de derrame pleural: indica um ducto pancreático rompido; considerar uma ERCP com colocação de um *stent* no ducto
- Exame do ducto pancreático → constrição → pancreatite crônica

Prognóstico

- Pancreatite grave = colapso do órgão *ou* complicações locais (necrose, abscesso, pseudocisto) *ou* ≥ 3 nos critérios de Ranson

Critérios de Ranson	
No diagnóstico	**Em 48 horas**
idade > 55	Hct ↓ > 10%
WBC > 16.000/mm³	BUN ↑ > 5 mg/dL
glicose > 200 mg/dL	deficiência de base > 4 mEq/L
AST > 250 U/L	Ca < 8 mEq/L
LDH > 350 U/L	P_aO_2 < 60 mmHg
	seqüestro de líquidos > 6 L
Prognóstico	
Número de critérios	**Mortalidade**
≤ 2	< 5%
3 a 4	15 a 20%
5 a 6	40%
≥ 7	> 99%

(*Am J Gastroenterol* 1982;77:633)

Grau em CT	Descrição
A	Pâncreas normal, compatível com pancreatite leve
B	Aumento focal ou difuso da glândula, compreendendo irregularidades de contorno e atenuação heterogênea, mas sem inflamação peripancreática
C	O grau B + coleções líquidas peripancreáticas
D	O grau C + a coleção associada, de um único líquido
E	O grau C + as coleções de ≥ 2 líquidos peripancreáticos ou de gás, no pâncreas ou retroperitônio

(*Radiology* 1990;174:331)

TESTES DE FUNÇÃO HEPÁTICA ANORMAIS

Testes de função hepática

- **Albumina:** marcador geral da síntese protéica no fígado, ↓ lentamente na insuficiência hepática ($t_{1/2}$ ~ 20 d)
- **Tempo de protrombina (PT):** depende da síntese de fatores de coagulação; como a $t_{1/2}$ de alguns desses fatores é curta (p. ex., V, VII), pode ocorrer ↑ de PT poucas horas depois da disfunção do fígado
- **Bilirrubina:** produto do metabolismo do heme no fígado; não-conjugada (indireta) ou conjugada (direta)

Testes hepáticos anormais em lesões hepatocelulares ou na colestase

- **Aminotransferases** (AST, ALT): enzimas intracelulares liberadas 2º a necrose/inflamação
  ALT relativamente específica do fígado
  AST encontrada no fígado, coração, músculos esqueléticas, rins e cérebro
  ALT > AST → hepatite viral ou fígado gorduroso/esteato-hepatite (pericirrótica)
  AST/ALT > 2:1 → hepatite alcoólica; LDH ↑↑↑ → hepatite isquêmica ou tóxica
- **Fosfatase alcalina** (Aϕ): enzima ligada na membrana canalicular hepática
  além do fígado, também é encontrada nos ossos, intestinos e em placenta
  confirmar a origem do fígado com: ↑ 5´-NT, ↑ GGT ou fracionamento por calor
  ↑ dos níveis são observados em obstrução biliar ou colestase intra-hepática (p. ex., infiltração hepática)

Padrões de lesões do fígado

- **Hepatocelular:** ↑↑ aminotransferases, ± ↑ de bilirrubinas ou de Aϕ
  ↑↑↑ aminotransferases (> 1.000): hepatite viral grave, acetaminofen e isquemia
- *Icterícia* é um sinal clínico que se verifica (especialmente na esclerótica) quando as bilirrubinas > 2,5 mg/dl; faz parte do padrão colestático e da hiperbilirrubinemia isolada; se conjugada → ↑ das bilirrubinas na urina
- **Colestase:** ↑↑ Aϕ e bilirrubinas, ± ↑ de aminotransferases
- **Hiperbilirrubinemia isolada:** ↑↑ de bilirrubinas, Aϕ e aminotransferases "quase" normais
- **Infiltrativo:** ↑ de Aϕ, ± ↑ de bilirrubinas ou de aminotransferases

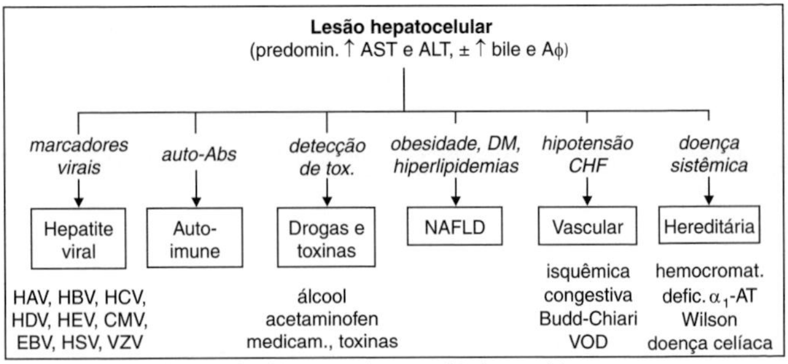

Fig. 3-5. Abordagem dos testes hepáticos anormais, com padrão hepatocelular

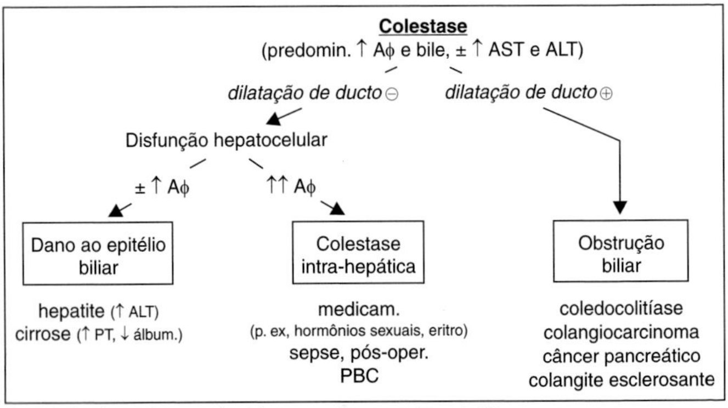

Fig. 3-6. Abordagem dos testes hepáticos anormais, com padrão colestático

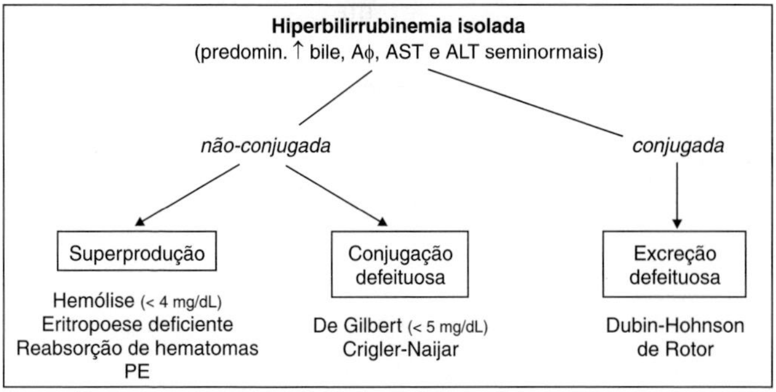

Fig. 3-7. Abordagem dos testes hepáticos anormais, com hiperbilirrubinemia isolada

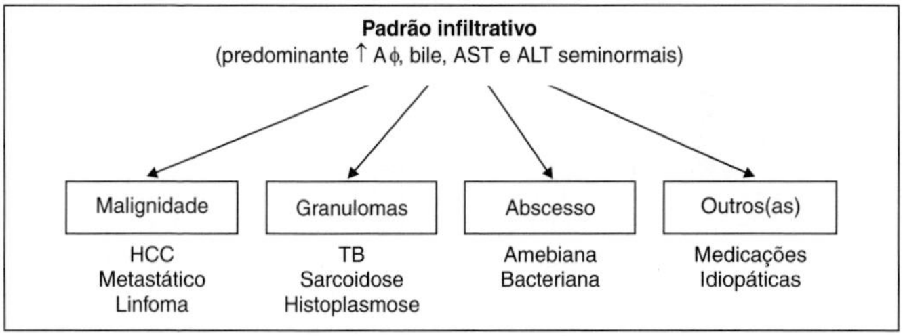

Fig. 3-8. Abordagem dos testes hepáticos anormais, com padrão infiltrativo

Provas hepáticas anormais em pacientes assintomáticos (*NEJM* 2000;342:1266)

- **Hepatocelulares:** geralmente álcool, NAFLD, HBV/HCV, medicamentos (p. ex., NSAIDs, abx, estatinas) revisar a medicação, ✓ sorologia para HBC e HCV, RUQ U/S; considerar as globulinas, estudos de Fe
- **Colestáticos:** ✓ 5´-NT, se ↑ → ✓ RUQ U/S, AMA

HEPATITE

VIRAL

Hepatite A

- Transmissão: rota fecal-oral; alimentos contaminados, água, frutos do mar; transgressões do controle diário
- Incubação: 2 a 6 semanas
- Cronicidade: nenhuma
- Diagnóstico: hepatite aguda = IgM anti-HAV ⊕; exposição anterior = IgG anti-HAV ⊕ (IgM ⊖)

Hepatite B (*Lancet* 2003;362:2089)

- Transmissão: percutânea, sexual, perinatal
- Incubação: 2 a 6 meses
- Síndromes extra-hepáticas: poliarterite nodosa (< 1%), MPGN
- História natural
  - infecção aguda: 70% subclínica, 30% icterícia, < 1% hepatite fulminante
  - crônica: < 5% (adquirida pelo adulto), > 90% (adquirida no período perinatal)
  - pode ser dividida em fase *replicativa* e fase *não-replicativa* (ver a seguir)
- Testes sorológicos e virológicos
  - HBsAg: surge antes dos sintomas; usado para testar doadores de sangue
  - HBeAg: evidência de replicação viral e de ↑ da infecciosidade (não observada em "mutantes precore")
  - IgM anti-HBc: é a primeira Ab a aparecer; indica infecção aguda
  - período de janela = a HBsAg se torna, ⊖ o anti-HBs ainda não está ⊕, o anti-HBc é o único indicador da infecção ∴ a avaliação da suspeita de HBC sintomática aguda é através de HBsAg e anti-HBc
  - IgG anti-HBc: indica infecção por HBV anterior (HBsAg ⊖) ou em curso (HBsAg ⊕)
  - anti-HBe: indica diminuição da replicação viral, ↓ da infectividade
  - anti-HBs: indica resolução da doença aguda e imunidade (após a vacinação, é o único marcador)
  - DNA de HBV: a presença no soro está correlacionada à replicação viral ativa no fígado

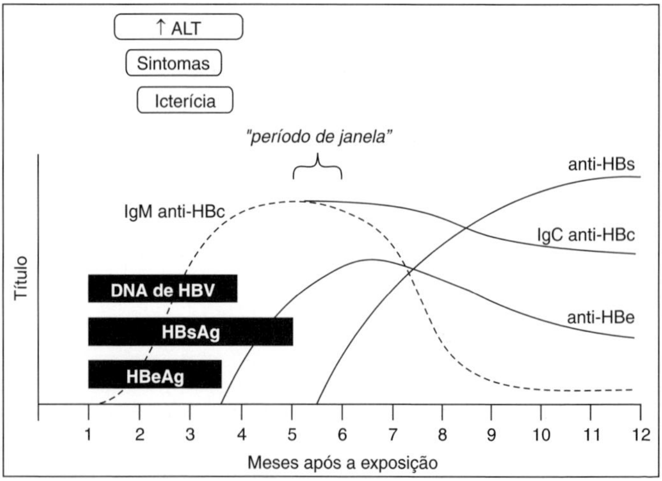

(Adaptado de Friedman LS e Keeffe EB. Serologic course of HBV. *Handbook of Liver Disease* 1998;38 e de Hoofnagle JH e DiBisceglie AM. Serologic diagnosis of acute and chronic viral hepatitis. *Semin Liver Dis* 1991;11:73)

Fig. 3-9. Evolução sorológica da infecção pelo HBV com resolução

Diagnóstico	HBsAg	anti-HBs	anti-HBc	HBeAg	anti-HBe
Hepatite aguda	⊕	⊖	IgM	⊕	⊖
Período de janela	⊖	⊖	IgM	±	±
Recuperação	⊖	⊕	IgG	⊖	±
Imunização	⊖	⊕	⊖	⊖	⊖
Hepatite crônica *replicativa*	⊕	⊖	IgG	⊕	⊖
Hepatite crônica *não-replicativa*	⊕	⊖	IgG	⊖	⊕

(Mutante pré-essencial: não é gerado eAg, mas o anti-HBe pode se desenvolver graças à reação cruzada com cAg.)

- Tratamento da HBV aguda: manutenção
- Opções de tratamento da HBV crônica (HBsAg e DNA ⊕) se houver ↑ de ALT ou da inflamação na bx, ? ⊕ HBeAg: **IFN-α-2b** (*NEJM* 1990; 323: 295) ou **lamivudine** (*NEJM* 1999;341:1256) ou **adefovir dipivoxil** (*NEJM* 2003;348:800 e 808)
  perda dos marcadores virais ou replicação e normalização de LFTs e 20 a 40%
  quanto mais longa a Rx → ↑ anti-HBe, mas há desenvolvimento de mutantes resistentes à lamivudina (variante YMDD)
  transplante de fígado: 80 a 100% de reinfecção; desenlace ruim, exceto com HBIG e/ou lamivudina
- Risco de carcinoma hepatocelular: risco aumentado 10 a 390× (máximo: quando é adquirido no perinatal e HBeAg ⊕); detecção com soro AFP e ultra-sonografia hepática

Hepatite C (*Lancet* 2003;362:2095)

- Transmissão: percutânea > > sexual; ~ 20% sem um precipitante definido
- Incubação: 1 a 3 meses
- Síndromes extra-hepáticas: crioglobulinemia, porfiria cutânea tardia, MPGN, linfoma
- História natural
  infecção aguda: 75% subclínica, 25% icterícia; hepatite fulminante muito rara
  crônica: 50 a 80% → hepatite crônica, 20 a 30% dos quais desenvolvem cirrose (após ~ 20 anos), o carcinoma hepatocelular desenvolve-se em 2 a 5% dos cirróticos, por ano (geralmente após 20 a 30 anos)
- Testes sorológicos e virológicos
  anti-HCV (ELISA): ⊕ em 6 semanas, *não* implica em recuperação, pode tornar-se ⊖ após a recuperação
  RNA de HCV: ⊕ em 2 semanas, marcador de infecção ativa
  RIBA de HCV: usado para confirmar ELISA anti-HCV ⊕ em pacientes com RNA de HCV não detectável (isso é, com a infecção resolvida)
- Diagnóstico
  hepatite aguda = RNA de HCV ⊕ ± anti-HCV
  hepatite resolvida = RNA de HCV ⊖ ± anti-HCV
  hepatite crônica = RNA de HCV ⊕, anti-HCV ⊕
- Tratamento quando ALT ↑ e inflamação ativa e alguma fibrose na biopsia (*JAMA* 1998;280:2088)
  IFN-α-2b → taxa de resposta sustentada ~ 20% (*NEJM* 1989;321:1501 e 1506)
  IFN + ribavirina → taxa de resposta sustentada ~ 44% (*NEJM* 2002;347:975)
  PEG-IFNα-2a → taxa de resposta sustentada ~29% (*NEJM* 2002;347:975)
  PEG-IFNα-2a + ribavirina → taxa de resposta sustentada ~56% (*NEJM* 2002;347:975)
  transplante de fígado: taxa de reinfecção de 100%; algum com doença de evolução rápida
- Preditores de resposta: pouco RNA de HCV, ausência de cirrose, sexo feminino, idade < 40 anos; genótipo viral diferente do 1 (a resposta viral sustentada com PEG-IFNα-2a + ribavirina dos genótipos 2 e 3 é de ~80%)

Hepatite D

- Transmissão: percutânea ou sexual
- Patogenia: precisa do HBV para causar infecção simultânea ou sobreposta
- História natural: quanto mais grave a hepatite, mais rápida a evolução para cirrose
- Diagnóstico: anti-HDV
- Acompanhamento durante o tratamento com IFN-α: RNA de HDV (por PCR) (alta taxa de reincidência)

Hepatite E

- Transmissão: fecal-oral; viajantes para o Paquistão, Índia, sudeste da Ásia, África e México
- História natural: hepatite aguda com ↑ mortalidade durante a gravidez (10 a 20%)
- Diagnóstico: IgM anti-HEV (através de CDC)

Outros vírus (CMV, EBV, HSV, VZV)

HEPATITE AUTO-IMUNE
Hepatite + Globulinas ↑ + AutoAbs

Classificação (*NEJM* 1996;334:897; *Gastroenterology* 2001;120:1502)

- Tipo 1: Ab antimúsculo liso (ASMA), ANA; 2/3 sexo feminino; ± tireoidite auto-imune ou RA
- Tipo 2: antimicrossomo tipo 1 de fígado/rim (anti-LKM1)
- ? Tipo 3: antiantígeno solúvel do fígado (anti-SLA) (é clinicamente semelhante ao tipo 1)
- Diagnóstico: combinação de sorologias auto-imunes, ↑ de globulina, exclusão de outras causas de doença hepática e biopsia de fígado (infiltração de células do plasma com interface para hepatite)

Síndromes sobrepostas

- Hepatite auto-imune + cirrose biliar primária ou colangite primária esclerosante

Tratamento

- Indicações: ALT/AST 10× ULN ou ALT/AST 5× ULN + globulinas 2× ULN
- **Prednisona** ± azatioprina → 65% de remissão em 3 anos; 50% de reincidência com a retirada dos meds aos 6 meses; acima de 90% aos 3 anos; ∴ a maioria precisará de Rx de longo prazo

OUTRAS CAUSAS DE HEPATITE E HEPATOTOXICIDADE

Hepatite alcoólica

- Aminotransferases geralmente < 300 a 500 com AST:ALT > 2:1, em parte em virtude de deficiência concomitante de B_6
- Tratamento: quando a função discriminante > 32 ou se há encefalopatia (sem GIB ou infecção)
  função discriminante = [4,6 × (PT-controle)] + bilirrubinas totais (mg/dL)
  prednisolona ou prednisona 40 mg PO qd × 1 mo, daí diminuir por 4 a 6 semanas (*NEJM* 1992;326:507); mortalidade de 12% com prednisolona contra 55% com placebo, no 66º dia
  pentoxifilina 400 mg PO tid × 1 mês (*Gastroenterology* 2000;119:1637) mortalidade de 25% contra 46% com placebo, em 4 semanas; ↓ a síndrome hepatorrenal

Hepatotoxicidade do acetaminofen

- Metabolismo normal via glicuronação e sulfatação → metabólitos atóxicos
- Overdose (geralmente > 10 g); N-hidroxilação por CYP2E1 → compostos eletrofílicos reagentes (NAPQI) que são removidos pelo "glutatião" até a exaustão de suas reservas → hepatotoxicidade
- Os CYP2E1 são *induzidos* pelo jejum e pelo álcool (ocasionando a "desventura terapêutica" em alcoólatras mal nutridos, mesmo que tomem doses baixas (2 a 6 g) de acetaminofen
- A disfunção hepática pode não se manifestar antes de 2 a 6 dias
- Tratamento = **N-acetilcisteína:** ministrar dentro de 36 h após a ingestão se o nível de acetaminofen ultrapassar a zona "sem-risco" *ou* se o momento da ingestão for desconhecido e os níveis estiverem ↓ndo (∴ o pico é desconhecido) *ou* se houver uma história confiável de envenenamento importante (> 10 g)
  regime: dose inicial 140 mg/kg → doses adicionais 70 mg/kg q 4 h × 17

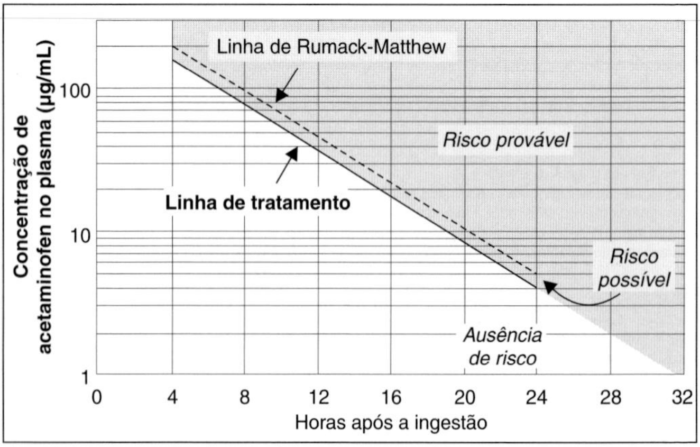

(Se o nível de acetaminofen determinado ≥ 4 h uma "overdose" ficar acima da linha de tratamento, administrar toda a seqüência da acetilcisteína. Adaptado de *Archives* 1981;141:382 e de *Guidelines for the Management of Acute Acetaminophen Overdose*. McNeil, 1999)

Fig. 3-10. Nomograma da toxicidade do acetaminofen

Outras drogas e toxinas que podem causar hepatite (*NEJM* 2003;349:474)

- Amiodarona, azóis, estatinas (raro), INH, metildopa, fenitoína, PTU, rifampina, sulfonamidas, minociclina
- Halotano, CCl_4
- Cogumelos tóxicos (*Amanita phalloides*)

Hepatite isquêmica: "choque do fígado" por aminotransferases > 1.000 e ↑↑ LDH

Doença não-alcoólica, do fígado gorduroso (NAFLD) (*Annals* 1997;126:137; *JAMA* 2003;289:3000)

- Espectro da infiltração graxa ± inflamação ± fibrose não relacionada ao abuso de EtOH
- Prevalência 7 a 9%, associada a diabetes melito, hiperinsulinemia, obesidade, hiperlipidemia, HAART, medicamentos (tamoxifeno, amiodarona)
- Manifestações clínicas: geralmente asx, ↑ 2 a 3× em ALT e AST; ± dor no RUQ, pode → cirrose
- Diagnóstico: exclusão de outras causas de hepatite ou cirrose; U/S → fígado hiperecóico; bx ⊕
- Tratamento: perda de peso, controle glicêmico e lipídico
  possíveis papéis de vitamina E, ácido urso-desoxicólico, metformina, tiazolidinadionas

INSUFICIÊNCIA HEPÁTICA AGUDA

Definição

- Doença hepática aguda + coagulopatia + encefalopatia
- Fulminante = desenvolve-se em 8 semanas; subaguda = desenvolve-se entre 8 semanas e 6 mos

Etiologia

- **Viral**
  HAV, HBV, HCV (raro), HDV + HBV, HEV (especialmente na gestação)
  HSV (em hospedeiros imunocomprometidos), EBV, CMV, adenovírus, "paramixovírus", parvovírus B19
- **Drogas/Toxinas**
  acetaminofen (a causa mais comum; ~40% do total de casos)
  outras drogas: fenitoína, INH, rifampina, sulfonamidas, tetraciclina, amiodarona, PTU
  toxinas: hidrocarbonetos fluorados, CCl, *Amanita phalloides*
- **Vascular:** hepatite isquêmica, síndrome de Budd-Chiari, VOD hepática, infiltração maligna
- **Hepatite auto-imune**
- **Miscelânea:** doença de Wilson, fígado gorduroso gestacional agudo, síndrome HELLP, síndrome de Reye
- Idiopática (~20%)

Manifestações clínicas

- Neurológicas
  asterixes
  encefalopatia: fase I = ΔMS; fase II = letargia, confusão; fase III = estupor; fase IV = coma
  edema cerebral → reflexo de Cushing (hipertensão + bradicardia), dilatação pupilar, postura descerebrada, apnéia
- Cardiovascular: **hipotensão** com baixa SVR
- Pulmonar: **alcalose respiratória**, defeito de absorção do O_2 periférico, ARDS
- Gastrointestinal: GIB, pancreatite
- Renal: ATN, **síndrome hepatorrenal**, hiponatremia, hipocalcemia, hipofosfatemia
- Hematologia: **coagulopatia** (por ↓ da síntese de fatores de coagulação ± DIC)
- **Infecção:** Observada em 90% dos pacientes, especialmente com organismos gram + e fungos; SBP em 32% dos pacientes; febre e leucócitos podem estar ausentes
- Endócrina: **hipoglicemia**

Avaliação

- Sorologias virais
- Testes toxicológicos (níveis de acetaminofen q 1 a 2 h até que o pico seja determinado)
- Estudos por imagens (RUQ U/S ou CT abdominal, estudos de Doppler das veias hepática e porta)
- Outros testes: sorologias auto-imunes, cobre na ceruloplasmina e na urina
- Biopsia de fígado (exceto se impossibilitada por coagulopatia → neste caso, considerar uma transjugular)

Tratamento

- Tratamento em UTI, num centro de transplantes hepáticos que inclui potencialmente a monitorização e o tratamento da ICP, suporte hemodinâmico e ventilador, a reversão de coagulopatias, a monitorização agressiva para isso e o tratamento de infecção, gotejamento D_{10} para hipoglicemia, etc.
- Tratamento de causas específicas (N-acetilcisteína contra acetaminofen, corticosteróides contra hepatites auto-imunes, terapia de quelação contra doença de Wilson, penicilina + silimarina contra *Amanita phalloides*)
- Transplante de fígado se o prognóstico for ruim (ver a seguir)

Prognóstico

- Sobrevivência de 10 a 50%
- Preditores de um mau resultado (*Gastroenterology* 1989;97:439):
  idade > 40; outras causas que não o acetaminofen, HAV e HBV
  encefalopatia de graus III ou IV (início > 7 dias após o início da icterícia)
  PT > 50, bilirrubinas > 17,5
- Transplante de fígado taxa de sobrevivência de 1 ano > 60%
- Atualmente estão sendo avaliados equipamentos de assistência extracorpórea ao fígado, como uma "ponte" até o transplante

CIRROSE

Definição

- Definição: **fibrose e regeneração nodular** resultantes de lesão hepatocelular

Etiologias

- **Álcool**
- **Hepatite viral** (infecção crônica por HBV, HCV, HDV)
- **Hepatite auto-imune** (sexo feminino, IgG ↑, ANA ⊕, Ab antimúsculo liso)
- **Doenças metabólicas:** hemocromatose, doença de Wilson, deficiência de α_1-antitripsina
- **Doenças do trato biliar:** cirrose biliar primária, cirrose biliar secundária (cálculo, neoplasia, estenose, atresia biliar), colangite esclerosante primária
- **Doenças vasculares:** síndrome de Budd-Chiari, insuficiência cardíaca à direita, pericardite constritiva
- **Criptogênica:** pode refletir a evolução terminal da doença do fígado graxo não-alcoólico

Manifestações clínicas

- Subclínica ou pode apresentar-se como uma disfunção hepática progressiva (icterícia, coagulopatia, encefalopatia) e/ou hipertensão porta (ascite, varizes)

Exame físico

- Fígado: aumentado, palpável, firme, nodular → retraído e nodular
- Sinais de colapso hepático: icterícia, angioma em aranha, eritema palmar, contraturas de Dupuytren, linhas de unhas brancas (linhas de Muehrcke) e leitos ingüinais proximais (unhas de Terry), ↑ das glândulas parótidas e lacrimais, ginecomastia, atrofia testicular, asterixe, encefalopatia, fedor hepático
- Sinais de hipertensão porta: esplenomegalia, ascite, veias abdominais superficiais dilatadas (*caput medusae*), zumbido venoso epigástrico de "Cruveilhier-Baumgarten"

Estudos laboratoriais

- **↑ de bilirrubinas, ↑ do PT, ↓ da albumina**, ± ↑ de aminotransferases e ↑ de Aϕ (variável)
- ↓ de Na
- Anemia (supressão da medula, "hiperesplenismo", deficiência de Fe e/ou folatos), neutropenia ("hiperesplenismo"), trombocitopenia ("hiperesplenismo", ↓ da produção de TPO pelo fígado)

Avaliação

- U/S abdominal com Doppler: tamanho do fígado, eliminar HCC, ascite, verificar a desobstrução das veias porta, esplênica e hepática
- Sorologias de hepatite (HBsAg, anti-HBs, anti-HCV), estudos sobre hepatite auto-imune (IgG, ANA, Ab antimúsculo liso), estudos de Fe e Cu, α_1-AT, Ab antimitocôndria, ecocardiograma (se relacionado a colapso do coração direito)
- ± biopsia de fígado (percutânea ou transjugular)
- AFP para detecção de carcinoma hepatocelular

Complicações

- **Hipertensão porta**
  - **ascite** (50% em 10 anos) ± peritonite bacteriana espontânea (19%)
  - **varizes gastroesofágicas** (se a pressão venosa hepática ∇ > 12 mmHg) ± **UGIB**
    - *prevenção primária* do UGIB (indicada para pacientes com varizes mod-grandes):
      - β-bloqueadores não-seletivos (titulados a 25% ↓ FC): ~50% ↓ sangramento (*NEJM* 1991;324:1532)
      - adição de nitratos pode ↓ ainda mais o sangramento (*Lancet* 1996;348:1677)
      - ligadura em faixa: maior a ↓ do sangramento c/w βB, mas sem Δ de mortalidade, ∴ reservar para pacientes com intolerância a βB (*Hepatology* 2001;33:802)
    - *prevenção secundária* do UGIB (indicada pata todos os pacientes): β-bloqueadores e nitratos (*NEJM* 2001;345:669) freqüentemente, mais uma ligadura de banda; se voltar a sangrar → TIPS ou transplante
- **Encefalopatia hepática:** incapacidade de o fígado eliminar a toxicidade de agentes nocivos (NH_3 e outros)
  - precipitada por? excesso de proteínas na dieta, constipação, GIB, medicação inconsistente, infecção, azotemia, hipocalcemia, colapso hepático, HCC, desvio portossistêmico, hipotensão, alcalose
  - tratamento: restringir agudamente as proteínas na dieta, mas, a longo prazo, só modestamente (60 a 80 g/d); lactulose (acidificação do cólon levando de $NH_3 \rightarrow NH_4^+$; Δ a flora intestinal → ↓ organismos produtores de NH_3), descontaminação do intestino com neomicina ou MNZ

- **Síndrome hepatorrenal:** azotemia progressiva (notar que freqüentemente a função renal dos cirróticos é *superestimada* em virtude da massa muscular menor, ↑ a secreção de Cr pelos túbulos renais e ↓ a conversão creatina → creatinina) e oligúria, U_{Na} < 10 mEq/L, sem resposta ao teste de volume, exclusão de outras causas de colapso renal (drogas, ATN, obstrução) (*Lancet* 2003;362:1819)
  Precipitantes: GIB, hiperdiurese, paracentese, aminoglicosídeos, NSAIDs

Tratamento: **octreotídeo** (200 mg sq tid) + midodrina (12,5 mg po tid) traz benefício (*Hepatology* 1999;29:1690), norepinefrina + albumina IV, a TIPS pode ser benéfica

- **Síndrome hepatopulmonar:** hipoxemia (± platipnéia-ortodesoxia) devida a desvios AV pulmonares; diagnóstico inicial através de ecocardiografia com contraste (desvio direita → esquerda)
- **Colapso do fígado:** precipitado por danos ou fatores de estresse progressivos no fígado (infecção, cirurgia)
- **Infecções**
- **Carcinoma hepatocelular** (*Lancet* 2003;362:1907): considerar se ↑ o tamanho do fígado, ↑ a ascite, em dor abdominal, ↑ a encefalopatia, ↓ o peso, ↑ a AFP ou a massa hepática ao U/S, CT, MRI
- **Prognóstico:** correlaciona-se à classif. de Child-Turcotte-Pugh (A > B > C)

Classificação Modificada de Child-Turcotte-Pugh			
	Pontos computados		
	1	**2**	**3**
Ascite	nenhum	fácil controle	difícil controle
Encefalopatia	nenhum	graus I ou II	graus III ou IV
Bilirrubinas (mg/dL)	< 2,0	2,0 a 3,0	> 3,0
Albumina (g/dL)	> 3,5	2,8 a 3,5	< 2,8
PT (s > controle)	< 4	4 a 6	> 6
	Classificação		
	A	**B**	**C**
Total de pontos	5 a 6	7 a 9	10 a 15

(*Brit J Surg* 1973;60:646)

MELD: Modelo para a fase Final da Doença Hepática (**M**odel for **E**nd stage **L**iver **D**isease): usado para classificar os pacientes na lista de transplante de fígado: baseia-se em Cr, INR e bilirrubinas totais para prever uma sobrevida de 3 mos em pacientes com as várias formas subjacentes de doença do fígado; para fazer o cálculo: www.mayo.edu/int-med/gi/model/mayomodl.htm

Transplante de fígado

- Avaliar ± lista quando nas classes B ou C da classificação de Child
- Indicações: escore MELD ≥ 26; encefalopatia grave ou recorrente, ascite refratária, SBP, sangramento varicoso recorrente, bile ≥ 10 mg/dL, albumina < 3 g/dL, PT > 3 s mais longo do que o do controle
- Contra-indicações: HIV avançado, abuso de substância ativa, sepse, malignidade (extra-hepática), co-morbidade grave
- Sobrevivência: sobrevida de 1 ano maior que 90%, sobrevida de 5 anos maior que 80%

ETIOLOGIAS MAIS RARAS DA CIRROSE

Hemocromatose

- Definição: defeito hereditário, autossômico recessivo, de **sobrecarga de ferro**
- Epidemiologia: 1 em 300; geralmente se manifesta na meia-idade e em homens
- Manifestações da doença avançada: bronzeamento da pele (melanina + ferro), hipogonadismo, diabetes melito, artrite (MCPs 2as e 3as), CHF, infecções (*Vibrio*, *Listeria*, *Yersinia*)
- Diagnóstico: ↑ da saturação de ferro (> 45%), ↑ da ferritina, "fígado negro" em MRI, índice de ferro hepático > 1,9, mutação no gene *HFE* (C282Y/C282Y ou C282Y/H63D)

Condição		Sat. com Fe	Ferritina	Índice de ferro
Normal		≤ 45%	< 200	< 1,0
Doença de fígado de alcoólicos		≤ 60%	< 500	< 2,0
Hemocromatose	*Heterozigotos*	variável	< 500	< 2,0
	Homozigotos asx	> 50%	> 500	> 2,0
	Homozigotos sx	> 50%	> 900	> 2,0

(Adaptado de *Harrisons's Principles of Internal Medicine*, 15th ed., 2001).

- Tratamento: flebotomia q semana até que os parâmetros de Fe se normalizem, daí prn para mantê-lo nos limites; deferoxamina se a flebotomia não for possível; aconselhamento genético

Doença de Wilson

- Definição: defeito hereditário, autossômico recessivo, de **sobrecarga de cobre**
- Epidemiologia: 1 em 40.000, geralmente se manifesta antes dos 30 anos; quase sempre antes dos 40 anos
- Manifestações adicionais: distúrbios neuroΨ, anéis de Kayser-Fleischer, anemia hemolítica
- Estudos diagnósticos: ↑ do cobre no soro e na urina e ↓ da ceruloplasmina no soro, conteúdo de cobre no fígado → 250 μg/g de peso seco, freqüentemente a Aϕ está reduzida na doença de Wilson fulminante, AST/ALT > 1, por causa da hemólise
- Tratamento: terapia de quelação com penicilamina + piridoxina; se houver intolerância à penicilamina, usar trientina; se asx, zinco oral (não ministrar juntamente com quelantes porque se torna ineficaz)

Deficiência de α_1-antitripsina **(α_1-AT)**
- α_1-AT anormal → polimerização no fígado (cirrose) e falta de inibição da atividade de protease no pulmão (enfisema)
- Manifestações clínicas adicionais: enfisema
- Estudos diagnósticos: ausência da globulina α_1-AT na SPEP, corpos de inclusão PAS ⊕ na bx de fígado, um tipo anormal de inibidor de protease (Pi) (geralmente Z/Z, nulo/nulo ou nulo/Z)
- Tratamento: transplante de fígado (quanto à cirrose); reposição de α_1-AT (para enfisema)

Cirrose biliar primária (PBC) (*NEJM* 1996;335:1570; *Lancet* 2003;362:53)
- Definição: destruição, auto-imune, dos ductos biliares *intra-hepáticos*
- Epidemiologia: *mulheres* de meia-idade, doenças auto-imunes concomitantes
- Manifestações clínicas: fadiga, pruridos, má absorção de gorduras, xantomas, xantelasma
- Estudos diagnósticos: ↑ de Aϕ, ↑ de bilirrubinas, Ab antimitocondrial (AMA) ⊕ em 95%, ↑ de colesterol
- Tratamento: ácido urso-desoxicólico (13 a 15 mg/kg/dia; vitaminas lipossolúveis; colestiramina para os pruridos; transplante; colchicina, metotrexato em casos selecionados)

Colangite primária esclerosante (PSC) (*NEJM* 1995;332:924)
- Definição: colestase idiopática com fibrose, com estruturação e dilatação dos ductos biliares *intra e extra hepáticos*
- Epidemiologia: *homens* jovens (idade de 20 a 50), associada à IBD em 70% dos casos (UC > > CD)
- Manifestações clínicas: pruridos, icterícia, febres, dor no RUQ, colangiocarcinoma
- Estudos diagnósticos: ↑ de bilirrubinas, ↑ de Aϕ, p-ANCA ⊕ em 70%, MRCP/ERCP → *múltiplos focos de estenoses granulosas nos ductos biliares*; na bx do fígado, lesões tipo "casca de cebola", ao redor dos ductos biliares
- Tratamento
  - altas doses de ácido urso-desoxicólico (20 a 30 mg/kg/dia), ? colestiramina, vitaminas lipossolúveis, dilatação endoscópica e *stenting*, por curto prazo, das principais constrições dos ductos biliares
  - transplante de fígado (risco ↑ de constrições de ductos após o transplante)

Síndrome de Budd-Chiari (*NEJM* 2004;350:578)
- Definição: oclusão das veias hepáticas ou IVC
- Etiologias: estados hipercoaguláveis (tipicamente MPD, PNH, OCP), invasão por tumor (HCC, renal, adrenal), rede membranosa, traumatismos, idiopática
- Manifestações clínicas: hepatomegalia, dor no RUQ, ascite
- Estudos diagnósticos: ± ↑ de transaminases e Aϕ; Doppler U/S das veias hepáticas (85% sens. e spec.; CT (I+) ou MRI/MRA; padrão da venografia hepática em "teia de aranha"; bx do fígado mostrando congestão (no paciente sem evidências de CHF à direita)
- Tratamento: anticoagulação (heparina → warfarin), trombólise em tromboses agudas; TIPS (gradiente portacava < 10) ou derivação cirúrgica (gradiente > 10); transplante de fígado

Doença veno-oclusiva (VOD) (*Mayo* 2003;78:589)
- Definição: oclusão de vênulas hepáticas
- Etiologia: transplante de células-tronco, quimioterapia, XRT, chá de erva Jamaicana
- Manifestações clínicas: hepatomegalia, dor no RUQ, ascite, ganho de peso, ↑ de bilirrubinas
- Estudos diagnósticos: U/S geralmente sem utilidade, o diagnóstico é clínico ou, se preciso, por bx de fígado
- Tratamento: basicamente de manutenção

ASCITE

Etiologias	
Relacionada à hipertensão porta **SAAG ≥ 1,1**	**Relacionada à hipertensão-não porta** **SAAG < 1,1**
Sinusoidal **cirrose** (81%), inclusive SBP hepatite aguda malignidade extensa (HCC ou mets) *Pós-sinusoidal* CHF à direita, incl. constrição e TR Síndrome de Budd-Chiari, VOD *Pré-sinusoidal* Trombose de veia porta ou esplênica Esquistossomose	**Peritonite:** TB, víscera rompida (↑ tonsila) **Carcinomatose peritoneal** **Pancreatite** Vasculite Estados hipo-albuminêmicos: síndrome nefrótica, enteropatia com perda protéica Síndrome de Meigs

Fisiopatologia

- Teoria do enchimento incompleto: hipertensão porta → transudação de líquidos no peritônio → ↓ do volume de plasma → retenção renal de Na
- Teoria do "excesso": reflexo hepatorrenal → retenção de Na
- Teoria (favorecida) da vasodilatação periférica: hipertensão porta → vasodilatação sistêmica (? devida à liberação de óxido nítrico) → ↓ o volume arterial efetivo → retenção renal de Na
- Hipoalbuminemia → ↓ pressão oncótica do soro
- ↑ da produção de linfa hepática

Avaliação

- Detecção: embotamento de mudanças, a onda fluida tem 60% de sens.; U/S detecta quando > 100 cm^3
- **Gradiente de albumina seroascítica (SAAG)**; precisão > 95% (*Annals* 1992;117:215)
  ≥ 1,1 g/dL relacionada à hipertensão porta; < 1,1 g/dL relacionada à hipertensão não-porta
- Proteína total no líquido ascítico (AFTP): útil para distinguir a cirrose (↓ AFTP < 2,5 g/dL) da ascite cardíaca AFTP > 2,5 g/dL), quando SAAG ≥ 1,1
- Se a etiologia for portal hipertensiva, considerar a cirrose padrão com u (ver "Cirrose")
- Descartar infecção: contagem de células com coloração gram diferenciada e cultura (± AFB) + *inoculação*, nos frascos de hemocultura, com o paciente no leito (resultado 90%) (*Gastroenterology* 1988;95:1351)
- Outros testes, conforme indicações (p. ex., amilase, triglicerídeos, adenosina desaminase, citologia)

Tratamento (*NEJM* 1994;330:337; *Hepatology* 1998;27:264)

- **↓ a ingestão de Na** (1 a 2 g/d); *se* houver hiponatremia, restrição de H_2O
- **Diuréticos** (efetivos em 80% dos casos)
  espironolactona (começar com 100 mg po qd) ± furosemida (começar com 40 mg po qd); ↑ a proporção
  propósito: diurese de ~1 L/dia, perda de wt constante, relação de Na/K na urina > 1 (indicando bloqueio efetivo da aldosterona endógena)
- Opções para a ascite refratária (garantir a observância da dieta e da medicação)
  Paracentese de grandes volumes: retirar 4 a 6 L; ± reposição de albumina (menos anormalidades químicas assintomáticas; sem Δ de mortalidade)
  TIPS: ↓↓ da ascite em 75%, ↑ o CrCl, ↑ a sobrevida sem transplante (*NEJM* 2000;342:1701), mas ? ↑ a encefalopatia, 40% precisam de revisão da TIPS, sem Δ da qualidade de vida (*Gastro* 2003;124:634)
  considerar se houver ascite refratária, nas classes A ou B de Child, encefalopatia mínima
  Transplante de fígado, se o paciente for candidato

Complicações

- Peritonite bacteriana espontânea (ver na página seguinte)
- Síndrome hepatorrenal (ver "Cirrose")
- Derrames pleurais

Peritonite bacteriana

- Definições e diagnóstico

Tipo	Contagem de células ascíticas/mm³	Cultura ascítica
Estéril	< 250 polis	⊖
Peritonite bacteriana espontânea (SBP)	> 250 polis	⊕ (um organismo)
Cultura negativa para ascite neutrocítica (CNNA)	> 250 polis	⊖
Ascite bacteriana não-neutrocítica (NNBA)	< 250 polis	⊕ (um organismo)
Secundária	> 250 polis	⊕ (polimicrobiano)
Associada à diálise peritoneal	> 100 com predom. de polis	⊕

- **SBP**
  - epidemiologia: ocorre em 19% dos cirróticos; fator de risco = AFTP < 1,0 g/dL, bilirrubinas séricas > 2,5 mg/dL, SBP anterior
  - manifestações clínicas: febre, dor abdominal, dor à descompressão, Δ MS
  - os sinais clínicos podem ser não confiáveis; ∴ têm um limite baixo para a paracentese de diagnóstico
  - patógenos: 70% GNR (***E. coli, Klebsiella***), 30% GPC (***S. pneumococcus***, outros estreptococos, *Enterococcus*)
  - tratamento: cefotaxime 2 gm IV q 8 h × 5 d; albumina IV 1,5 g/kg ao dx e 1 g/kg ao 3º dia resultam benéficos para a sobrevivência (*NEJM* 1999;341:403)
  - profilaxia (se houver h/o SBP, GIB em curso, ou ? AFTP < 1,0 g/dL): norfloxacina 400 mg PO qd ou bactrin DS qd
- **CNNA:** variante de SBP com evolução clinica semelhante; também tratada com antibióticos
- **NNBA:** freqüentemente se resolve sem tratamento; acompanhamento rigoroso do paciente
- **Secundária** (abscesso intra-abdominal ou víscera perfurada)
  - multimicrobiana
  - AFTP geralmente > 1,0 g/dL, glicose no líquido ascítico < 50 mg/dL ou LDH no líquido ascítico > 225 U/L
  - tratamento: cefalosporina de 3ª geração + metronidazol
  - varredura por CT e, provavelmente, laparotomia exploratória para diagnóstico definitivo e tratamento
- **Diálise peritoneal associada**
  - patógenos: 70% GPC, 30% GNR
  - tratamento: vancomicina + gentamicina (carga IV, daí administrar em PD)

Trombose da veia porta (PVT)

- Etiologias: cirrose, neoplasia (pâncreas, HCC), inflamação/infecção intra-abdominal, estado hipercoagulável (inclusive MPS), cirurgia, trauma
- Manifestações clínicas: dor (com trombose aguda), sangramento varicoso, esplenomegalia, ascite
- Estudos diagnósticos: LFTs geralmente normais; U/S com Doppler, CT(I+), MRA, angiografia
- Tratamento: o mesmo que na hipertensão porta; ? anticoagulação, cirurgia

DOENÇAS DO TRATO BILIAR

COLELITÍASE ("CÁLCULOS DE VESÍCULA")

Epidemiologia

- > 10% dos adultos dos EUA têm cálculos de vesícula; ↑ prevalência em mulheres, nativos americanos e com aumento de idade, obesidade e gestação

Patogenia

- Bile = sais biliares, fosfolipídeos, colesterol, ↑ da saturação do colesterol na bile → cálculos biliares

Tipos de cálculos biliares

- Mistos (80%): várias pedras, a maioria de colesterol, podem calcificar-se (15 a 20%)
- Colesterol (10%): geralmente uma só pedra, grande, não-calcificada
- Pigmento (10%): bilirrubinas não-conjugadas (observadas na hemólise crônica) e cálcio

Manifestações clínicas

- História: Pode ser assintomática (os sintomas se desenvolvem em ~ 2%/ano)
  "**cólica" biliar = dor episódica no RUQ ou dor epigástrica abdominal**, que começa abruptamente, é contínua, tem solução lenta e dura de 30 min a 3 h
  a **náusea** associada pode ser precipitada por **alimentos gordurosos**
- Exame físico: sem febre, ± flacidez no RUQ

Estudos diagnósticos

- U/S do RUQ: sensibilidade e especificidade > 90 a 95%, pode demonstrar complicações (colecistite e colangite)

Tratamento

- Colecistectomia (geralmente laparoscópica), quando sintomática
- ? Terapia para dissolução oral (ácido urso-desoxicólico) em pacientes que recusam cirurgia ou não são candidatos a ela

Complicações

- Colecistite (30% dos sintomáticos quanto a cólica biliar → colecistite nos próximos 2 anos)
- Colangite
- Pancreatite
- Carcinoma da vesícula (~1%)

COLECISTITE

Definição

- Inflamação da vesícula biliar

Patogenia

- Obstrução do ducto cístico por um cálculo biliar
- Sem cálculos (? isquêmica)

Manifestações clínicas

- História: náusea e vômitos (> 50% dos pacientes), febre, dor forte e contínua no epigastro e no RUQ
- Exame físico: **flacidez no RUQ**, **sinal de Murphy** = ↑ da dor no RUQ ao inspirar, ± aumento vesícula biliar palpável
- Avaliação laboratorial: ↑ WBC, ± ↑ de bilirrubinas e Aϕ e ± ↑ de amilase (mesmo em ausência de pancreatite); transaminases > 500 U ou bilirrubinas > 4 mg/dL → coledocolitíase

Estudos diagnósticos (*JAMA* 2003;289:80)

- **U/S do RUQ:** alta sens. e spec. quanto a cálculos biliares; os sinais específicos de colecistite compreendem o liquido pericolecístico, o edema da parede da vesícula biliar e um sinal de Murphy ultra-sonográfico
- Colecintilografia (**varredura de HIDA**): é o teste mais sensível para a colecistite aguda. O procedimento compreende a injeção IV de HIDA radiomarcado, que é secretado seletivamente na árvore biliar. Na colecistite aguda, a HIDA entra no ducto biliar comum (CBD), mas não na vesícula.

Tratamento

- NPO, líquidos IV, antibióticos (*E. coli*, *Klebsiella*, enterococos e *Enterobacter* só os patógenos usuais)
- Colecistectomia semi-urgente (geralmente dentro de 72 h)
- Colecistectomia e drenagem percutânea nos pacientes doentes demais para cirurgia
- Exploração de ERCP ou do CBD para eliminar coledocolitíase em pacientes com icterícia, colangite o cálculo no CBD ao U/S

Complicações

- Perfuração
- Empiema
- Vesícula biliar enfisematosa devido à infecção por organismos formadores de gases
- Fístula colecistentérica (para o duodeno, cólon ou estômago); pode-se ver ar na árvore biliar
- Cálculo biliar no íleo: obstrução intestinal (geralmente no íleo terminal) devido a um cálculo no intestino, que passou através de uma fístula

COLEDOCOLITÍASE

Definição

- Cálculo biliar alojado no ducto biliar comum (CBD)

Epidemiologia

- Ocorre em 15% dos pacientes com cálculos biliares

Manifestações clínicas

- Assintomáticos (50%)
- Cólicas biliares
- Icterícia

Estudos diagnósticos

- U/S do RUQ: ductos dilatados (mas a sensibilidade é de apenas 33% para detecção de cálculos no CBD)
- Colangiograma (ERCP, percutâneo ou operativo), ultra-sonografia endoscópica

Tratamento

- ERCP e papilotomia com extração de cálculo

Complicações

- Colangite
- Pancreatite
- Colecistite
- Constrição

COLANGITE

Definição

- Obstrução do ducto biliar comum (CBD)

Etiologias

- Cálculo no CBD
- Constrição
- Neoplasia (biliar ou pancreática)
- Infiltração com parasitas (*Clonorchis sinensis, Opisthorchis viverrini*)

Manifestações clínicas

- Tríade de Charcot: dor no RUQ, icterícia, febre/calafrios
- Pentâmero de Reynold: a tríade de Charcot + choque e Δ MS

Estudos diagnósticos

- ERCP

Tratamento

- Antibióticos
- Descompressão da árvore biliar via ERCP

DISTÚRBIOS DO EQUILÍBRIO ÁCIDO-BÁSICO

GENERALIDADES

Definições

- **Acidemia** → pH < 7,36, **alcalemia** → pH > 7,44
- **Acidose** → o processo que faz aumentar $[H^+]$; **alcalose** → o processo que faz diminuir $[H^+]$
- Defeitos primários: acidose ou alcalose metabólica, acidose ou alcalose respiratória
- Compensação
  respiratória: a hiper ou a hipoventilação alteram a P_aCO_2 para contrabalançar o 1º processo metabólico renal: a excreção/retenção de H^+/HCO_3 nos rins para contrabalançar a compensação do 1º processo respiratório ocorre em minutos; a compensação renal leva de horas a dias; *a compensação nunca corrige completamente o pH*; se o pH estiver normal, suspeitar de um distúrbio misto

Avaliação

- Determinar o **distúrbio primário**: ✓ pH, P_aCO_2, HCO_3
- Determinar se o **grau de compensação** é apropriado

Distúrbios Primários				
Distúrbio primário	**Problema**	**pH**	**HCO_3**	**P_aCO_2**
Acidose metabólica	ganho de H^+ ou perda de HCO_3	↓	⇓	↓
Alcalose metabólica	ganho de HCO_3 ou perda de H^+	↑	⇑	↑
Acidose respiratória	hipoventilação	↓	↑	⇑
Alcalose respiratória	hiperventilação	↑	↓	⇓

Compensação dos Distúrbios Ácido-Básico	
Distúrbio primário	**Compensação esperada**
Acidose metabólica	↓ $P_aCO_2 = 1,25 \times \Delta HCO_3$ (também, P_aCO_2 = aos dois últimos dígitos do pH)
Alcalose metabólica	↑ $P_aCO_2 = 0,75 \times \Delta HCO_3$
Acidose respiratória aguda	↑ $HCO_3 = 0,1 \times \Delta P_aCO_2$ (também, ↓ pH $= 0,008 \times \Delta P_aCO_2$)
Acidose respiratória crônica	↑ $HCO_3 = 0,4 \times \Delta P_aCO_2$ (também, ↓ pH $= 0,003 \times \Delta P_aCO_2$)
Alcalose respiratória aguda	↓ $HCO_3 = 0,2 \times \Delta P_aCO_2$
Alcalose respiratória crônica	↓ $HCO_3 = 0,4 \times \Delta P_aCO_2$

Distúrbios mistos (mais de um distúrbio primário ao mesmo tempo)

- Se a compensação for menor ou maior do que a prevista, então pode haver dois distúrbios:
  P_aCO_2 baixo demais → concomitante com alcal. respir. 1ª; P_aCO_2 alto demais → concomitante com acid. respir. 1ª
  HCO_3 baixo demais → concomitante com acid. metab. 1ª; HCO_3 alto demais → concomitante com alcal. metab. 1ª
- O pH é normal, *mas*...
  P_aCO_2 ↑ + HCO_3 ↑ → acid. respir. + alcal. metab.
  P_aCO_2 ↓ + HCO_3 ↓ → alcal. respir. + acid. metab.
  P_aCO_2 e HCO_3 normais, *mas* AG ↑ → acid. metab. + alcal. metab. AG
  P_aCO_2, HCO_3 e AG normais → sem distúrbios *ou* acid. metab. + alcal. metab. não-AG
- *Não pode* haver acid. respir. e alcal. respir. simultâneas (ou há hipoventilação, ou há hiperventilação)

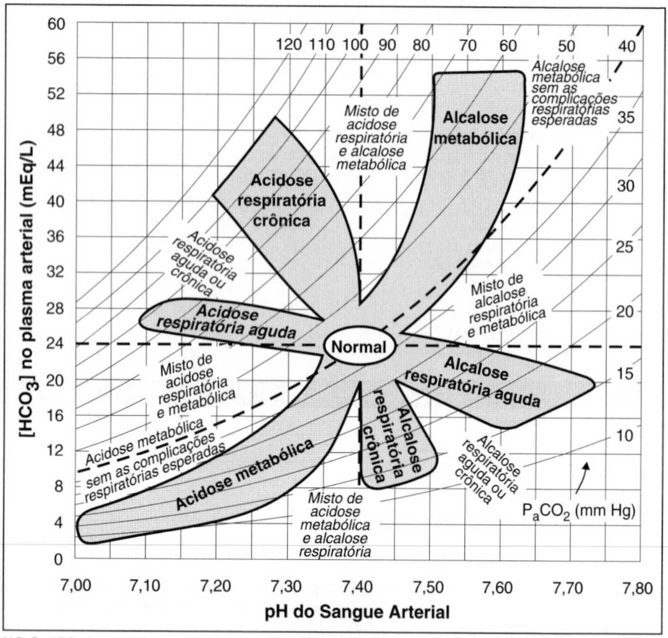

N.B. Se ABG não estiver disponível, pode ser usado VBG, mas lembrando que o pH é ~0,04, a $PaCO_2$ ~8 mm Hg e o HCO_3 ~2 mEq . (Adaptado de Brenner BM ed. *Brenner & Rector´s The Kidney, 5th ed., 1996* e de Ferri F ed. *Practical Guide to The Care of the Medical Patient, 5th ed., 2001*)

Fig. 4-1. Nomograma ácido-básico

ACIDOSE METABÓLICA

Avaliação

- ✓ **ausência de ânion** (AG) = Na – (Cl + HCO_3) = ânions não determinados – cátions não determinados
  a maioria dos anions não determinados provém da albumina; ∴ a AG esperada é [albumina] × 2,5 = 10 (considerando uma albumina normal de 4; em 3 g/dL de albumina a AG esperada seria 7,5)
  AG baixa → alb ↓ ou cátions ↑ (Ca, Mg, K, Ig, Li); se glc ↑, use a medida de Na, *não*-corrigida
  AG normal → acidose metabólica não-AG (ver a seguir)
  AG ↑ → acidose metabólica por AG (ver abaixo)
- Se a AG ↑, ✓ **delta-delta** (ΔΔ): é um método para avaliar se algo além da acid. metab.está afetando HCO_3
  ΔHCO_3 = (24 – HCO_3); ΔAG = (AG calculado – AG esperado)
  $\Delta HCO_3 \approx \Delta AG$ → acidose metabólica só por AG
  $\Delta HCO_3 > \Delta AG$ → acidose simultânea não-AG
  $\Delta HCO_3 < \Delta AG$ → alcalose metabólica simultânea [esp. se $\Delta HCO_3 < (\Delta AG \div 2)$; se ΔHCO_3 é só um pouco menor do que ΔAG, pode ser que o tamponamento do ácido não seja feito pelo HCO_3]

Etiologias da Acidose Metabólica por AG	
Categoria	**Etiologias**
Cetoacidose	**Diabetes melito**, alcoolismo, desnutrição
Acidose láctica	**Colapso circulatório ou respiratório**, sepse **Intestinos ou membros isquêmicos**, convulsões, malignidade, colapso hepático Envenenamento por monóxido de carbono ou cianeto, metformina
Insuficiência renal	Acúmulo de ânions orgânicos como fosfatos, sulfatos, etc.
Ingestões	**Metanol:** as manifestações incluem turbidez da visão **Etilenoglicol:** a manifestação inclui ΔMS, insuficiência cardiopulmonar, cristais de oxalato de cálcio e colapso renal **Paraldeído** **Salicilatos:** acidose metabólica (por lactato e cetonas) + alcalose respiratória devida à estimulação do centro respiratório do CNS

Avaliação da acidose metabólica por AG

- ✓ para **cetonúria** (fitas reativas de aceto-acetato) ou β-hidroxibutirato plasmático (βOHB)
  Observe que, freqüentemente, o aceto-acetato não está presente na urina, na cetoacidose inicial, graças ao desvio para βOHB; ∴ o aceto-acetato pode tornar-se ⊕ mais tarde, mas isso não significa uma piora da doença
- Se ⊖ para cetonas, **✓ a função renal, lactato, pesquisa de toxinas** e **vazio osmolar**
- **Vazio osmolar** (OG) = osmóis determinados – osmóis calculados
  osmóis calculados = (2 × Na) + (glicose/18) + (BUN/2,8)
  correção de OG para etanol; contribuição do etanol (mg/dL) para o OG = EtOH/4,6
  um OG corrigido > 10 → sugere a ingestão (metanol, etilenoglicol)

Etiologias da Acidose Metabólica Não-AG	
Categoria	**Etiologias**
Perdas GI de HCO_3	Diarréia, fístula intestinal ou pancreática, drenagem
Acidose renal tubular (RTAs)	*Ver a seguir, na seção sobre RTAs*
Fístula ureteral	Intercâmbio de Cl^-/HCO_3 do cólon, reabsorção de amônio
Insuficiência renal precoce	Geração anormal de amônia
Dilucional	Causada por transfusão intravenosa rápida, de líquidos que não contêm bicarbonato
Pós-hipocapnia	Alcalose respiratória → perda renal de HCO_3; correção rápida da alcalose respiratória → acidose transitória até que HCO_3 seja regenerado

Avaliação da acidose metabólica não-AG

- Avaliar a história quanto às causas (p. ex., diarréia, medicamentos, administração de salina)
- ✓ **ausência de ânions na urina** (UAG) = $(U_{Na} + U_K) - U_{Cl}$
  UAG = ânions não determinados – cátions não determinados; como NH_4^+ é primariamente um cátion não determinado, UAG é um teste indireto da excreção renal de NH_4^+ (*NEJM* 1988;318:594)
- UAG ⊖ → ↑ excreção renal de NH_4^+ → resposta renal apropriada para as causas GI da acidemia: RTA tipo II, ácido exógeno ou diluição
  o pH da urina ficará elevado (> 5,3) no RTA tipo II, após uma carga IV de bicarbonato (0,5 a 1 mEq/kg/h), mas não se elevará nas causas não renais (diarréia, diluição, ácido exógeno)
- UAG ⊕ → colapso da secreção renal de NH_4^+
  RTA tipos I ou IV, colapso renal precoce; o K plasmático geralmente é baixo no tipo I e elevado no tipo IV
- A interpretação da UAG presume que o paciente não é totalmente desprovido de volume ou cetótico → UAG ⊕

Acidose renal tubular (RTAs)

- **Tipo I (distal)**
  fisiopatologia: deficiente em secreção de H^+ distal
  etiologias: Sjögren, SLE, hepatite, nefrocalcinose, anfotericina, mieloma múltiplo
- **Tipo II (proximal)**
  fisiopatologia: ↓ da reabsorção proximal de HCO_3
  etiologias: Fanconi, amiloidose, mieloma múltiplo, acetazolamida
- **Tipo IV (hipoaldosteronismo)**
  fisiopatologia: ↓ Aldo → ↑ K → ↓ síntese de NH_3 → ↓ capacidade da urina de transportar ácidos
  etiologias
    renina ↓: nefropatia diabética, NSAIDs, nefrite intersticial crônica
    renina normal, ↓ da aldo-síntese: ACEI, ARBs, heparina, distúrbios adrenais 1os
    ↓ da resposta à aldosterona
    medicação: diuréticos preservadores de K, TMP-SMX, pentamidina, CsA, tacrolimus
    doença túbulo-intersticial: células falciformes, SLE, amilóide, diabetes

Acidose Renal Tubular						
Tipo	**Localização**	**Acidose**	**UAG**	**U pH**	**$FeHCO_3$†**	**K sérico**
I	Distal	grave	⊕	> 5,3	< 3%	↓
II	Proximal	moderada	±	< 5,3*	> 15%	↓
IV	Hipoaldo	leve	⊕	< 5,3	< 3%	↑

*no tipo II de RTA o pH da urina se elevará acima de 5,3 quando for administrada uma carga de HCO_3
†após uma carga de HCO_3, deve-se avaliar o $FeHCO_3$

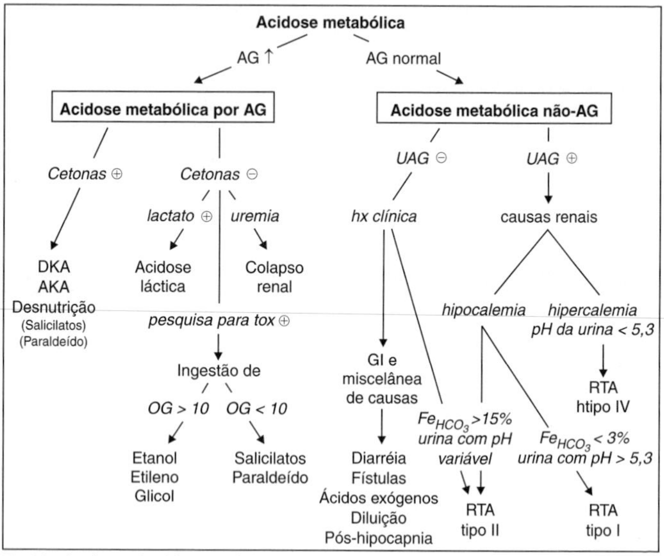

Fig. 4-2. Abordagem da acidose metabólica

ALCALOSE METABÓLICA

Fisiopatologia

- Requer *um evento desencadeante* e *fatores de manutenção*
- *Evento desencadeante*
  - **perda de H^+** pelo trato GI ou pelos rins
  - **bases (álcalis) exógen(as)(os)**
  - **alcalose de contração**: diurese → excreção de líquido pobre em HCO_3 → o líquido extracelular se "contrai" em torno de uma quantidade constante de HCO_3 → ↑ a concentração de HCO_3
  - **pós-hipercapnia:** acidose respiratória → compensação renal com retenção de HCO_3; rápida correção do distúrbio respiratório (isto é, com intubação) → excesso transitório de HCO_3 até que os rins o excretem
- *Fatores de manutenção*
  - **diminuição de volume** → ↑ da reabsorção proximal de $NaHCO_3$ e ↑ de aldosterona (ver o seguinte)
  - **hiperaldosteronismo** (1º ou 2º) → reabsorção distal de Na em troca da excreção de K^+ e H^+ (e da conseqüente retenção de HCO_3)
  - **hipocalemia** → intercâmbio transcelular K^+/H^+

Etiologias da Alcalose Metabólica	
Categoria	**Etiologias**
Salino-respondentes	**Perda GI de H^+**; vômitos, drenagem de NGT, adenoma das vilosidades **Uso de diurético** **Depleção de volume** Pós-hipercapnia
Salino-resistentes	*Hipertensos* **(excesso de mineralocorticóides)** hiperaldosteronismo primário (p. ex., síndrome de Conn) hiperaldosteronismo secundário não-aldo (p. ex., síndromes de Cushing e de Liddle, mineralocorticóides exógenos) *Normotensos* hipercalemia grave carga alcalina exógena síndrome de Bartter, síndrome de Gitelman

Avaliação

- Examinar as **condições de volume** e $\mathbf{U_{Cl}}$
  - U_{Cl} < 20 mEq/L → salino-responsiva
  - U_{Cl} > 20 mEq/L → salino-resistente (exceto com uso ativo de diuréticos)
  - (n.b., U_{Na} não é um determinante confiável das condições de volume porque a acalemia → ↑ a excreção de HCO_3 → ↑ a excreção de Na; o HCO_3 negativamente carregado "arrasta" o Na^+ consigo)
  - Se U_{Cl} > 20 e o volume estiver completo, ✓ **a pressão sangüínea**

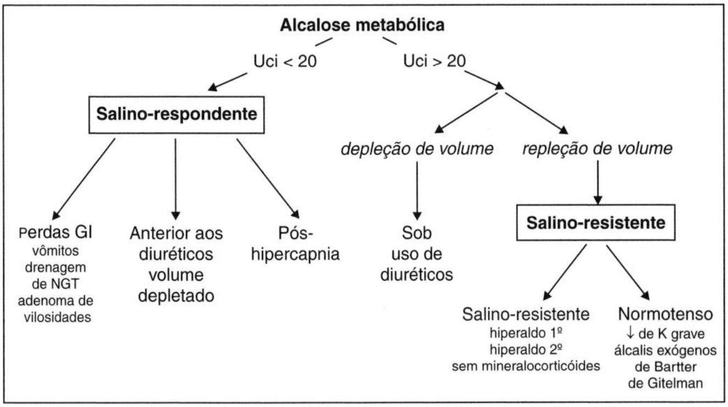

Fig. 4-3. Abordagem da alcalose metabólica

ACIDOSE RESPIRATÓRIA

Etiologias

- **Depressão do CNS:** sedativos, traumatismo do CNS
- **Distúrbios neuromusculares:** miastenia grave, Guillain-Barré, poliomielite, ALS, distrofia muscular, hipofosfatemia grave
- **Anormalidades das vias aéreas superiores:** obstrução aguda das vias aéreas, laringospasmo, apnéia obstrutiva do sono, intubação esofágica
- **Anormalidades das vias aéreas inferiores:** asma, DPOC
- Anormalidades do parênquima pulmonar (freqüentemente causam hipoxia → ↑ RR → alcal. respir., mas, eventualmente, fadiga muscular → acid. respir.): pneumonia, edema pulmonar, doença restritiva do pulmão
- Anormalidades da caixa torácica: pneumotórax, "tórax flácido", xifoescoliose

ALCALOSE RESPIRATÓRIA

Etiologias

- **Hipoxia → hiperventilação:** pneumonia, edema pulmonar, PE, doença restritiva do pulmão
- **Hiperventilação primária**
  - distúrbios do CNS, dor, ansiedade
  - drogas: salicilatos, progesterona
  - gravidez
  - sepse
  - colapso hepático

HOMEOSTASE DE SÓDIO E ÁGUA

REVISÃO

Geral
- Geralmente, os distúrbios do sódio sérico devem-se a Δs no *total de água do corpo* e não ao sódio
- Hiper ou a hipoosmolalidade → mudanças na água → Δs no volume das células cerebrais → Δ MS, convulsões

Hormônios-chave
- **Hormônio antidiurético (ADH):** o hormônio primário que regula a *concentração de sódio*
  estímulo para secreção: a hiperosmolalidade, ↓↓ o volume arterial efetivo (EAV)
  ação: abre os canais de água nos ductos coletores → reabsorção passiva da água
  a **osmolalidade da urina** é um teste funcional indireto do eixo ADH-renal
  variação da U_{osm}: 60 mOsm/L (sem atividade de ADH) a 1.200 mOsm/L (com atividade máxima de ADH)
- **Aldosterona:** o hormônio primário que regula o *total de sódio no corpo* (e ∴ o volume)
  estímulo para a secreção: a hipovolemia (através da renina e da angiotensina II), a hipercalemia
  ação: a reabsorção isosmótica do sódio na troca por potássio ou H^+
  excesso de aldosterona → hipertensão, hipocalemia, alcalose metabólica
  redução da atividade de aldosterona → hipervolemia, hipercalemia, acidose metabólica

HIPONATREMIA

Fisiopatologia
- **Excesso de água em relação ao sódio:** quase sempre devido a ↑ **ADH**
- O ↑ de ADH pode ser *apropriado* (p. ex., hipovolemia ou hipervolemia, mas com ↓ de EAV)
- O ↑ de ADH pode ser *inapropriado* (SIADH)
- Raramente, ↓ ADH (apropriadamente suprimida), mas o rim é incapaz de manter o $[Na]_{sérico}$: retenção da H_2O livre = toma de H_2O livre – (carga de soluto/U_{osm})
  polidipsia primária: ingestão de quantidades maciças de H_2O livre (geralmente > 12 L/d)
  supera a capacidade de diluição do rim (carga normal de soluto ~750 mOsm/d, U_{osm} mínima = 60 mOsm/L → excretada em ~12 L; se a ingestão de H_2O exceder isso, retenção de H_2O ⊕)
  "chá com torradas" e *"potomania de cerveja"*: ↓↓ a carga diária de soluto, ↑ a H_2O livre
  a carga de soluto é insuficiente para excretar a H_2O livre (250 MOsm/d, U_{osm} mínima = 60 mOsm/L → excretada em ~4 L; se a ingestão de H_2O exceder isso, retenção de H_2O ⊕)

Avaliação (*NEJM* 2000;342:1581)
- Medir a **osmolalidade do plasma**
  Hiponatremia hipotônica é a condição mais comum; real excesso de H_2O livre em relação ao Na
  Hiponatremia hipertônica: excesso de outro osmol efetivo (p. ex., glc, manitol), que retém a H_2O intravascularmente; cada 100 mg/dL ↑ a glc > 100 mg/dL → ↓ [Na] por 2,4 mEq/L
  Hiponatremia isotônica: é um artifício laboratorial da hiperlipidemia ou da hiperproteinemia (quando se usam eletrodos sensíveis a íons); absorção de glicina ou irrigação da bexiga com sorbitol durante uroprocedimentos.
- Para hiponatremia hipotônica, ✓ as **condições de volume** (sinais vitais, ortostasia, JVP, turgor cutâneo, membranas mucosas, edema periférico, BUN, Cr, ácido úrico)
- Geralmente, $\mathbf{U_{osm}}$ *não* é útil para diagnóstico porque quase sempre > 300
  (exceções: U_{osm} < 100 na polidipsia 1ª e ↓ de tomada de soluto, mas geralmente é obvia em hx)
  além disso, U_{osm} > 300 = ADH ≠ SIADH; precisa determinar clinicamente se é apropriado ou inapropriado, entretanto, U_{osm} é muito importante na decisão sobre o *tratamento* (ver a seguir)
- Se euvolêmico e U_{osm} ↑, avaliar quanto à insuficiência adrenal e hipotireoidismo

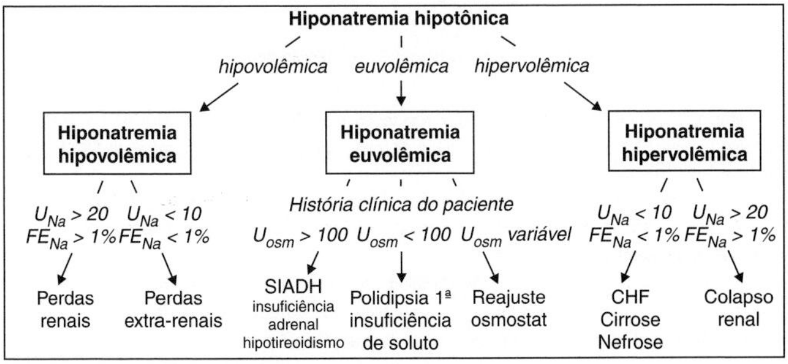

Fig. 4-4. Abordagem da hiponatremia

Hiponatremia hipotônica hipovolêmica

- Perdas renais (UNa > 20 mEq/L, FE_{Na} > 1%); diuréticos (espec. tiazidas), nefropatia com perda de sal, insuficiência adrenal
- Perdas extra-renais (U_{Na} < 10 mEq/L, FE_{Na} < 1%): perdas GI (p. ex., diarréia), 3º espaço (p. ex., pancreatite), tomada inadequada, perdas não sentidas

Hiponatremia hipotônica euvolêmica

- **SIADH** (euvolêmica ou ligeiramente hipervolêmica, U_{osm} impropriamente ↑, U_{Na} normal, BUN e UA baixos)
  - **patologia pulmonar:** pneumonia, asma, DPOC, SCLC, PTX, ventilação de pressão ⊕
  - **patologia intracraniana:** traumatismo, AVE, hemorragia, tumores, infecção, hidrocefalia
  - **drogas:** antipsicóticos, antidepressivos, tiazidas
  - **miscelânea:** dor, náusea, estado pós-operatório
- **Endocrinopatias:** ↑ de atividade de ADH é verificado na *insuficiência adrenal* (redução de volume + co-secreção de ADH e CRH) e no *hipotireoidismo* (↓ CO e ↓ GFR)
- **Polidipsia psicogênica** (U_{osm} < 100, UA baixo): geralmente exige tomada de > 12 L/d
- **Diminuição de soluto:** *"chá com torradas"*; *"potomania de cerveja"*
- Restabelecimento do estado osmótico (a fisiologia da ADH é restabelecida para regular um $[Na]_{sérico}$ mais baixo)

Hiponatremia hipotônica hipervolêmica

- **CHF** (↓ CO → ↓ EAV; U_{Na} < 10 mEq/L FE_{Na} < 1%)
- **Cirrose:** (ascite → ↓ EAV; U_{Na} < 10 mEq/L, FE_{Na} < 1%)
- **Síndrome nefrótica** (hipoalbuminemia → edema → ↓ EAV; U_{Na} < 10 mEq/L, FE_{Na} < 1%)
- **Insuficiência renal avançada** (U_{Na} > 20 mEq/L)

Tratamento

- **Finalidades do tratamento**
  - Hiponatremia assintomática: corrigir o $[Na]_{sérico}$ à taxa de ≤ 0,5 mEq/L/h
  - Hiponatremia sintomática: rápida correção *inicial* do Na (2 mEq/L/h), até que os sx se resolvam
  - A taxa de ↑ do Na *não deve exceder 12 mEq/L/dia*, para evitar mielinólise pontina central (desmielinização do CNS → Δ MS, paralisia espástica, palidez pseudobulbar)
- **Métodos de tratamento da hiponatremia**
  - Restringir a água livre
  - Remover os estímulos para ADH: enchimento de volume, ↑ EAV, tratar as patologias de pulmão, etc.
  - Demeclociclina (antagonista da ADH)
  - Salina normal: *só* é útil para a Rx de redução de volume
    - na SIADH pode *piorar* a hiponatremia se a U_{osm} > $transfundida_{osm}$ = 308)
    - por exemplo, se transfundirmos 1 L NS (= 154 mEq de Na ou 308 mOsm de soluto em 1 L de H_2O livre) num paciente com SIADH

      inicialmente, o Na sérico ↑: $\Delta[Na]_{sérico}$ por L de transfundido $= \dfrac{[Na]_{transfundido} - [Na]_{sérico}}{TBW + 1}$ {Eq. 1}

    - onde TBW = 0,60 × peso corporal ideal (IBW) (× 0,85 se feminino e × 0,85 se idoso)
    - *entretanto*, acima se pressupõe que tudo o que foi transfundido fica retido, sem *qualquer eliminação de Na ou de H_2O*
    - quando o paciente é hipervolêmico, como na SIADH, será excretado Na transfundido
    - a quantidade de osmol de H_2O livre que são excretados num L de transfundido depende da U_{osm}:

      $$\left[\frac{osm_{transfundido}}{U_{osm}} - 1\right] = \Delta TBW \text{ (⊕ → excreção básica; ⊖ → retenção básica)} \quad \{Eq. 2\}$$

    - por exemplo, U_{osm} = 616, 308 mOsm de soluto excretados em 0,5 L de H_2O → ganho básico 0,5 L de H_2O → ↓ [Na]
  - Salina hipertônica (= 513 mRq de Na ou 1.026 mOsm de soluto por L) usada em casos graves de SIADH ± diurético de alça para evitar hipervolemia
    - como a excreção de Na e H_2O demoram, use a {Eq. 1} para orientar a taxa inicial de transfusão
  - *N.B.: essas fórmulas são apenas estimativas; ∴ é preciso conferir o Na sérico freqüentemente*
- **Hiponatremia hipovolêmica:** *salina normal*
  - transfusão titulada para recompor as condições de volume e ∴ remover o estímulo para ADH
  - excluído o ADH, ↓ o U_{osm}, os rins excretarão H_2O livre e o Na sérico será corrigido rapidamente
- **Hiponatremia hipervolêmica:** *restrição de água livre ± diurese ±* ↑ de *EAV*
  - (p. ex., vasodilatadores em CHF, transfusão de colóides em cirrose ou síndrome nefrótica)
- **SIADH:** *restrição de água livre + se possível, Rx a causa subjacente*
  - se sx ⊕ ou o Na não ↑ → salina hipertônica + diuretic loop ± demeclociclina

HIPERNATREMIA

<u>Fisiopatologia</u> (*NEJM* 2000;342:1493)

- Deficiência de água em relação ao sódio
- Geralmente, **perda de líquido hipotônico**; ocasionalmente, transfusão de líquido hipertônico
- ***E*** **deficiência no acesso à água livre** (p. ex., intubação, Δ MS); a hipernatremia aumenta o estímulo de sede, ∴ geralmente ela só se desenvolve em pacientes sem acesso a H_2O
- Por definição, todos os pacientes são hipertônicos; os pacientes podem ser hipo, eu ou hipervolêmicos

<u>Hipernatremia hipovolêmica</u>

- **Perdas renais de H_2O:** diurese osmótica de glc (DM não-controlada), manitol ou uréia
- **Perdas extra-renais de H_2O:** diarréia (infecciosa, lactulose); não-sensível (febre, exercício)

<u>Hipernatremia euvolêmica</u>

- **Diabetes insípida (DI):** deficiência de ADH (central) ou resistência renal à ADH (nefrogênica)
  - **Central:** traumatismo, cirurgia, hemorragia, infecção, granulomas, tumor, hipoxia, anorexia
  - **Nefrogênica:**
    - drogas: **Li**, anfotericina, demeclociclina, foscarnet, cidofovir
    - metabólica: **hipercalcemia**, hipocalemia grave
    - túbulo-intersticial: policística, células falciformes, Sjögren, sarcóide, amiloidose, gravidez
  - A DI geralmente se apresenta como uma *poliúria intensa* e uma *leve hipernatremia*; ver detalhes em "poliúria"
- AVE, exercício: geração intracelular de osmol → mudanças na água → transitórias ↑ $[Na]_{sérico}$
- Reconstituir o estado osmótico

<u>Hipernatremia hipervolêmica</u>

- Administração de salina hipertônica: pode ser observada em ressuscitação padronizada com $NaHCO_3$ agressivo
- Excesso de mineralocorticóides: freqüentemente hipernatremia leve, causada por supressão de ADH

<u>Avaliação</u>

- ✓ **condições de volume** (sinais vitais, ortostasia, JVP, turgor da pele, membranas mucosas, edema periférico, BUN, Cr, ácido úrico)
- Se hipovolêmico, ✓ U_{osm} e U_{Na} para determinar se for **renal** (U_{osm} 300 a 600; U_{Na} > 20 mEq/L) ou **extra-renal** (U_{osm} > 600; U_{Na} < 20 mEq/L) fonte de **perda de água livre**
- Se euvolêmico, ✓ U_{osm} para avaliar uma **DI** completa (U_{osm} < 300) ou parcial (U_{osm} 300 a 600) para dados mais completos sobre a avaliação da DI, ver "Poliúria", a seguir

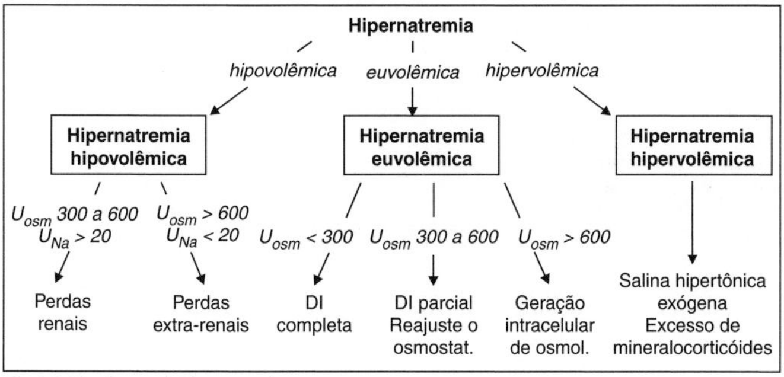

Fig. 4-5. Abordagem da hipernatremia

<u>Tratamento</u>

- **Repor déficit de água livre** via IVF ou enteral

$$\textbf{Déficit de } \mathbf{H_2O} \textbf{ livre} = \text{TBW} \times \left(\frac{[\text{Na}]_{\text{sérico}} - 140}{140} \right)$$

onde TBW = 0,60 × peso corporal ideal (IBW) (× 0,85 se feminino e × 0,85 se idoso)

$$\Delta[\text{Na}]_{\text{sérico}} \text{ por L transfundido} = \frac{[\text{Na}]_{\text{sérico}} - [\text{Na}]_{\text{transfundido}}}{\text{TBW} + 1}$$

Para evitar edema cerebral, corrigir $[Na]_{sérico}$ na taxa de ≤ 0,5 mEq/L/h

É preciso **verificar o sódio freqüentemente**, porque as fórmulas são apenas estimativas.

- **Restaurar o acesso a H_2O** ou suprir sua necessidade diária (≥ 1 L/d)
- **Corrigir as condições de volume**
  hipernatremia hipovolêmica: 1/4 ou 1/2 NS
  hipernatremia hipervolêmica: D_5W + alça diurética
- **DI**
  DI central: desmopressina (dDAVP)
  DI nefrogênica: se possível, tratar a causa subjacente; restrição de sal + diuréticos de tiazida (reduz a entrega do filtrado para o segmento diluente do rim)

POLIÚRIA

Definição e fisiopatologia

- A **poliúria** é definida como > 3 L UOP por dia
- Pode ser causada por diurese *osmótica* ou *hídrica*
- Em pacientes internados, quase sempre é decorrente da diurese osmótica enquanto em pacientes ambulatoriais pode ser observada tanto a diurese hídrica (DI) quanto a diurese osmótica (p. ex., diabetes melito não-controlada)

Avaliação

- Fazer coletas de urina periódicas (um intervalo de 6 h é suficiente) e medir a U_{osm}
- Taxa de excreção de osmol em 24 h = 24 h UOP (real ou estimada) × U_{osm}
- > 1.000 mOsm/dia → diurese osmótica
- < 800 mOsm/dia → diurese hídrica

Diurese osmótica

- Etiologias
  Glicose (diabetes melito não-controlada)
  Manitol
  Uréia: recuperação de ARF, nutrição com altos níveis de proteína (TPN, nutrição por tubo), hipercatabolismo (p. ex., pacientes queimados), sangramentos GI, corticosteróides
  Administração de NaCl
- Tratamento: verificar a causa subjacente, repor o déficit de água livre, se for o caso (ver a seção sobre hipernatremia) e verificar os efeitos decorrentes das perdas de água devidas à diurese

Diurese hídrica

- Etiologias: DI ($NA_{sérico}$ > 140) ou polidipsia 1ª ($Na_{sérico}$ < 140)
  ver "Hipernatremia", anteriormente, quanto a uma lista de causas de DI central e nefrogênica
- Avaliação da DI: U_{osm} < 300 (completa) ou de 300 a 600 (parcial)
  teste de privação de água: privar até que P_{osm} > 295 e U_{osm} < 300, daí administre vasopressina (5U SC) ou dDAVP (10 μg intranasais):
    U_{osm} ↑ em 50% = DI central
    U_{osm} não-Δ = DI nefrogênica
- Tratamento da DI
  Central: desmopressina (dDAVP)
  Nefrogênica: se possível, tratar a causa subjacente; restrição de sal + diuréticos de tiazida

HOMEOSTASE DE POTÁSSIO

REVISÃO

Controle renal (*Lancet* 1998;352:135)

- Excreção regulada do potássio no *néfron* distal
- ↑ da excreção renal desencadeada por: ↑ da hipercalemia, ↑ da liberação distal de Na, ↑ da taxa de fluxo de urina, alcalose metabólica, ↑ da aldosterona
- Mudanças transcelulares: são a causa mais comum de mudanças abruptas no potássio sérico
  - Desequilíbrio ácido-básico: trocas K^+/H^+ através das membranas celulares
  - Insulina: estimula a Na-K-ATPase → hipocalemia
  - Catecolaminas → estimulam a Na-K-ATPase → hipocalemia; revertida por β-bloqueadores
  - Digoxina → bloqueia a Na-K-ATPase → hipercalemia
  - Necrose maciça (p. ex., lise de tumor, rabdo, víscera isquêmica) → liberação de K intracelular
  - Paralisia periódica hipo ou hipercalemia: distúrbios raros devidos a mutações relativas aos canais

HIPOCALEMIA

Mudanças transcelulares
- Alcalemia, insulina, catecolaminas, paralisia periódica hipocalêmica (defeito no canal de Ca)

Perdas renais de potássio
- Hipotensas ou normotensas
  - acidose: DKA, RTA (predominantemente do tipo I, também do tipo II)
  - alcalose:
    - diuréticos, vômitos/drenagem por NGT (através de aldosteronismo 2°)
    - síndrome de Bartter (disfunção da alça de Henle → efeito equivalente ao da furosemida; *NEJM* 1999;340:1177)
    - síndrome de Gitelman (disfunção com a convolução do túbulo distal → efeito equivalente ao da tiazida)
  - depleção de Mg: mecanismo não esclarecido, variabilidade ácido-básica
- Hipertensas: excesso de mineralocorticóides → hipertensão, hipocalemia, alcalose metabólica
  - hiperaldosteronismo 1° (p. ex., síndrome de Conn)
  - hiperaldosteronismo 2° (p. ex., doença renal-vascular, tumor secretor de renina)
  - mineralocorticóides não-aldosteronas (p. ex., mineralocorticóides de Cushing, de Liddle e exógeno)

Perdas GI de potássio

- Perdas GI *mais* acidose: diarréia, abuso de laxativos, adenoma viloso
- Os vômitos e a drenagem por NGT geralmente se manifestam como *perdas renais* devidas a hiperaldo 2º e alcal. metab.

Manifestações clínicas
- Náuseas, vômitos, fraqueza, cãibras
- ECG: ondas U, ± ↑ do intervalo QT, ectopia ventricular (PVCs, VT, VF)

Avaliação (*NEJM* 1998;339:451)
- Excluir modificações transcelulares: alcalemia, insulina, catecolaminas
- ✓ U_K e **gradiente de potássio transtubular** (TTKG) em 24 h = $(U_K/P_K)/(U_{osm}/P_{osm})$
  - U_K > 30 mEq/d ou > 15 mEq/L ou TTKG > 7 → perda renal
  - U_K < 25 mEq/d ou < 15 mEq/L ou TTKG < 3 → perda extra-renal
- Em perdas renais, ✓ **condições de BP** e **ácido-básicas**

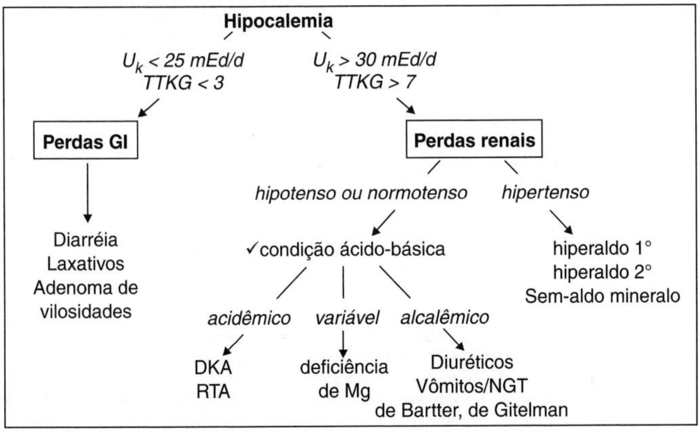

Fig. 4-6. Abordagem da hipernatremia

Tratamento

- *No déficit real de potássio:* **repleção de potássio** (↓ 1 mEq/L ≈ 200 mEq de perda corporal total)
  KCl 40 mEq PO q 4 a 6 h se não urgente, KCl 10 mEq/h IV se urgente, verifique o K freqüentemente
- Cuidado com o excesso de repleção de potássio se a mudança transcelular for a causa de hipocalemia
- Trate a causa subjacente (se for necessária a hidratação, evite soluções contendo glicose porque esta → ↑ insulina → mudanças intracelulares de potássio)
- Reposição de Mg conforme a necessidade

HIPERCALEMIA

Mudanças transcelulares

- Acidose, β-bloqueadores, deficiência de insulina (DM não-tratada), intoxicação por dig, necrose celular maciça, paralisia periódica hipercalêmica (defeito no canal de Na; fraqueza *precipitada* por K, os níveis séricos de K podem estar elevados apenas levemente durante um episódio)

Excreção renal de potássio ↓

- **↓ de GFR** (inclusive obstrução do trato urinário)
- GFR normal, mas com **hipoaldosteronismo**

Hipercalemia com GFR Normal (↓ da Função Efetiva da Aldosterona)	
Mecanismo	**Etiologias**
↓ de renina	**Nefropatia diabética**, **NSAIDs**, GN aguda, HIV, nefrite intersticial crônica
↓ da produção de aldosterona (a renina é normal)	**ACEI**, **ARBs**, heparina, distúrbios adrenais 1os
↓ da resposta tubular à aldosterona	Medicações: **diuréticos dispensadores de K**, **TPM-SMX**, pentadimina, CsA, **tacrolimus** Doenças túbulo-intersticiais: anemia falciforme, SLE, amilóide, diabetes

Manifestações clínicas

- Fraqueza, náusea, parestesias, palpitações
- ECG: ondas T apiculadas, ↑ do intervalo PR, ↑ da amplitude de QRS, ondas com padrão senoidal, PEA

Avaliação

- Eliminar pseudo-hipercalemia (IVF contendo K, hemólise durante a venopuntura, ↑ de plaquetas ou leucócitos)
- Eliminar mudança transcelular: acidose, β-bloqueadores, defic. de insulina, dig., necrose celular maciça
- Determinar GFR (estimado pelo CrCl)
- Se GFR for normal, calcular o **gradiente de potássio transtubular** (TTKG) = $(U_K/P_K)/(U_{osm}/P_{osm})$
  TTKG < 7 → ↓ função efetiva da aldosterona; TTGK > 7 → função normal da aldosterona

Tratamento da Hipercalemia			
Intervenção	**Dose**	**Início**	**Comentário**
Gliconato de cálcio **Cloreto de cálcio***	1 a 2 amps IV	em poucos min	efeito transitório estabiliza a membrana celular
Insulina	reg. insulina 10 U IV + 1 a 2 amps $D_{50}W$	15 a 30 min.	efeito transitório conduz o K para o interior das células
Bicarbonato	1 a 3 amps IV	15 a 30 min.	efeito transitório conduz o K para o interior das células, em troca de H
β_2-agonistas	10 a 20 mg albuterol inh ou 0,5 mg IV	30 a 90 min.	efeito transitório conduz o K para o interior das células
Kayexalate	30 a 90 g PO/PR	1 a 2 h	↓ o K corporal total troca K por Na nos intestinos
Diuréticos	furosemida ≥ 40 mg IV	30 min.	↓ o K corporal total
Hemodiálise			↓ o K corporal total

*O cloreto de cálcio contém mais cálcio e, tipicamente, é reservado para uso em protocolos.

- É importante anotar o *valor inicial* quando se estabelece um plano de tratamento
- O cálcio ajuda a evitar complicações cardíacas; ∴ deveria ser a Rx inicial, espec. se há Δs no ECG
- A uma ↓ de K no plasma devem seguir-se insulina, bicarbonato e β_2-agonistas
- Tratamentos que eliminam totalmente o K do corpo, e são essenciais como outras Rxs, desaparecerão com o tempo; kayexalate ± diuréticos pode ser eficiente em muitos casos, mas em situações de risco de vida deve ser cogitada a hemodiálise emergencial

URINÁLISE

Fitas Reativas à Urina	
Medida	**Significado e utilidades**
Densidade específica	estima U_{osm}; cada mil SG acima de 1 ≈ 30 pontos de osmol (p. ex., SG = 1.010 → U_{osm} ≈ 300) note que as substâncias pesadas (proteínas, glicose, contraste) podem elevar mais a SG do que a U_{osm}
pH	variação: de 4,5 a 8,5; é útil na com u de pedras e RTAs
Proteína	mede a albumina; marcador de disfunção glomerular
RBC	observada na glomerulonefrite, na nefrolitíase, na *malignidade* do trato urinário e em *lesões* traumáticas; ⊕ também em mioglobinúria (ver em rabdomiólise)
WBC (esterases leucocitárias)	sugerem inflamação (UTI, nefrite intersticial, GN)
Cetonas	detecta aceto-acetato (observado na cetoacidose); *não* detecta β-hidroxibutirato
Nitritos	sugerem a presença de enterobactérias
Bilirrubinas	↑ nas doenças biliares ou hepáticas
Glicose	⊕ na hiperglicemia, na gravidez, na síndrome de Fanconi

Sedimento Urinário (Exame Microscópico)	
Método: centrifugar o tubo de teste × 3 a 5 minutos de 1.500 a 3.000 RPM; desprezar o sobrenadante num único movimento; deixar a urina residual descer até o fundo; ressuspender o precipitado por agitação da base do tubo; derramar a suspensão sobre uma lâmina, cobrir com lamínula; examinar em força máxima; para a morfologia das RBC, usar contraste de fase	
Células	RBCs: avalie quantidade e morfologia (muitas dismórficas → glomerular) WBC: PMNs (UTI) *vs.* eosinófilos (AIN; pode exigir coloração especial) Células epiteliais: células tubulares (ATN), células de transição (da bexiga ou dos ureteres), células descamativas
Séries	*Proteínas moldadas no lúmen do túbulo renal ± elementos celulares aprisionados* RBC → glomerulonefrite WBC → AIN, pielonefrite, GN Células tubulares → ATN Granulares: séries celulares em degeneração → qualquer lesão tubular; ("marrom-barro" = pigmentadas, séries com grânulos grossos → ATN) Hialinas: proteína de Tamm-Horsfall (inespecífica) Maleáveis e grandes → colapso renal avançado
Cristais	*Diferenciados com base em sua forma e no pH da urina* Oxalato de cálcio monoidratado: em formas de fuso, oval ou de haltere Oxalato de cálcio diidrato: em formas de envelope ou octaédrica Ácido úrico: forma variável; policromático sob luz polarizada Cistina: forma hexagonal Estruvita: forma de tampa de caixão; em pH elevado, é encontrada em associação com UTI superior crônica por organismos transformadores de uréia (p. ex., *Proteus*)

PROTEINÚRIA

Etiologias da Proteinúria		
Categoria	**Descrição**	**Etiologias**
Glomerular (geralmente > de 2 a 3 g/d)	Ruptura na barreira de filtração → perda de albumina	Doença glomerular nefrítica ou nefrótica
Túbulo-intersticial (geralmente < 2 g/d)	↓ da reabsorção das proteínas filtradas livremente → perda de globulinas	Necrose tubular aguda Nefrite intersticial aguda Síndrome de Fanconi
Transbordamento	↑ da produção de proteínas filtradas livremente	Mieloma múltiplo Mioglobinúria Leucemia mielogênica
Isolada	Por definição: asx, rim normal fxn, sedim. e em imagens, sem h/o de doença renal	Funcional (febre, exercício, CHF) Ortostática (só quando em pé) Idiopática (transitória ou persistente)

Avaliação

- **Fitas reativas à urina**
  concent. aproximada: +1 ≈ 30 mg/dL, +2 ≈ 100 mg/dL, +3 ≈ 300 mg/dL, +4 > 2.000 mg/dL
  insensível à microalbuminúria e a cadeias leves de mieloma
- **Manchas na urina:** proteínas (mg/dL)/creatinina (mg/dL) ≈ proteinúria em g/dia (*NEJM* 1983;309:1543), diferentemente das fitas reativas, consegue detectar as cadeias leves do mieloma
- **Proteinúria de 24 h** para quantificação definitiva
  Cr ≥ 20 mg/kg no sexo masculino e ≥ 15 mg/kg no sexo feminino sugerem uma coleta adequada de urina durante 24 h
- **Eletroforese de proteínas da urina (UPEP)**
- Sedimentos da urina
  hematúria, RBCs dismórficas, séries de RBCs → glomerulonefrite
  corpos graxos ovais, séries de céls. graxas, gotículas de gordura livre → síndrome nefrótica
  WBCs, séries de WBCs, séries tubulares, séries granulares → processo túbulo-intersticial
- Soro: eletrólitos, BUN, Cr, SPEP, triglicerídeos, colesterol
- Imagens e/ou biopsias renais

Tratamento

- Específico para cada doença
- **ACEIs** e **ARBs** ↓ da proteinúria e evolução da doença na doença renal com proteinúria (*NEJM* 1993;329:1462 e 1996;334:939, RENAL, *NEJM* 2001;345:861)

HEMATÚRIA

Etiologias da Hematúria	
Extra-renal (muito mais freqüente)	**Intra-renal**
Nefrolitíase Neoplasia: células de transição, próstata Infecção: cistite, uretrite, prostatite Traumatismo pelo cateter de Foley	Nefrolitíase ou cristalúria Neoplasia Infecção Traumatismo Vascular: infarto renal, trombose da veia renal Glomerulonefrite

Avaliação (*NEJM* 2003;348:2330)

- **Fitas reativas à urina:** ⊕ se houver > 3 RBCs; reação em fita ⊕ e sedimento ⊖ → mioglobinúria ou hemoglobinúria
- **Sedimento urinário:** RBCs dismórficas ou séries de RBCs → glomerulonefrite → bx renal
- Se não houver evidências de glomerulonefrite:
  Eliminar UTI
  ✓ citologia de urina
  imagens renais: CT helicoidal (eliminar neoplasia do trato superior), citoscopia (eliminar neoplasia da bexiga), ? U/S (eliminar doença obstrutiva do parênquima)

INSUFICIÊNCIA RENAL

COLAPSO RENAL AGUDO (ARF)

Definição (*NEJM* 1996;334:1448 e 1998;338:671, *JAMA* 2003;289:747)

- Deterioração aguda da função renal, manifestada pelo ↑ de Cr
  definições para *pesquisa*: ↑ Cr ≥ 0,5 mg/dL, em ≤ 2 semanas ou ↑ Cr ≥ 20% quando a linha basal é Cr > 2,5 mg/dL
- Oligúria: UOP = 100 a 400 mL/24 h; anúria: UOP = < 100 mL/24 h

Avaliação

- **História e exame físico:** especial atenção a procedimentos e medicações recentes, sinais vitais, condições de volume, sinais e sintomas de obstrução, doença vascular ou sistêmica
- **Avaliação da urina:** eliminação, análise da urina, sedimentos, eletrólitos e osmolalidade
- **Excreção fracionada de sódio (FE_{Na})** = $(U_{Na}/P_{Na})/(U_{Cr}/P_{Cr})$
  < 1% → pré-renal, contraste ou glomerulonefrite; > 2% → ATN
  ao programar diuréticos, ✓ $FE_{UN} = (U_{UN}/P_{UN})/(U_{Cr}/P_{Cr})$; < 35% → etiologia pré-natal
- U/S renal: é útil para eliminar obstrução e para avaliar o tamanho do rim ao estimar a cronicidade da RF
- Biopsia renal: considerar quando há suspeita de AGN
- Sorologias (se houver indicações): ver "Doença Glomerular"

Etiologias e Diagnóstico da Insuficiência Renal Aguda

Etiologias		U/A, índices de sedimentos
Pré-renal	**Hipovolemia** **↓ de CO** **Vasodilatação sistêmica** **Vasoconstrição renal** ACEI, ARBs, NSAIDs corante de contraste, CsA, tacrolimus cirrose (síndrome hepatorrenal) **Grande vaso:** RAS (bilateral + ACEI), trombose, embolia, dissecação, vasculite	Branda Séries hialinas transparentes FE_{Na} < 1% BUN/Cr > 20
Intrínseca	**Necrose tubular aguda (ATN)** Isquemia: evolução para doença pré-renal *Toxinas* Drogas: AG, anfotericina, cisplatina Pigmentos: mioglobina, hemoglobina Proteínas: cadeias leves das Ig *ARF induzida por contraste (CIARF):* ↓ RBF + toxina	Séries granulosas pigmentadas "marrom-barro" em ~75% (± em CIARF) ± RBCs e proteínas da lesão aos túbulos FE_{Na} > 2% (exceto pigmento e CIARF)
	Nefrite intersticial aguda (AIN) *Alérgica:* β-lactamas, drogas à base de sulfa, NSAIDs *Infecção:* pielonefrite *Infiltrativa:* sarcóide, linfoma, leucemia	WBCs, séries de WBC ± RBCs ⊕ eosinóf. em abx (~90%) ⊕ linfóc. em NSAIDs
	Renovascular (pequenos vasos) HUS/TTP, DIC, pré-eclâmpsia êmbolos de colesterol, endocardite crise de hipertensão, crise de esclerodermia renal	± RBCs ⊕ eosinóf. nos êmbolos de colesterol
	Glomerulonefrite (ver "Doença Glomerular")	Séries dismórficas de RBCs e de RBCs
Pós-renal	**Colo da bexiga:** BPH, câncer de próstata, bexiga neurogênica, medicamentos anticolinérgicos **Ureteral:** malignidade, linfadenopatia, fibrose retroperitoneal, nefrolitíase (bilateral ou se o rim for único) **Tubular:** precipitação de cristais	Branda ± RBCs na nefrolitíase

Colapso renal agudo induzido pelo contraste (CIARF)

- Incidência: geralmente em pacientes com uma doença renal subjacente (especialmente diabetes) ou com desidratação
- Corante: contrastes não-iônicos (*Kidney Int* 1994;47:259) e isosmolares (*NEJM* 2003;348:491) são mais seguros
- Clínica: Cr ↑ dentro de 24 h, pico em 3 a 5 d, resolução em 7 a 10 d
- Prevenção
  hidratação prévia e posterior (*NEJM* 1994;331:1416)
  usar contraste não-iônico, com osmolaridade menor ou igual, e minimizar a carga de corante
  manter ACEI, NSAIDs, fenoldopam não oferece benefícios (*JAMA* 2003;290:2284)
  N-acetilcisteína 600 mg PO bid no dia anterior e no próprio dia do contraste (*NEJM* 2000;343:180; *JAMA* 2003;289:553; *Lancet* 2003;362:598)
  ? hemofiltração (anterior e por 24 h após) se houver alto risco (Cr > 2,0; *NEJM* 2003;349:1333)

Complicações

- Sobrecarga e volume (CHF)
- Hipercalemia, hiperfosfatemia
- Acidose metabólica
- Uremia (náusea, vômitos, encefalopatia, pericardite)
- Após o alívio da obstrução
  diurese hipotônica (estabelecida 2º ao BUN, lesão tubular); Rx com IVF (1/2 NS)
  cistite hemorrágica (rápida Δ no tamanho dos vasos da bexiga); evitar através de descompressão lenta

Tratamento

- Tratar o distúrbio subjacente; evitar agressões nefrotóxicas; rever as doses de drogas absorvidas na via renal
- Otimizar a hemodinâmica (MAP e CO)
- A dopamina não traz benefício (*Lancet* 2000;356:2139), diuréticos (apesar das más conseqüências para os pacientes que não conseguem ↑ UOP a diuréticos, *JAMA* 2002;288:2547), manitol ou ANP (*NEJM* 1997;336:828)
- Indicações para diálise urgente (quando a condição é refratária à terapia convencional)
  Desequilíbrio ácido-básico: acidemia
  Desequilíbrio eletrolítico: hipercalemia
  Intoxicação: metanol, etilenoglicol
  Sobrecarga de volume
  Uremia: pericardite, encefalopatia, hemorragia

DOENÇA RENAL CRÔNICA (CKD)

Definição e etiologias

- ≥ 3 mos de **GFR reduzida** (< 60 mL/min/1,73 m^2) *e/ou* **lesão renal** (por patologia anormal, marcadores no sangue/urina ou imagens)
- Prevalência de 11% nos EUA; por causa de más estimativas de GFR ou de Cr séricos, existe possibilidade de um subdiagnóstico da CKD
- As etiologias compreendem diabetes melito, hipertensão, doença de rim policístico, glomerulonefrite, indução por drogas, mieloma e a evolução de ARF

Etapas da CKD		
Etapa	**GFR**	**Metas**
1 (nl ou ↑ de GFR)	> 90	Dx/Rx da condição subjacente e das co-morbidades, evolução lenta. Redução do risco cardiovascular
2 (leve)	60 a 89	Estimar a evolução
3 (moderada)	30 a 59	Avaliar e tratar as complicações
4 (grave)	15 a 29	Preparar para terapia de substituição renal (RRT)
5 (colapso renal)	< 15 ou diálise	Diálise, se urêmico

(Adaptado de *Am J Kidney Dis* 2002;39-S1)

Sinais e Sintomas da Uremia	
Sistema	**Manifestações**
Gerais	Náuseas, anorexia, mal-estar, fetor uremicus, gosto de metal, pruridos, "geada urêmica" (cristais brancos intra e supercutâneos), suscetibilidade a O/D por drogas
Neurológicos	Encefalopatia (Δ MS, ↓ de memória e atenção), convulsões, mioclonia, neuropatia
Cardiovasculares	Pericardite, aterosclerose acelerada, hipertensão, hiperlipidemia, sobrecarga de volume, CHF, cardiomiopatia
Hematológicos	Anemia, sangramentos (por disfunção plaquetária)
Metabólicos	↑ K, ↑ PO_4, acidose, ↓ Ca, hiperparatireoidismo 2°, osteodistrofia

Equilíbrio Cálcio/Fosfato na CKD				
Ca	**PO_4**	**PTH**	**Processo**	**Tratamento**
↓	↓	↑	Deficiência de vitamina D	Vit. D 25-OH PO, 1 diário
↓	↑	↑	Hiperparatireoidismo 2º	Ligantes a fosfato
↓	↑	↑↑↑	Hiperparatireoidismo 2º grave	Ligantes a fosfato Vit. D com HD, IV no pulso
↑	var	↓	Reposição excessiva de Ca/vitamina D	Suspender o tratamento

Tratamento

- **Geral:** encaminhamentos anteriores à nefrologia e cogitação de diálises e transplantes
  evitar as punções subclávias para manter essa área livre para um futuro acesso
  preservar um braço (evitar coletas de sangue), como futuro acesso para HD
- **Restrições na dieta:** sódio (se hipertenso), potássio (geralmente se oligúrico), PO_4, Mg
- **ACEI:** evolução lenta da nefropatias diabética e não-diabética (*NEJM* 1993;329:1456 e 1996;334:939); é preciso *acompanhar rigorosamente o K*; se ↑ → diminuir K na dieta ± kayexalate ± diuréticos
- **ARBs:** evolução lenta da doença renal diabética (*NEJM* 2001;345:851, 861, 870); a combinação de ACEI + ARB? é melhor do que cada um isoladamente (COOPERATE, *Lancet* 2003;361:117)
- **Hematológico**
  anemia: eritropoetina (começar com 80 a 120 U/kg SC, divididas 3×/semana); suplementação de ferro
  sangramento urêmico: desmopressina (dDAVP) 0,3 μg/kg IV ou 3 μg/kg, intranasal
- **Metabólico**
  hipercalemia: kayexalate conforme necessário; ver "Hipercalemia"
  acidose metabólica: se HCO_3 < 22, pode ser tratada com bicarbonato ou com citrato de sódio
  deficiência de vitamina D: diariamente 1,25-OH vitamina D via oral
  hipotireoidismo 2° grave: calcitriol ou paricalcitol (?↑ a sobrevida, *NEJM* 2003;349:446)
  hiperfosfatemia: ligantes a fosfato
    em ↑ PO_4 e ↓ Ca → acetato de cálcio (PhosLo) ou carbonato de cálcio
    em ↑ refratário de PO_4 ou em ↑ de Ca → sevelamer (Renagel)
    em ↑ severo de PO_4 → hidróxido de alumínio (Amphojel), *só usar por pouco tempo*

DIÁLISE

Hemodiálise (HD) (*NEJM* 1998;338:1428 e 339:1054)

- Fisiologia: o sangue circula em um dos lados de uma membrana semipermeável é dialisado no outro lado. Há trocas de líquido (isto é, sal + H_2O) por causa de um gradiente transmembranoso de pressão (TMP). Há trocas de solutos, que são inversamente proporcionais aos tamanhos, por causa de um gradiente transmembranoso de concentração (∴ mudanças efetivas no K, na uréia e na creatinina, mas não no PO_4)
- Acesso: através de cateter de duplo *lúmen* central, temporário ou tunelizado, de fístula AV, de enxerto AV
- Disposições típicas: metas de volumes a remover; K no banho de diálise, anticoagulação
- > Complicações: hipotensão, ↓ de Ca, ↓ de PO_4, complicações com o acesso vascular

Hemofiltração Venovenosa Contínua (CVVH) (*NEJM* 1997;336:1303)

- Fisiologia: baseia-se mais na *ultrafiltração* do que na diálise. O sangue passa sob pressão, para um lado de uma membrana altamente permeável, que permite que tanto a água quanto os solutos (K, uréia, creatinina e PO_4) a atravessem devido ao gradiente TMP. O filtrado é descartado; o líquido de reposição (com concentração de soluto semelhante à do plasma) é transfundido. O equilíbrio líquido é controlado com precisão através do ajustamento da quantidade do efluente e pela reposição do líquido
- Acesso: através de cateter venoso com duplo *lumen* central
- Prescrições típicas: o tipo de líquido de reposição (HCO_3^- ou à base de citrato), ± K e Ca
- Complicações: hipotensão, ↓ Ca, ↓ PO_4, complicações com o acesso aos vasos

Diálise peritoneal (PD) (*Perit Dial Int* 2001;21:25)

- Fisiologia: transfusão, com auxílio da gravidade, no peritônio, que atua como membrana; controla o equilíbrio de água e NaCl através da escolha das concentrações adequadas de glicose; um tempo muito prolongado resultará em menos líquido, à medida que a glicose se equilibra
- Acesso: cateter temporário inserido na linha mediana, cateter permanente inserido em OR
- Prescrições típicas para a CAPD (diálise peritoneal ambulatorial contínua):
  líquidos de PD = glicose a 1,5%, a 2,5% e a 4,25%
  tampões (lactato, acetato, bicarbonato) de Na^+, K^+, Ca^{+2}, Mg^{+2}
  aditivos opcionais: insulina; K; heparina (não há absorção sistêmica)
  transfundir por 10 min, aguardar de 30 min a 5,5 h, drenar por 20 min
- Pode ser usado um aparelho "ciclador" noturno que transfunde e drena mais rapidamente, com espera menor, enquanto o paciente dorme. É a chamada diálise peritoneal automatizada (APD) ou diálise peritoneal de ciclo contínuo (CCPD)
- Complicações
  peritonite (dor abdominal, flacidez, drenagem turva)
    diagnóstico: WBC > 100 e > 50% de PMNs
    espectro: 60 a 70% de GPC, 15 a 20% de GNR, os demais não têm bactérias/bacilos nem fungos
    tratamento: antibióticos IV ou na PD, retirar o cateter se houver peritonite fúngica
  hiperglicemia: exacerbada por inflamação, demoras prolongadas e aumentos de glc

DOENÇA GLOMERULAR

VISÃO GERAL/GENERALIDADES

Definições

- **Síndrome nefrítica:** hipertensão, edema, insuficiência renal, hematúria, séries de RBC, ± proteinúria (*NEJM* 1998; 339:888)
  - glomerulonefrite aguda (AGN) = desenvolve-se rapidamente
  - glomerulonefrite de evolução rápida (RPGN) = evolui em algumas semanas, com 50% de perda de GFR em ≤ 3 mos e com biopsia revelando crescentes em > 50% dos glomérulos
- **Síndrome nefrótica:** proteinúria com > 3,5 g/dia, hipoalbuminemia com < 3,5 mg/dL, edema, hipercolesterolemia (*NEJM* 1998;338:1202)
- Algumas doenças podem apresentar componentes de *ambas* as síndromes

SÍNDROME NEFRÍTICA

Vasculite ANCA ⊕ (de Baixa Imunidade ou com Coloração Mínima)						
Doença	**Gran.**	**Renal**	**Pulmon.**	**Asma**	**Tipo de ANCA***	**ANCA ⊕**
Granulomatose de Wegener	⊕	80%	90%	–	c-ANCA (anti-PR3)	90%
Poliangiíte microscópica	–	90%	50%	–	p-ANCA (anti-MPO)	70%
Síndrome de Churg-Strauss	⊕	45%	70%	⊕	p-ANCA (anti- MPO)	50%

*Tipo de ANCA predominante; tanto p-ANCA quanto c-ANCA podem ser observadas em todas as três doenças (*NEJM* 1997;337:1512)

Doença anti-GBM (Coloração Linear)			
Doença	**Glomerulonefrite**	**Hemorragia pulmon.**	**Anti-GBM**
Síndrome de Goodpasture	⊕	⊕	⊕
Doença Anti-GBM	⊕	–	⊕

Doença do Complexo Imune (IC) (Coloração Granular)	
Doenças limitadas aos rins	**Doenças sistêmicas**
GN pós-estreptocócica (PSGN, ASLO ⊕, C3 ↓)	**SLE** (ANA ⊕, anti-dsDNA, C3 ↓)
GN membrano-proliferativa (MPGN, C3 ↓)	**Endocardite** (febre, BCx ⊕, doença valvular, C3 ↓)
Glomerulonefrite fibrilar (C3 normal)	**Crioglobulinemia** (crioprecipitado ⊕, C3 ↓, HCV Ab)
Nefropatia de IgA (C3 normal)	**Púrpura de Henoch-Schönlein** (nefropatia de IgA + vasculite sistêmica, C3 normal)

Avaliação (*Archives* 2001;161:25)

- ANCA, anti-GBM, níveis de complemento (C3)
- Dependendo da hx clínica ✓: ANA, ASLO, hemoculturas, anticorpos à "frigore", sorologia de hepatite
- Biopsia renal com imunofluorescência (IF)

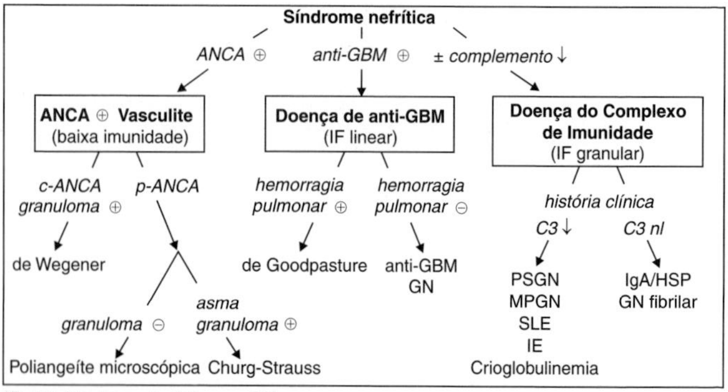

Fig. 4-7. Abordagem da síndrome nefrítica

Tratamento

- Doença ANCA ⊕: esteróides *imediatamente* + ciclofosfamida (*Annals* 1992;116:488)
- Doença anti-GBM: esteróides *imediatamente* + agentes citotóxicos + plasmaférese (*Medicine* 1985;64:219)
- Doença IC: ? esteróides ± agentes alquilantes contra doenças renais; tratar as doenças subjacentes
  nefrite de lúpus proliferativo:? ciclofosfamida IV por curto prazo → mofetil micofenolato ou azatioprina (*NEJM* 2004;350:971)

SÍNDROME NEFRÓTICA

Doenças glomerulares primárias

(Agrupadas por patologia; todas podem ser idiopáticas ou associadas às doenças sistêmicas listadas a seguir)

- **Glomeruloesclerose segmental focal** (FSGS, 40%)
  hiperfiltração glomerular sustentada, diabetes
  HIV ("variante colapsante"), heroína
- **Nefropatia membranosa** (MN, 30%)
  infecção (HBV, HCV, sífilis)
  auto-imune (SLE, RA, de Sjögren)
  carcinomas (mama, pulmão, cólon)
  drogas (ouro, penicilamina, ACEI, NSAIDs)
- **Doença com mínimas modificações** (MCD, 20%)
  NSAIDs, Doença de Hodgkin e outros distúrbios mieloproliferativos, HIV
- **Glomerulonefrite membranoproliferativa** (MPGN, 5%)
  Tipo I (C3 subepitelial e depósitos de Ig)
    infecção (endocardite, HIV, HBV, HCV)
    doenças IC (SLE, crioglobulinemia, de Sjögren)
    distúrbios linfoproliferativos (leucemia, linfoma)
  Tipo II ("doença de depósito denso" só com C3; decorrente de auto-anticorpos contra Ig = *fator nefrítico C3*)
- **Glomerulopatia de imunotactóides fibrilares** (1%)
- **GN proliferativa mesangial** (prováveis formas atípicas de MCD ou de FSGS, 5%)
- **Nefropatia com IgA** (geralmente hematúria asx)

Doenças sistêmicas

- **Diabetes melito:** glomeruloesclerose nodular (lesão de Kimmelsteil-Wilson); rins aumentados
  hiperfiltração → microalbuminúria → fita reativa ⊕ → variação nefrótica (10 a 15 anos)
  retinopatia proliferativa concomitante é observada em 90% no tipo I e em 60% no tipo II
- **Amiloidose:** rins aumentados
- **SLE:** tipicamente com MN (o tipo V da OMS)
- **Crioglobulinemia:** tipicamente com MPGN

Avaliação (*Archives* 2001;161:25)

- O sedimento urinário: geralmente é benigno, sem concorrência de nefrite; ± presença de corpos graxos
- Eliminar causas secundárias
  ↑ de Hb_{A1C} + retinopatia → dx presumível de nefropatia diabética, a menos que haja outra sugestão
  ANA, anti-dsDNA, complemento (C3, C4, CH50), SPEP, biopsia da camada graxa, "anticorpos à frigore" HBV, HCV, HIV, RPR
- Biopsia renal

Tratamento

- **Procedimentos gerais:** suplementação protéica, restrição de Na e diuréticos contra edema; dieta e terapia farmacológica contra a hiperlipidemia
- **ACEI/ARB:** ↓ a proteinúria e a evolução para ESRD (*NEJM* 1993;329:145 e 2001;345:861; *Lancet* 1997;349:1857 e 1999;354:359)
- Doença glomerular primária: esteróides ± terapia citotóxica (p. ex., ciclofosfamida, clorambucil) (*NEJM* 1989;320:8 e 1992;327:599)
- Causas secundárias: tratar a doença subjacente

Complicações

- Desnutrição (perda protéica)
- Trombose (especialmente na veia renal, por perda de ATIII, outros anticoagulantes endógenos)
- Infecção (especialmente por organismos encapsulados, por perda de imunoglobulinas)
- Aterosclerose acelerada (hipercolesterolemia)

NEFROLITÍASE

Patogenia

- ↑ da excreção de solutos (p. ex., hipercalciúria, hiperoxalúria, hiperuricúria)
- ↓ do volume de urina
- Urina com pH anormal
  alcalina → precipitação de cálculos de fosfato de cálcio e de estruvita
  ácida → precipitação de cálculos de ácido úrico, de cistina e de oxalato de cálcio
- Ausência de inibidores (p. ex., citrato)

Tipos de cálculos

- Oxalato de cálcio
- Fosfato de cálcio
- Ácido úrico
- Fosfato de magnésio e amônio ("estruvita" ou "fosfato triplo")
- Cistina

Etiologias

- **Idiopática:** hipercalciúria, hiperoxalúria, hiperuricúria, hipocitratúria
- Secundária:
  hipercalciúria: hiperparatireoidismo primário, RTA tipo 1, sarcoidose
  hiperoxalúria: doença de Crohn ou outras doenças do íleo, com cólon intacto
  hiperuricúria: distúrbios mieloproliferativos e linfoproliferativos
- **Doença renal estrutural:** doença do rim policístico, doença da medula esponjosa, rim em ferradura
- **Infecção:** organismos metabolizadores de uréia (p. ex., *Proteus*) → ↑ de NH_3 e urina alcalina

Manifestações clínicas

- **Hematúria**
- **Cólicas renais:** dor nos flancos → virilha
- **Obstrução ureteral** (é improvável que pedras com > 5 a 7 mm passem espontaneamente)
- **Colapso renal agudo** (se houver obstrução bilateral, ou obstrução unilateral de um rim único)
- **UTI:** ↑ do risco de infecção nas proximidades da pedra; a uroanálise da urina distal pode estar normal

Avaliação

- Varredura por CT espiral é a primeira escolha quanto a imagens (*J Urol* 1998;159:735)
- Análise de urina, sedimentos urinários, urocultura, eletrólitos, BUN, Cr, Ca, PO_4, PTH, ácido úrico
- Urina de 24 h quanto a Ca, PO_4, ácido úrico, oxalato, citrato, Na, Cr, pH (os exames devem ser feitos fora de quadro agudo)

Tratamento agudo

- Analgesia com narcóticos e hidratação agressiva PO/IV
- **Urina seriada** para obter cálculos/pedras para serem analisadas
- Antibióticos conforme a necessidade para UTI
- Indicações para hospitalização: obstrução, infecção, dor não tratável, sem uso de POs
- Indicações para **imediata avaliação urológica**: obstrução, infecção
- Intervenções urológicas: litotripsia, *stenting* citoscópico, nefrostomia percutânea, remoção de pedra

Tratamento crônico

- Identificar e tratar a doença subjacente
- ↑ a tomada de líquidos (> 2 L/dia)
- Pedras com cálcio (*NEJM* 2002;346:77)
  ↓ de Na e consumo de carne (ambos → calciúria); **tiazidas** → ↓ excreção urinária de cálcio
  evitar limitar a tomada de cálcio porque isso causa hiperoxalúria e ↑ o risco de osteoporose
- Ácido úrico: alcalinização da urina (com citrato de potássio), alopurinol
- Hipocitratúria: reposição do citrato de K
- Fosfato de magnésio e amônio: antibióticos para tratar UTI

ANEMIA

GENERALIDADES

Definição

- ↓ da massa de RBC: Hct < 41% ou Hb < 13,5 g/dL (homens) ou Hct < 36% ou Hb < 12 g/dL (mulheres)

Manifestações clínicas

- Sintomas: ↓ liberação de O_2 → fadiga, dispnéia aos esforços, angina (em pacientes com CAD)
- Sinais: palidez (das membranas mucosas, das cristas palmares), taquicardia, hipotensão ortostática
- Outros achados: **icterícia** (hemólise), **esplenomegalia** (talassemia, neoplasia, hemólise crônica), **petéquias/púrpura** (doença hemorrágica), **glossite** (ferro, folato, deficiência de vitamina B_{12}), **quiloníquia** (deficiência de ferro), **anormalidades neurológicas** (deficiência de B_{12})

Avaliação diagnóstica

- História: sangramentos, doença sistêmica, drogas, exposições, álcool, dieta (inclusive **pica***), FHx
- Alterações na CBC; nos parâmetros de RBCs, inclusive na contagem de reticulócitos, no MCV e na RDW
- **Índice de Reticulócitos** (RI) = [contagem de reticulócitos × (Hct do paciente/Hct normal)]/fator de maturidade
  para um dado Hct, os fatores de maturidade são: 45% = 1,0, 35% = 1,5, 25% = 2,0, 20% = 2,5
  um RI > 2% → resposta medular adequada; um RI < 2% → hipoproliferação
- **Esfregaço periférico:** escolher uma área em que as RBCs estejam separadas entre si e poucas se toquem

Achados no Esfregaço Periférico	
Característica	**Anormalidades e diagnósticos**
Tamanho	normocítico *vs.* microcítico *vs.* macrocítico → ver a seguir
Forma	**anisocitose** → RBC de tamanhos desiguais; **poiquilocitose** → RBC com formas irregulares **esferócitos** → HS, AIHA; células **falciformes** → anemia falciforme células **em lágrima** → anemia mieloftísica, anemia megaloblástica, talassemia **esquistócitos**, células em capacete → MAHA (p. ex., DIC, TTP/HUS), válvula mecânica equinócitos = células **espinhosas** (projeções uniformes, regulares) → uremia acantócitos = células com **esporões** (projeções irregulares) → doença hepática células em **alvo** → doença hepática, hemoglobinopatias, esplenectomia células **denteadas** (remoção dos corpos de Heinz por fagócitos) deficiência de G6PD ***rouleaux*** → hiperglobulinemia (p. ex., mieloma múltiplo)
Inclusões nas RBC	**ponteado basófilo** (ribossomas) → Hb abnl, sideroblástica, megaloblástica **corpos de Heinz** (Hb desnaturada) → deficiência de G6PD, talassemia **corpos de Howell-Jolly** (fragmentos de núcleos) → esplenectomia, células falciformes **hemácias nucleadas** → hemólise, hematopoese extramedular
Achados nas WBC	**hipersegmentados** (> de 5 lobos) PMNs: anemia megaloblástica **grânulos tóxicos** (volumosos, azul-escuro) e **corpos de Döhle** (manchas azuis das dilatações do retículo endoplasmático) → sepse, inflamação grave **pseudo-anomalia de Pelger-Huët** (núcleo bilobado, em pincenê) → MDS **blastos** → leucemia, linfoma; **bastões de Auer** → leucemia aguda

- Avaliações laboratoriais adicionais conforme indicações: averiguar hemólise (se RI > 2%), ferro, folatos, B_{12}, LFTs, BUN e Cr, TFTs, eletroforese de Hb, analises de enzimas, detecção de mutações genéticas
- **Aspirados e biopsias (bx) de medula óssea (BM)**, com citogenética quando indicado

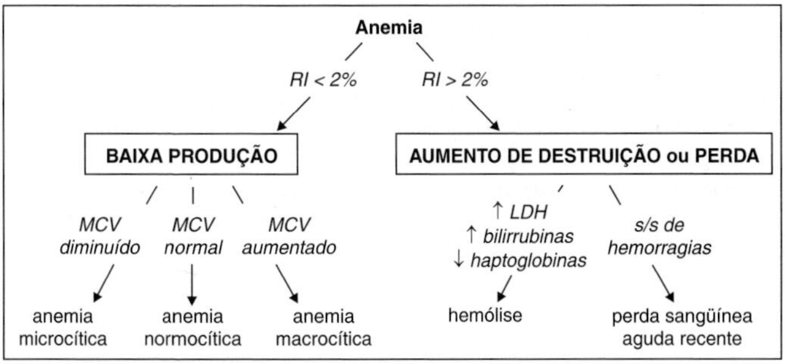

Fig. 5-1. Abordagem da anemia

ANEMIAS MICROCÍTICAS

Deficiência de ferro

- ↓ de ferro medular → ↓ a ferritina → ↓ Fe e ↑ TIBC → ↓ a síntese de heme → anemia e microcitose
- Manifestações clínicas especiais: queilose angular, glossite atrófica, pica (consumo de substâncias não nutritivas como gelo e materiais inorgânicos), quiloníquia (abaulamento das unhas), síndrome de Plummer-Vinson (deficiência de ferro, anemia, tecido esofágico e glossite atrófica)
- Etiologias: **sangramento crônico** (GI, menstrual etc.), ↓ de **suprimentos** (desnutrição; absorção ↓ devida à doença celíaca, doença de Crohn, gastrectomia subtotal) ou ↑ **da demanda** (gravidez)
- Diagnóstico: ↓ **Ee, ↑ TIBC, ↓ ferritina** (< 12 é muito sugestivo), **Fe/TIBC <18%,** ↑ RDW, ↓ ferro medular; a menos que a história indique uma etiologia diferente, *começar uma avaliação para o sangramento GI*
- Tratamento: suplementação do Fe (~6 semanas para corrigir a anemia; ~ 6 mos para repleção dos estoques de Fe)

Talassemias

- Fisiopatologia: ↓ da síntese de cadeias de α ou β-globinas da Hb → ≠ subunidades → destruição de RBCs e de precursores eritróides; ∴ anemia por hemólise e por ineficiência da eritropoese
- **α-talassemia:** deleções no complexo de genes de α-globina, no cromossoma 16
  - 4 genes α → normal; 3 genes α → traço da α-talassemia-2 = portador silencioso
  - 2 genes α → traço da α-talassemia-1 ou α-talassemia menor = anemia microcítica leve
  - 1 gene α → doença HbH (β4) = anemia grave, hemólise e esplenomegalia
  - 0 genes α → Hb Barts (γ_4) = hipoxia intra-uterina e hidropisia fetal
- **β-talassemia:** mutações no complexo de genes de β-globina, no cromossoma 11 → produto gênico ausente ou ↓
  - 1 gene β mutante → talassemia menor = anemia microcítica leve (sem transfusões)
  - 2 genes β mutantes → dependendo da gravidade das mutações, talassemia intermédia (transfusões ocasionais) ou talassemia maior (= anemia de Cooley; dependente de transfusões)
- Manifestações clínicas especiais (nos casos graves): fácies de esquilo, fraturas patológicas, hepatosplenomegalia, CHF de alto débito, cálculos biliares de bilirrubina, síndromes de sobrecarga de ferro
- Diagnóstico: MCV muito baixo (< 70), **Fe normal**, **MCV/contagem de RBC <13**, ± ↑ reticul., ponteado basófilo; **eletroforese de Hb**; ↑ HbA_2 ($\alpha_2\delta_2$) na β-talassemia; padrão *normal* no traço da α-talassemia
- Tratamento: ácido fólico; transfusões + deferoxamina; esplenectomia se a necessidade de transfusões ↑ em ≥ 50%; considerar HSCT alogênico em crianças com β-talassemia maior

Anemia por doença crônica (ACD)

- Fisiopatologia: utilização defeituosa do ferro e ↓ da responsividade à eritropoetina devida às citocinas quando causam doenças auto-imunes, infecção/inflamação crônicas e malignidade
- Diagnóstico: ↓ **Fe,** ↓ **TIBC** ± ↑ **da ferritina**; geralmente normocítica, mas, sendo grave, pode ser microcítica
- Tratamento: tratar a doença subjacente ± eritropoetina; *não há benefício na suplementação do Fe*

Anemia sideroblástica

- Fisiopatologia: biossíntese defeituosa do heme nas precursoras das RBC
- Etiologias: **hereditária, idiopática (MDS), reversível** (álcool, chumbo, isoniazida, cloranfenicol, deficiência de cobre, hipotermia)
- Manifestações clínicas especiais: hepatosplenomegalia, síndromes de sobrecarga de ferro
- Diagnóstico: pode ser micro, normo ou macrocítica; a população de RBCs que é hipocrômica é variável; Fe ↑, TIBC normal, ferritina ↑, ponteado basófilo, RBCs com **corpos de Pappenheimer** (inclusões contendo ferro), BM com **sideroblastos em anel** (com o condrioma carregado com ferro)
- Tratamento: tratar as causas reversíveis; transfusão de sustentação nas anemias graves; altas doses de piridoxina para certos casos hereditários

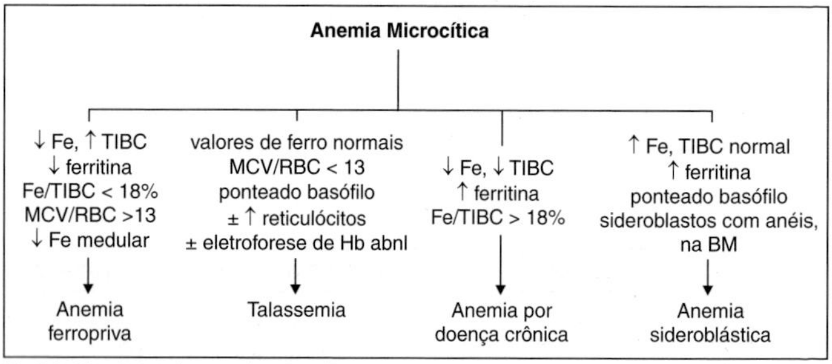

Fig. 5-2. Abordagem das anemias microcíticas

ANEMIAS NORMOCÍTICAS

Pancitopenias (ver a seguir)

Aplasia verdadeira das hemácias

- Anticorpos ou linfócitos destrutivos → eritropoese ineficaz
- Associada à timoma ou à infecção por parvovírus
- Estudos diagnósticos: **ausência de precursores eritróides na bx de BM**, as demais linhagens são normais
- Tratamento: timectomia se o timo estiver aumentado; Ig IV em infecção por parvovírus; imunossupressão se for idiopática; manutenção através de transfusões de PRBC

Anemia sideroblástica (ver anteriormente)

Anemia por doenças crônicas

- Anemia por doenças crônicas (ver anteriormente)
- Insuficiência renal: ↓ da eritropoetina; geralmente normocítica; podem ser observadas **células cabeludas**; tratar com epo
- Doença hepática: ? excesso de colesterol na membrana; freqüentemente macrocíticas; podem ser observadas **células em alvo**; também ocorre anemia hemolítica associada a **células denteadas**
- Deficiências endócrinas: hipometabolismo e ↓ da demanda de O_2 por doenças de tireóide, pituitária, adrenal ou paratireóide → ↓ da eritropoetina; podem ser normocíticas ou macrocíticas

ANEMIAS MACROCÍTICAS

Generalidades

- As anemias macrocíticas incluem causas megaloblásticas e não-megaloblásticas
- **Anemia megaloblástica: síntese defeituosa de DNA** → o citoplasma amadurece mais rápido que o núcleo → eritropoese ineficiente e macrocitose; causada por **deficiência de folato ou de B_{12}**

Avaliação diagnóstica da anemia megaloblástica

- **Hipersegmentação de neutrófilos, macroovalócitos**, anisocitose, pecilocitose
- ↑ de LDH e de bilirrubina indireta (por causa da eritropoese ineficiente)
- **✔ folato e vitamina B_{12}**

Deficiência de folato

- O folato está presente nas verduras folhosas e nas frutas; as reservas totais no organismo são suficientes para **2 a 3 mos**
- Etiologias: **desnutrição** (alcoolistas, anoréxicos, idosos), ↓ da absorção (celíaca), metabolismo alterado (metotrexato, pirimetamina, trimetroprima), ↑ da necessidade (anemia hemolítica crônica, gravidez, malignidade, diálise)
- Diagnóstico: ↓ folato (além dos achados anteriores)
- Tratamento: folato, 1 a 5 mg PO qd: *é importante eliminar deficiência de B_{12}* (ver a seguir)

Deficiência de vitamina B_{12}

- A B_{12} só ocorre em alimentos de origem animal; as reservas totais no organismo são suficientes para **2 a 3 anos**
- Ela se liga ao **fator intrínseco** (IF), secretado pelas células da parede gástrica; é absorvida no íleo terminal
- Etiologias: desnutrição (alcoolistas, vegetarianos), **anemia perniciosa** (doença auto-imune contra as células da parede gástrica associada à insuficiência de várias glândulas endócrinas e ↑ de risco de carcinoma gástrico), outras causas da ↓ da absorção (gastrectomia, doença celíaca, doença de Crohn), ↑ da competição (hipercrescimento das bactérias intestinais, teníase)
- Manifestações clínicas especiais: mudanças **neurológicas** (**degeneração combinada subaguda**) afetando os nervos periféricos, a coluna lateral e a posterior da medula espinal e o córtex → entorpecimento, parestesia, ↓ das sensações de vibração e de posicionamento, ataxia
- Diagnóstico: ↓ de B_{12}; o teste de Schilling permite distinguir entre as diferentes causas da deficiência
- Tratamento: 1 mg B_{12} IM qd × 7 d → q semana × 4 a 8 semanas → q mês, por toda a vida
  as anormalidades neurológicas são reversíveis se tratadas dentro de 6 mos
  o folato pode reverter as anormalidades *hematológicas* da deficiência de B_{12}, mas não as mudanças *neurológicas*

Anemias macrocíticas não-megaloblásticas

- Doença hepática (pode apresentar células em alvo e denteadas)
- Alcoolismo (supressão da BM e de macrócitos, independente de deficiência de folato/B_{12} ou de distúrb. hepáticos)
- Hipotireoidismo
- Reticulocitose
- Alguns pacientes com anemia aplásica, MDS ou anemia sideroblástica
- Drogas que alteram a síntese de DNA (p. ex., zidovudina, 5-FU, hidroxiuréia)

PANCITOPENIA

Etiologias

- Medula óssea hipocelular: **anemia aplástica**, MDS hipoplástica
- Medula óssea celular, **MDS**, leucemia aleucêmica, PNH, anemia megaloblástica grave
- Substituição da medula (mieloptise): **mielofibrose**, tumores sólidos metastáticos, granulomas
- Doenças sistêmicas: hiperesplenismo, sepse, álcool

Manifestações clínicas

- Anemia → fadiga
- Neutropenia → infecções recorrentes
- Trombocitopenia → sangramento nas mucosas

Anemia aplásica (colapso das células-tronco, *NEJM* 1997;336:1365)

- Epidemiologia: 2 a 5 casos/10^6/ano; bifásica (pico principal em adolescentes, pico 2° em idosos)
- Etiologias
  - **idiopática** (1/2 a 2/3 dos casos)
  - **radiação, quimioterapia, produtos químicos** (p. ex., benzeno)
  - reação idiossincrática a **medicações** (p. ex., cloranfenicol, NSAIDs, drogas à base de sulfa)
  - **vírus** (HHV-6, HIV, EBV, parvovírus B19), **doenças imunes** (SLE, GVHD, timoma)
  - PNH (ver a seguir), anemia de Fanconi (doença congênita caracterizada por pancitopenia, ↑ de incidência de malignidade e várias anomalias físicas congênitas)
- Tratamento e prognóstico
  - **Imunossupressão:** (CsA, ATG): 70 a 80% de responsivos, dos quais 80 a 90% têm sobrevida de 5 anos; em 15 a 20% sobrevém a incidência de distúrbios clonais (na maioria MDS, AML, PNH), em 10 anos.
  - **HSCT alogênico:** em pacientes jovens com doador compatível; neste grupo, 80% têm uma sobrevida longa e uma evolução para um risco significativamente ↓ de malignidade, quando transplantados
  - G-CSF e epo em alguns casos refratários; cuidados de manutenção (transfusões, antibióticos)

Síndromes mielodisplásicas (MDS)

- Definição: distúrbio adquirido de células-tronco clonais → hematopoese ineficaz → **citopenias, dismorfismo das células sangüíneas e de suas precursoras**, risco variável de **transformação leucêmica**

Comparação dos Sistemas da FAB e da OMS para Classificação da MDS

Classificação da FAB	Medula	Modificações na classificação da OMS
Anemia refratária (RA)	< 5% de blastos	RA: displasia exclusiva dos eritróides
	< 15% RS	Citopenia refratária com displasia de diversas linhagens (RCMD): displasia em ≥ 2 linhagens
Anemia refratária com RS (RARS)	< 5% de blastos ≥ 15% RS	RARS: RA com ≥ 15% RS
		RCMD com RS: RCMD com ≥ 15% RS
Anemia refratária com excesso de blastos (RAEB)	5 a 20% de blastos	RAEB-1: 5 a 9% de blastos na BM
		RAEB-2: 10 a 19% de blastos na BM
RAEB em transformação (RAEB-T)	21 a 30% de blastos	Reclassificada: AML com displasia de diversas linhagens
Leucemia mielomonocítica crônica (CMML)	> 1.000/μL monócitos periféricos	MDS/MPD: nova categoria para CMML, CML atípica, CML juvenil
		Síndrome 5q-: deleção exclusiva de (5q)

RS = sideroblastos em anel; (*J Clin Oncol* 1999;17:3835)

- Epidemiologia: < 100 casos/10^6/ano; média de idade ~65 anos
- Mecanismo/etiologias: **idiopático** ou 2º a quimioterapia com agentes **alquilantes**, **inibidores da topoisomerase**; ↑ de risco com radiação, benzeno
- Manifestações clínicas: **anemia** (85%), neutropenia (50%), trombocitopenia (25%)
- Diagnóstico: displasia (geralmente de várias linhagens) no esfregaço periférico (ovalomacrócitos, **pseudo-anomalia de Pelger-Huët**, bastões de Auer) e na medula óssea (blastos ± RS)
- Tratamento: a intensidade está baseada na categoria de risco (ver a seguir), na idade e nas condições de desempenho (PS)
  - Para qualquer risco, com desempenho deficiente → **tratamento de manutenção** = transfusões, **fatores de crescimento hematopoético**
  - Risco baixo/intermediário → modificador da resposta biológica (p. ex., talidomida), quimioterapia de baixa intensidade
  - Risco intermediário/alto → **quimioterapia** combinada ou **HSCT alogênico**, se a idade < 60
  - MDS hipoplásica → **regime imunossupressivo** (CsA, ATG, prednisona)
- Prognóstico: o IPSS (ver a seguir) está correlacionado à **sobrevida** e à **evolução para AML**

Sistema Internacional de Pontuação para Prognóstico (IPSS)						Grupo de risco	Pontuação total	Sobrevida mediana
	Pontuação							
	0	0,5	1,0	1,5	2,0	**Baixo**	0	5,7 anos
Blastos (%)	< 5	5 a 10	–	11 a 20	21 a 30	**Int-1**	0,5 a 1,0	3,5 anos
Cariótipo	Bom	Int.	Ruim	–	–	**Int-2**	1,5 a 2,0	1,2 anos
Citopenia	0 ou 1	2 ou 3	–	–	–	**Alto**	≥ 2,5	0,4 anos

(*Blood* 1997;89:2079)

Hemoglobinúria paroxística noturna (PNH)

- Fisiopatologia: distúrbio *adquirido* de células-troncos clonais = inativação de mutação somática no gene *PIG-A* → ↑ **a sensibilidade das RBC ao complemento** → a ativação do complemento estimula, indiretamente, a agregação das plaquetas e a *hipercoagulabilidade*
- Manifestações clínicas: **anemia hemolítica** intravascular, **trombose venosa** (intra-abdominal, cerebral), **hematopoese deficiente** (citopenias); associada à anemia aplásica, MDS e evolução para AML
- Diagnóstico: a **citometria de fluxo** substituiu amplamente os testes de Ham e hemólise por sacarose
- Tratamento: tratamento de manutenção; HSCT alogênico em hipoplasias ou tromboses graves
  o eculizumab (um anticorpo que inativa o terminal do complemento) ↓ a hemólise (*NEJM* 2004;350:552)

Anemia mieloftísica (ver "Metaplasia Mielóide Agnogênica com Mielofibrose")

- Infiltração na medula óssea
- Etiologias: metaplasia mielóide agnogênica com mielofibrose, tumores, granulomas

ANEMIAS HEMOLÍTICAS

Causas de Anemia Hemolítica quanto ao Mecanismo			
Localização	**Mecanismo**	**Exemplos**	**Modo**
Intrínseca	Defeitos enzimáticos	Deficiência de G6PD	**Hereditário**
	Hemoglobinopatias	Anemia falciforme	
	Anormalidades de membrana	Esferocitose hereditária	
		PNH	**Adquirido**
Extrínseca	Imunológico	Auto-imune; induzido por drogas	
	Hemólise traumática	MAHA; próteses	
	Infecções	Malária, babesiose	
	Retenção	Hiperesplenismo	

(*Lancet* 2000; 355:1169 & 1260)

Avaliação diagnóstica

- ↑ da contagem de reticulócitos (RI > 2%), ↑ LDH, ↑ bilirrubinas indiretas, ↓ haptoglobinas
- Hemólise auto-imune: teste de Coombs = teste direto da antiglobulina (DAT) → ⊕ se ocorre aglutinação quando os anti-soros contra as imunoglobulinas ou contra o C3 são aplicados diretamente nas RBCs do paciente
- Intravascular: ↑↑ de LDH, ↓↓ de haptoglobinas; hemoglobinemia, hemoglobinúria, hemossiderinúria
- Extravascular: esplenomegalia
- Histórico familiar de anemia, pessoal ou familiar de colelitíase

Deficiência de glicose-6-fosfato desidrogenase (G6PD) (*NEJM* 1991;324:169)

- Defeito metabólico ligado ao X, causador de ↑ de suscetibilidade a danos oxidativos
- É mais freqüente em indivíduos masculinos de ascendência africana ou mediterrânea
- A hemólise é precipitada por **drogas** (sulfas, antimaláricos), **infecções** ou **alimentos** (fava)
- Diagnóstico: o esfregaço pode mostrar RBCs com **corpos de Heinz** (hemoglobina oxidada), que são seqüestrados uma vez removidos pelo baço, do que resultam **células fragmentárias**; ↓ dos níveis de G6PD (*após hemólise aguda eles podem ser normais* porque as RBCs velhas já foram lisadas e as RBCs novas ainda podem ter níveis seminormais)

Anemia das células falciformes (*NEJM* 1999;340:1021)

- Uma mutação recessiva na β-globina resulta em uma hemoglobina estruturalmente anormal (a HbS)
  ~8% dos afro-americanos são heterozigotos e ~1 em 400 são homozigotos quanto à HbS
- A HbS desoxigenada assume uma forma de foice e se polimeriza → ↓ a resiliência das RBCs → **hemólise** e **oclusão de microvasos**
- **Anemia:** hemólise crônica ± crises aplásicas agudas (parvo, B19) ou de seqüestro esplênico
- **Vasooclusão e infartos:** crises dolorosas, síndrome torácica aguda, CVA, seqüestro esplênico, síndrome mão-e-pé, necrose das papilas renais, necrose asséptica, priapismo
- **Infecção:** infarto esplênico → infecção avassaladora por **organismos encapsulados**; infartos ósseos → **osteomielite** (*Salmonella, Staph. aureus*)
- Diagnóstico: RBCs falciformes e corpos de Howell-Jolly presentes no esfregaço; eletroforese de Hb

- Tratamento: a **hidroxiuréia** faz ↑ a HbF → ↓ crises dolorosas, episódios de dor torácica aguda (*NEJM* 1995;332:1317) e pode ↓ a mortalidade (*JAMA* 2003;289:1645); os HSCT alogênicos podem ter desempenho em pacientes jovens e com a forma grave da doença (*Blood* 2000;95:1918)
- Tratamento de manutenção: ácido fólico qd; vacinas contra pneumococos e *H. flu*; profilaxia com penicilinas; as crises são tratadas com **hidratação**, suplementação de **oxigênio** e **analgesia**; transfusões simples ou, alguns casos, de trocas

Esferocitose hereditária (HS)

- Defeito molecular em alguma proteína do citoesqueleto ou da membrana das RBC → perda da membrana foram identificadas mutações na anquirina, na α e na β espectrinas, na banda 3 e na palidina
- É mais freqüente nas populações norte-européias
- Anemia, icterícia, esplenomegalia e cálculos de vesícula pigmentados
- Diagnóstico: esferócitos no esfregaço, ⊕ quanto ao teste de fragilidade osmótica
- Tratamento: esplenectomia

Hemoglobinúria paroxística noturna (PNH) (ver anteriormente)

Anemia hemolítica auto-imune (AIHA)

- Destruição adquirida, de RBCs por anticorpos
- **AIHA quente:** Os Abs **IgG** formam opsoninas contra as RBCs à *temperatura ambiente* → remoção pelo baço
  Etiologias: idiopática, distúrbios linfoproliferativos (CLL), doenças auto-imunes (SLE), drogas (ver a seguir)
- **AIHA fria:** O Ab **IgM** liga-se às RBCs em *temp. < 37/°C* → **fixação do complemento** → hemólise intravascular e acrocianose, sob exposição ao frio
  Etiologias: idiopática, distúrbios linfoproliferativos (monoclonais), infecção por ***Mycoplasma pneumoniae*** e mononucleose infecciosa (policlonal)
- Diagnóstico: esfregaço com esferócitos, **Coombs** ⊕; ✓ título de aglutininas frias
- Tratamento: tratar a doença subjacente; corticosteróides ± esplenectomia contra a AIHA quente; quanto a AIHA fria, evitar o frio, há benefício? no rituximab

Anemia hemolítica induzida por drogas

- Destruição adquirida, de RBCs por anticorpos, *precipitada por medicação*
  Induzida por haptenos: a droga se liga a uma proteína da membrana da RBC e o Ab se liga ao complexo droga-proteína; a associação pode ser estável (p. ex., a **penicilina**) ou instável (p. ex., a **quinidina**)
  Alteração de proteína da membrana da RBC para torná-la antigênica (p. ex., a **metildopa**)
- Diagnóstico: ± Coombs

Anemia hemolítica microangiopática (MAHA)

- A fibrina intra-ateriolar danifica as RBCs → hemólise intravascular adquirida
- Etiologias: **coagulação intravascular disseminada** (DIC), **síndrome hemolítico-urêmica** (HUS), **púrpura trombocitopênica trombótica** (TTP), malignidade, hipertensão maligna, eclâmpsia, HELLP, certas válvulas cardíacas protéticas, próteses vasculares infectadas
- Diagnóstico: **esquistócitos** ± trombocitopenia ± anormalidades associadas a distúrbios específicos, isto é, DIC ou HUS/TTP (ver "Trombocitopenia" e "Distúrbios da Coagulação")
- Tratamento: tratar a doença subjacente

Hiperesplenismo

- Esplenomegalia → estase e seqüestro no baço → ataque de macrófagos e remodelação da superfície das RBCs → esferocitose → hemólise

Causas da Esplenomegalia	
Etiologia	**Comentários**
Hiperplasia do sistema reticuloendotelial	Anemia hemolítica, doença falcêmica, **talassemia *major***
Hiperplasia imune	Infecção (HIV, EBV, CMV, TB, **malária, calazar, complexo *Mycobacterium avium***), doenças auto-imunes (SLE, RA com síndrome de Felty), sarcoidose, doença sérica
Congestão	Cirrose, CHF, trombose da veia porta/esplênica, **esquistossomose**
Infiltração (benigna)	Doenças de acúmulo nos lisossomas (de **Gaucher**, de Nieemann-Pick), doenças de acúmulo de glicogênio, histiocitose X, cistos esplênicos
Neoplasia	**MPD** (**CML, AMM/MF, PV,** ET), **leucemia/linfoma** (**leucemia de células cabeludas, CLL**), mieloma múltiplo, amilóides

(**Face de medo** = causas de esplenomegalia maciça)

DISTÚRBIOS DA HEMOSTASIA

Características Clínicas das Doenças Hemorrágicas		
Aspecto	**Defeito plaquetário/vascular**	**Defeito de coagulação**
Local	Pele, membranas mucosas	Na profundidade de tecidos moles (músculos e articulações)
Lesões	Petéquias, equimoses	Hemartroses, hematomas
Sangramento	Após pequenos cortes: sim Pós-cirurgia: imediato, leve	Após pequenos cortes: raro Após cirurgia: demorado, grave

Ddx de púrpura

- Definição: púrpura *sem palidez*/lesões vermelhas devidas ao extravasamento de RBCs na derme
  a subdivisão chave é em *palpável* e *não-palpável*
- **Não-palpável** (macular; ≤ 3 mm de diâmetro = petéquias; > 3 mm = equimoses)
  distúrbio plaquetário: trombocitopenia, ↓ da função plaquetária
  tromboembolia: êmbolos por DIC, TTP, colesterol ou gordura
  fragilidade vascular: amiloidose, Ehlers-Danlos, escorbuto
  traumatismo
- **Palpável** (papular)
  vasculite: leucocitoclástica, HSP, PAN
  êmbolo infeccioso: meningococcemia, RMSF

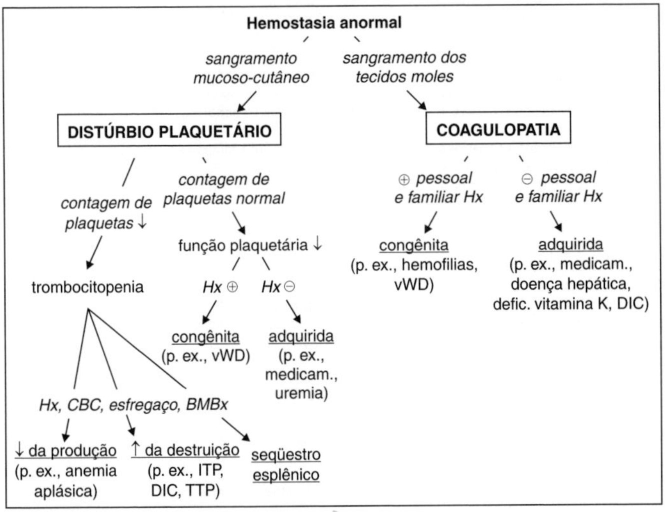

Fig. 5-3. Abordagem da hemostasia anormal

DISTÚRBIOS PLAQUETÁRIOS

TROMBOCITOPENIA

Definição

- Contagem de plaquetas < 150.000/μL

Trombocitopenia e Risco de Sangramentos	
Contagem de plaquetas (células/μL)	**Risco**
> 100.000	Sem ↑ de risco
de 50.000 a 100.000	Risco em traumatismos importantes; permite cirurgias em geral
de 20.000 a 50.000	Risco em pequenos traumatismos e cirurgias
< 20.000	Risco de sangramentos *espontâneos* (é menor em ITP)
< 10.000	Risco de sangramento grave, com ameaça à vida

Etiologias

- **↓ da produção**
  medula óssea hipocelular: anemia aplásica (ver "Anemia aplásica"), drogas (as tiazidas e o álcool podem suprimir seletivamente os megacariócitos)
  medula óssea celular: MDS, leucemia, anemia megaloblástica grave
  substituição da medula: mielofibrose, malignidades hematológicas e sólidas, granulomas
- **↑ da destruição**
  Por meios imunológicos
  Primária (idiopática): púrpura trombocitopênica imune (**ITP**, ver a seguir)
  Secundária: infecções (HIV, herpesvírus, HCV), doenças do colágeno vascular (**SLE**), síndrome dos antifosfolipídeos, distúrbios linfoproliferativos (**CLL**, linfoma), drogas (*várias,* inclusive **heparina**, quinidina e drogas com sulfas), aloimune (pós-transfusão)
  por meios não-imunológicos: MAHA (DIC, HUS, TTP), vasculite, pré-eclâmpsia e síndrome HELLP, "shunt" cardiopulmonar, IABP, hemangioma cavernosos
- **Distribuição ou combinação anormais:** por seqüestro esplênico, diluição ou hipotermia

Avaliação diagnóstica

- História e exame: especialmente medicações, infecções, condições subjacentes, esplenomegalia
- **Diferença na CBC:** trombocitopenia isolada *vs.* o envolvimento de múltiplas linhagens
- **Esfregaço periférico**
  ↑ de destruição → procurar plaquetas aumentadas, **esquistócitos**
  ↓ de produção → raramente restrita às plaquetas → procurar por **blastos**, PMNs hipersegmentados, Δs leucoeritroblásticas; eliminar **pseudotrombocitopenia** devida a agregados plaquetários

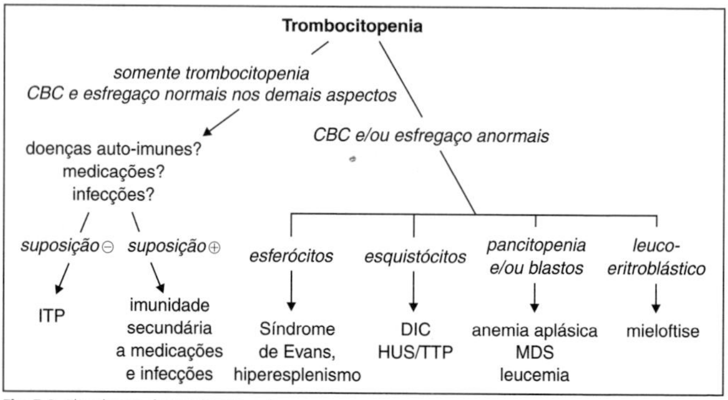

Fig. 5-4. Abordagem da trombocitopenia

- Avaliações laboratoriais adicionais conforme as indicações
  se houver anemia: ✓ contagem de reticulócitos, LDH, haptoglobinas, bilirrubinas para detectar hemólise
  se houver anemia hemolítica: ✓ PT, PTT, fibrinogênio, D-dímeros, Coombs, ANA
  bx de BM para trombocitopenia não esclarecida, especialmente quando associada à **esplenomegalia**

Púrpura trombocitopênica imune (ITP)

- Definição: a ITP diz respeito à destruição *primária* de plaquetas, por imunidade; este é *um diagnóstico por exclusão*
- Manifestações clínicas: início insidioso, de sangramento mucoso-cutâneo; mulheres:homens = 3:1
- Diagnóstico: *excluir outras etiologias*
  - CBC (geralmente ↓ isolada de plaquetas; 10% têm ITP + AIHA = Síndrome de Evan) e esfregaço periférico (macroplaquetas)
  - bx de BM: ↑ de megacariócitos; proceder em adultos com > 60 anos para excluir uma mielodisplasia
  - considerar ANA, sorologias de vírus (p. ex., HIV, EBV, hepatite)
  - *testes para anticorpos antiplaquetários não inúteis*
- Tratamento: tratar o sangramento ativo, ou levá-lo em consideração se a contagem de plaquetas for < 20.000/μL (? coexistindo riscos de sangramento, elevá-la para um valor maior)

Tratamento da ITP em Adultos		
Tratamento	**Mecanismo**	**Indicação**
Prednisona 1 a 1,5 mg/kg/d PO, diminuir em semanas	↓ do receptor de Fc em Mϕ ↓ da produção de Ab anti-plt	Rx de 1ª linha Dexametasona (40 mg PO × 4d) pode ser uma alternativa (*NEJM* 2003;349:831)
Ig anti-Rh(D) 75 μg/kg/d IV	RBCs cobertas com Ab neutralizam os receptores de Fc de Mϕ	1ª linha para recidivas; para Rh(D) Só pacientes ⊕
Transfusão de plaquetas	Sem Ig IV ou anti-Rh(D) o efeito é mínimo	Sangramento
Metilprednisolona 1 g/d IV × 3 d	O mesmo da prednisona	Sangramento
Ig IV 1 g/kg/d IV × 2 a 3 d	Bloqueia os receptores de Fc de Mϕ ↓ a produção de AB anti-plt	Sangramento Plaquetas < 5.000 apesar dos esteróides Recidivas após esteróides
Ácido aminocapróico	Inibe a ativação da plasmina	Sangramento
Rituximab	Ab anticélulas B CD20	Os dados preliminares são encorajadores
Esplenectomia	↓ a remoção das plaquetas	Recidivas após a terapia médica
Danazol	↓ a remoção das plaquetas	ITP refratária crônica
Vincristina	↓ a remoção das plaquetas	ITP refratária crônica
Azatioprina **Ciclofosfamida**	Imunossupressores ↓ a produção de Ab anti-plt	ITP refratária crônica
HSCT autólogo	Reconstituição após altas doses de imunossupressores	ITP refratária crônica (pesquisar)

(*NEJM* 2002;346:995)

- Prognóstico
  - 50 a 75% respondem a esteróides, mas, quando este é reduzido, < 20% mantêm a remissão
  - ~65% têm longo tempo de remissão com esplenectomia; a resposta à Ig IV permite prever a resposta à esplenectomia (*NEJM* 1997;336:1494)

Trombocitopenia induzida por heparina (HIT)

Revisão da Trombocitopenia Induzida por Heparina		
Característica	**Tipo I**	**Tipo II**
Mecanismo	Efeito direto da heparina	Imunológico (mediado por Ab)
Incidência	10 a 20%	1 a 3%
Início	1 a 4 dias após a heparino-terapia	Após 5 a 10 dias de heparino-terapia Pode ser antecipado, se há h/o anterior de exposição nos últimos 120 dias Pode ocorrer após a interrupção da heparina
Nadir de plaquetas	> 100.000/μL	< 50.000/μL, ↓ > 50%
Seqüelas clínicas	Nenhuma	Eventos de trombose em ~20% Complicações hemorrágicas são raras
Administração	Continuar com a heparina e observar	**Interromper a heparina** Anticoagulação alternativa

(*JACC* 1998;31:1449)

- Fisiopatologia (tipo II): o Ab se liga à heparina-PF4 → o complexo imune liga-se às plaquetas → **ativação plaquetária** com mais liberação do PF4 → os agregados de plaquetas são removidos da circulação → **trombocitopenia**; pró-coagulantes liberados pelas plaquetas e fator tissular liberado pelas células endoteliais lesadas pelos Abs da HIT → **estado pró-trombótico**

- Diagnóstico: precisa enquadrar-se em critérios clínicos e patológicos (*Annu Rev Med* 1999;50:129)
  - Clínico: trombocitopenia (plts < 150.000/μL ou ↓ a 50% da valor basal); ou trombose **venosa** (DVT, PE) ou **arterial** (isquemia dos membros, CVA, IM); ou lesões cutâneas induzidas por heparina
  - Patológico: Ab HIT ⊕ num teste funcional de agregação plaquetária (especificidade > 90%) ou em ELISA usando como substrato heparina-PF4 (sensibilidade ~90%)
- Tratamento do Tipo II (*Blood* 2003;101:31; *Archives* 2004;164:361)
  - **interromper a heparina** (*inclusive* os bombeamentos periódicos, *profilaxia com LMWH*)
  - trombose ⊕: anticoagulação alternativa (lepirudina ou argatroban), combinada com warfarin; tratar por ≥ 3 mos
  - trombose ⊖: anticoagulação alternativa até a contagem de plaquetas normalizar-se; não há consenso sobre a continuação posterior da anticoagulação

Síndrome hemolítico-urêmica (HUS) e Púrpura trombocitopênica trombótica (TTP)

- Definição: distúrbios vasculares obstrutivos com agregação sistêmica (na TTP) ou intra-renal (na HUS) da plt → trombocitopenia e lesões mecânicas das RBCs (MAHA) (*NEJM* 2002;347:589)
  - **Tríade da HUS** = trombocitopenia + MAHA + colapso renal
  - **Pentâmero da TTP** = trombocitopenia + MAHA ± Δ MS ± colapso renal ± febre
- Fisiopatologia: na maioria dos casos, a TTP é diferente da HUS (*NEJM* 1998;339:1578)
  - TTP: ↓ a atividade da protease ADAMTS13 → os multímeros maiores de vWF persistem na superfície endotelial → adesão e agregação das plaquetas circulantes → trombose
  - HUS: a toxina de Shiga liga-se às células endoteliais renais e às plaquetas, ativando-as → trombos intra-renais
- Manifestações e associações clínicas
  - HUS: geralmente em crianças; pródromo de diarréia sanguinolenta devido a *E. coli* entero-hemorrágica
  - TTP: geralmente em adultos; **drogas idiopáticas** (CsA, **gemcitabina**, mitomicina C, ticlopidina/clopidogrel), HIV, gravidez, HSCT, doença auto-imune, familiar
- Diagnóstico: trombocitopenia não esclarecida + MAHA → *suficientes para o dx*
  - **esquistócitos** ⊕, Coombs s ⊖, PT/PTT e fibrinogênio normais, D-dímeros ⊖
  - LDH ↑↑ (isquemia tissular + hemólise), ↑ de bilirr. indiretas, ↓↓ de haptoglobinas, ↑ Cr (espec. na HUS)
  - Biopsia de pele: arteríolas preenchidas com trombos plaquetários hialinos
  - Ddx: DIC, vasculite, hipertensão maligna, pré-eclâmpsia/síndrome HELLP
- Tratamento: **troca de plasma** em todos os adultos com suspeita de TTP-HUS (*NEJM* 1991;325:393) ± glicocorticóides; *as transfusões de plaquetas são contra-indicadas* → ↑ trombose microvascular

Coagulação intravascular disseminada (DIC): ver "Distúrbios da Coagulação"

DISTÚRBIOS DA FUNÇÃO PLAQUETÁRIA

Mecanismos e Etiologias das Anormalidades das Funções Plaquetárias		
Função	**Herdada**	**Adquirida**
Adesão	Bernard-Soulier; vWD	Uremia; vWD adquirida
Agregação	Afibrinogenemia Trombastenia de Glanzmann	Ticlopidina, clopidogrel, GP IIb/IIIa Disproteinemias (mieloma)
Liberação dos grânulos	Síndrome de Chediak-Higashi Síndrome de Hermansky-Pudlak	Drogas (ASA, NSAIDs); doença hepática; MPD "shunt" cardiopulmonar

Testes de função plaquetária

- Tempo de sangramento: avaliação global do funcionamento das plaquetas; *não confiável e pouco usado*
- Testes de agregação plaquetária: medem a agregação em resposta a agonistas (p. ex., o ADP)

Doença de von Willebrand vWD

- É a mais freqüente das doenças hemorrágicas hereditárias
- Função do fator de von Willebrand (vWF) = *adesivo plaquetário + transportador plasmático do fator VIII*
- Classificação da vWD hereditária
  - Tipo 1 (autossômico dominante; 70 a 80% dos casos): deficiência quantitativa parcial de vWF
  - Tipo 2 (autossômico dominante; 20 a 30% dos casos): deficiência qualitativa de vWF
  - Tipo 3 (autossômico recessivo; raro): deficiência quase completa de vWF
- vWD adquirida: associada a vários distúrbios (malignidade, auto-imunidade, hipotireoidismo, drogas) e causada por diferentes mecanismos (Abs anti-vWF, ↑ da remoção, ↓ da síntese)
- Diagnóstico: ↓ **de vWFAg,** ↓ **da atividade de vWF** (medida através do teste do co-fator ristocetina), ↓ **de fator VIII**, ± ↑ do PTT, ± ↓ de plaquetas; confirmar com **análise de multímeros do vWF**
- Tratamento
  - **Desmopressina:** ↑ a liberação de vWF das células endoteliais; a eficácia varia em função do tipo da doença → é preciso ✓ a resposta antes de usá-la contra sangramentos posteriores ou em procedimentos
  - reposição de vWF: crioprecipitado; concentrados de fator VIII ricos em vWF; vWF recombinante

COAGULOPATIAS

Anormalidades nos Testes de Detecção de Coagulopatias Hereditárias e Adquiridas			
PT	**PTT**	**Hereditária**	**Adquirida**
↑	↔	Deficiência de fator VII	Warfarin; deficiência de vitamina K; doença hepática; inibidor de fator VII
↔	↑	Hemofilias vWD	Heparina; inibidores de fatores; Ab antifosfolipídico
↑	↑	Deficiência de protrombina, fibrinogênio, fatores V e X, deficiências combinadas de fatores	Heparina + warfarin; DIC; doença hepática; inibidores de protrombina, de fibrinogênio e de fatores V e X

Testes de coagulação adicionais

- Estudos de complementação: são úteis se PT ou PTT são ↑; misturar o plasma do paciente a 1:1 com plasma normal e retes-tar
  se PT/PTT normaliza → **deficiência** de fator; se PT/PTT continua prolongado → **inibidor** de fator
- Níveis de fatores de coagulação: úteis se os testes de complementação sugerem deficiência de fator
  DIC → todos os fatores são consumidos; ∴ ↓ fatores V e VIII
  doença hepática → ↓ todos os fatores, *exceto* o VIII; ∴ fator V ↓, fator VIII normal
  deficiência de vitamina K → ↓ fatores II, VII, IX e X (e as proteínas C e S); ∴ fatores V e VIII normais
- **Triagem da DIC:** fibrinogênio (consumido); produtos de degradação da fibrina (FDPs, ⊕ por causa da intensa fibrinólise), D-dímeros (é um teste de FDP mais específico, que detecta a degradação de fibrina ligada a X)

Hemofilias (*NEJM* 1994;330:38)

- Definição: **deficiência**, ligada ao X, de **fator VIII** (hemofilia A) ou de **fator IX** (hemofilia B)
- Classificação: leve (de 5 a 25% da atividade normal do fator), moderada (de 1 a 5%) ou grave (< 1%)
- Diagnóstico: PTT ↑ (normaliza no teste de complementação), PT e vWF normais, fator VIII ou fator IX ↓
- Tratamento: concentrado de fator VIII ou de fator IX purificado ou recombinante, desmopressina (para forma leve), ácido ε-aminocapróico; fator VIIa recombinante quando há inibidores de fator (ver a seguir)

Inibidores de fatores de coagulação

- Etiologias: hemofilia (tratada com reposição do fator); no pós-parto, em distúrbios linfoproliferativos e em outras malignidades, doenças auto-imunes; o mais freqüente é o antifator VIII
- Diagnóstico: ↑ PTT (que *não* normaliza nos testes de complementação); o teste Bethesda titula o inibidor
- Tratamento: alto título → **fator VIIa recombinante**, concentrados de fator porcino, complexo protrombínico ativado; outros → fator humano de alta pureza (doses maciças para suplantar o inibidor), plasmaferese, indução de imunotolerância

Coagulação intravascular disseminada (DIC)

- Etiologias: traumatismo, choque, infecção, malignidade, complicações obstétricas
- Patogênese: ativação maciça da coagulação, que extrapola os mecanismos de controle
  tromboses na microvascularização → isquemia + anemia hemolítica microangiopática
  consumo agudo de fatores de coagulação e de plaquetas → **hemorragias**
  DIC crônica → capaz de repletar os fatores e as plaquetas → **trombose**
- Diagnóstico: ↑ PT, ± ↑ PTT, ↓ **fibrinogênio, FDP/D-dímeros** ⊕, ↓ plaquetas, ⊕ esquistócitos, ↑ LDH, ↓ haptoglobinas; DIC *crônica:* FDP/D-dímeros ⊕, plaquetas variáveis, outros testes labs normais
- Tratamento: tratar os processos subjacentes; manutenção com **FFP, crioprecipitado** (manter o fibrinogênio a > 100 mg/dL) e **plaquetas**; em sepse grave, proteína C ativada

Deficiência de vitamina K

- Etiologias: desnutrição, ↓ da absorção (supressão da flora intestinal produtora de K, por **antibiótico,** ou má absorção), doença hepática (↓ dos estoques), **warfarin**
- Diagnóstico: ↑ **PT**, ± ↑ **PTT**, ↓ dos fatores II, VII, IX, X
- Tratamento *(além de suspender a warfarin)*
  INR > 5,0, mas sem sangramento: **vitamina K** 1 a 5 mg PO (melhor do que SC, *Annals* 2002;137:251)
  Com sangramento: **vitamina K** 10 mg IV **+ FFP** 2 a 4 unidades IV q 6 a 8 h

Heparina

- Diagnóstico: ↑ **PTT**, ± ↑ PT
- Tratamento: cessar a heparina → normalização dentro de ~4 a 6 h
  hemorragia grave → **sulfato de protamina** 1 mg/100 U de heparina IV (não exceder 50 mg)
  (para transfusões, dosar a protamina para reverter 2 x a quantidade de heparina dada por hora)
- A reversão da LMWH pela protamina é **incompleta**; os inibidores diretos da trombina **não têm antídoto**

Trombolíticos

- Diagnóstico: ↓ **do fibrinogênio. FDP/D-dímeros** ⊕, ± ↑ PTT
- Tratamento de hemorragia grave: **crioprecipitado**, **FFP**, ± ácido aminocapróico

ESTADOS DE HIPERCOAGULABILIDADE

Suspeitar em pacientes de pouca idade ou que vivem em locais incomuns e têm trombose venosa ou arterial, ou em pacientes com recorrência de tromboses ou de perdas fetais, ou quando há história familiar ⊕

Condições Hereditárias de Hipercoagulabilidade			
Fator de risco	**Prevalência** (caucasianos)	**Risco de VTE**	**Comentários**
Fator V Leiden	4%	7 ×	Resistência à proteína C ativada (APC)
Mutação na protrombina	2%	2,8 ×	G20210A → ↑ o nível de protrombina
Hiper-homocisteinemia	5 a 10%	2,5 ×	Herdada ou adquirida
Deficiência de proteínas C ou S	0,3%	10 ×	Risco de necrose de pele, induzida por warfarin
Deficiência de antitrombina III	0,04%	25 ×	Pode ser relativamente heparino-resistente

	Bases Vasculares Afetadas por Condições Herdadas e Adquiridas de Hipercoagulabilidade	
	Venosos	**Venosos e arteriais**
Herdadas	Fator V Leiden Mutação na protrombina ↓ das proteína C ou S ou ATIII	? fator V Leiden + tabagismo Hiper-homocisteinemia (herdada ou adquirida) Disfibrinogenemia
Adquiridas	Estase: imobilização, cirurgia, CHF Malignidade Hormonal: OCPs, HRT, tamox Síndrome nefrótica ifeno, gravidez	Defeitos plaquetários: distúrbios mieloproliferativos, HIT, PNH Defeitos da parede vascular: vasculite, traumatismo, corpos estranhos Outros: síndrome antifosfolipídica, IBD Hiperviscosidade: policitemia vera, macroglobulinemia de Waldenström, macroglobulinemia, células falcêmicas, leucemia aguda

Avaliação diagnóstica

- Detecção da resistência à APC; teste de PCR da protrombina; testes funcionais das proteínas C e S e da AT III; nível de homocisteína; testes dos anticorpos anticardiolipina e anticoagulante de lúpus
- As proteínas C e S e a AT III podem ser afetadas por trombose aguda e anticoagulação; ∴ são mais bem avaliadas ≥ 2 semanas depois de transcorrida a anticoagulação
- Averiguação de malignidade em função da idade (⊕ em 12% dos que têm DVT "idiopática"; *Annals* 1996;125:785)

Tratamento

- Trombose com fator de risco herdado: ver "Tromboembolismo Venoso"
- Paciente assintomático com fator de risco herdado: considerar anticoagulação no aparecimento de um fator de risco adquirido

Síndrome antifosfolipídeo (SAFL) (NEJM 2002;346:752)

- Definição: ≥ 1 fator clínico e ≥ 1 fator laboratorial
- Clínicos: (qualquer) trombose ou as seguintes complicações de gestação (≥ 3 abortamentos espontâneos antes de 10 semanas ou ≥ 1 perda fetal com mais de 10 semanas ou nascimento prematuro antes de 34 semanas)
- Laboratoriais: títulos ⊕, de moderados a elevados, de anticorpos anticardiolipinas (ACL) ou anticoagulantes de lúpus (LA) em ≥ 2 ocasiões com, pelo menos, duas semanas de intervalo
- Manifestações clínicas: **DVT/PE/CVA**, **perda fetal recorrente**, **trombocitopenia**, anemia hemolítica, **livedo reticular**; **"SAFL catastrófica"** = microangiopatia trombótica aguda disseminada, com dano visceral → alta mortalidade
- Etiologias: primária (idiopática) ou secundária, devidas a **síndromes auto-imunes** (p. ex., SLE), **a malignidades**, **a infecções**, a reação a drogas
- Diagnóstico: os **anticorpos antifosfolipídicos** são classificados segundo o método de detecção
  - ACL: Ab contra a cardiolipina, um fosfolipídeo mitocondrial; a IgG é mais específica do que a IgM
  - LA: Ab que prolonga as reações de coagulação dependentes de fosfolipídeo; ∴ ↑ **PTT**, que *não* é corrigido no teste de complementação, mas é corrigido por fosfolipídeos ou plaquetas em excesso; o PT padrão não é afetado porque a reação contém muito mais fosfolipídeos
  - VDRL falso ⊕: teste de sífilis independente do treponema, no qual a cardiolipina faz parte do conjunto de Ag
- Tratamento: warfarin permanentemente após um evento de trombose; meta INR ≥ 3,0 (*NEJM* 1995; 332:993) ou 2,0 a 3,0 (*NEJM* 2003;349:1133); considerar profilaxia para ASA em pacientes asx, de alto risco (p. ex., SLE)

DISTÚRBIOS DOS LEUCÓCITOS

Neutrofilia (> 7.500 a 10.000/μL)	
Etiologia	**Comentários**
Infecção	Geralmente bacteriana; ± granulações tóxicas, corpos de Döhle
Inflamação	Queimaduras, necrose tissular, IM, PE, doença do colágeno vascular
Drogas e toxinas	Corticosteróides, β-agonistas, lítio, G-CSF; tabagismo
Estresse	Liberação de glicocorticóides e catecolaminas endógenos
Estimulação da medula	Anemia hemolítica, trombocitopenia imune
Asplenia	Cirúrgica, adquirida (células falcêmicas), congênita (dextrocardia)
Neoplasia	Pode ser 1ª (MPD) ou paraneoplásica (p. ex., carcinomas de pulmão, GI)
Reação leucemóide	> 50.000/μL + desvio à esquerda, não causado por leucemia; diferente de CML, LAP ↑

Linfocitose (> 4.000 a 5.000/μL)	
Etiologia	**Comentários**
Infecção	Geralmente viral; "linfócitos atípicos" com síndromes de mononucleose Outras: coqueluche, toxoplasmose
Hipersensibilidade	Induzida por drogas, doença sérica
Estresse	Emergências cardíacas, traumatismo, estado epiléptico, pós-esplenectomia
Auto-imune	Artrite reumatóide (grandes linfócitos granulares), timoma maligno
Neoplasia	Leucemias (ALL, CLL, outras), linfoma

Monocitose (> 500/μL)	
Etiologia	**Comentários**
Infecção	Geralmente TB, SBE, *Listeria, Brucella,* rickettsias, fungos, parasitas
Inflamação	IBD, sarcoidose, doenças do colágeno vascular
Neoplasia	Doença de Hodgkin, leucemias, MPD, carcinomas

Eosinofilia (> 500/μL)	
Etiologia	**Comentários**
Infecção	Geralmente parasitose (helmintos)
Alergia	Drogas; asma, febre do feno, eczema; ABPA
Doença do colágeno vascular	RA, síndrome de Churg-Strauss, fasciite eosinofílica, PAN
Endócrina	Insuficiência adrenal
Neoplasia	Doença de Hodgkin, CML, micoses fungóides, carcinomas
Doença ateroembólica	Síndrome de êmbolos de colesterol
Síndrome hipereosinofílica	Envolvimento de um sistema de diversos órgãos, inclusive o coração e o CNS

Basofilia (> 150/μL)	
Etiologia	**Comentários**
Neoplasia	MPD, doença de Hodgkin
Alteração na BM ou no compartimento reticuloendotelial	Anemia hemolítica, esplenectomia
Inflamação ou alergia	IBD, inflamação crônica das vias aéreas

Linfadenopatia	
Etiologia	**Comentários**
Viral	HIV, EBV, CMV, HSV, VZV, hepatite, sarampo, rubéola
Bacteriana	Generalizada (brucelose, leptospirose, TB, micobactéria atípica, sífilis) Localizada (estreptococos, estafilococos, doença da arranhadura do gato)
Fúngica e parasítica	Histoplasmose, coccídeomicose, paracoccídeomicose Toxoplasmose
Imunológica	Doença do colágeno vascular, hipersensibilidade a drogas (fenitoína), doença sérica, histiocitose X, doença de Castleman e Kawaski
Neoplasia	Linfoma, leucemia, amiloidose, carcinoma metastático
Outras	Sarcoidose, doenças de acúmulo de lipídeos
Fatores a favor da biopsia	Idade (> 40), tamanho (> 2 *vs* < 1 cm^2), localização (sempre anormal quando é supraclavicular), duração (> 1 mês) A consistência (solidez *vs.*elasticidade *vs.* maciez) e a flacidez não são confiáveis

TERAPIA TRANSFUSIONAL

Hemoderivados	
Produto	**Indicações e comentários**
Papa de hemácias (PRBC)	Hb < 7 g/dL *ou* nível maior (p. ex., < 10 g/dL) e sangramento ativo, isquemia coronariana, co-morbidades cardíaco/pulmonares, idade avançada (*NEJM* 1999;340:409 e 2001;345:1230). 1 U de PRBC → ↑ Hb em ~1 g/dL
Plaquetas (plts)	Plts < 10.000/µL ou < 20.000/µL em infecção ou ↑ do risco de hemorragia *ou* < 50.000/µL em sangramento ativo ou pré-procedimento. *Contra-indicadas* quando TTP/HUS, HELLP, HIT. A condição refratária causada por *aloimunização* pode demandar plts HLA-compatíveis. 6 U → ↑ a contagem de plts em ~ 30.000/µL
Plasma fresco congelado (FFP)	Contém todos os fatores de coagulação. Para hemorragias devidas à deficiência de diversos fatores de coagulação (p. ex., DIC, TTP/HUS, doença hepática, excesso de heparina, diluição) *ou* se PT > 17 s no pré-procedimento
Crioprecipitado	Rico em fibrinogênio, vWF, VIII e XIII. Para hemorragias em vWD, deficiência de fator XIII ou se fibrinogênio < 100 mg/dL
Irradiado	Evita a proliferação de células T do doador no receptor. Para pacientes imunodeficientes/imunodeprimidos em risco de GVHD
CMV-negativo	Gestantes CMV-soronegativas, candidatos/receptores de transplantes e pacientes com SCID. Todos os pacientes com AIDS
Leuco-reduzido	As WBCs causam aloimunização por HLA e febre (liberação de citocinas) e portam CMV. Para pacientes transfundidos cronicamente, potenciais receptores de transplante, histórico de reação febril não-hemolítica à transfusão, nos casos em que derivados CMV-negativos são desejáveis, mas indisponíveis
Plasmaferese e citaferese	Remove substâncias de alto peso molecular (p. ex., crioglobulinemia, Goodpasture, Guillain-Barré, síndrome da hiperviscosidade, TTP) ou células (p. ex., leucemia com hiperleucocitose, trombocitose sintomática, síndromes de células falcêmicas) do plasma
Imunoglobulina intravenosa (IVIg)	IgG polivalente de > 1.000 doadores. Para profilaxia pós-exposição (p. ex. HAV), certos distúrbios auto-imunes (p. ex., ITP, Guillain-Barré) hipogamaglobulinemia congênita ou adquirida (p. ex., CLL)

Complicações em Transfusão			
Não-infecciosas	**Risco (por unidade)**	**Infecciosas**	**Risco (por unidade)**
Febril	1:100	CMV	comum
Alérgica	1:100	Hepatite B	1:220.000
Hemolítica lenta	1:1.000	Hepatite C	1:1.600.000
Hemolítica aguda	< 1:250.000	HIV	1:1.800.000
Hemolítica fatal	< 1:100.000	Bactérias (PRBCs)	1:500.000
TRALI	1:5.000	Bactérias (plaquetas)	1:12.000

(*NEJM* 1999;340:438; *JAMA* 2003;289:959)

Reações à transfusão

- Em qualquer reação (exceto em alergias mínimas): **suspender a transfusão**; enviar os hemoderivados remanescentes e uma amostra de sangue recém-colhida para o banco de sangue
- **Hemolítica aguda:** febre, hipotensão, dor nos flancos, colapso renal < 24 h após a transfusão
  Devido à incompatibilidade de ABO → anticorpos pré-formados contra as RBCs do doador
  Tratamento: vigorosos IVFs, manter UOP com diuréticos, manitol ou dopamina
- **Hemolítica retardada:** geralmente é menos grave do que a hemolítica aguda; 5 a 7 dias após a transfusão
  Devido a aloanticorpos não-detectados, contra antígenos menores → resposta anamnésica
  Tratamento: geralmente é necessária uma terapia inespecífica; o dx é importante para futuras transfusões
- **Não-hemolítica febril:** febre e rigidez de 0 a 6 h após a transfusão
  Devido a anticorpos contra WBCs e citocinas de células, do doador, liberadas nos hemoderivados
  Tratamento: acetaminofen ± meperidina; excluir infecção e hemólise
- **Alérgicas:** urticária; raras **anafilaxias:** broncoespasmo, edema de laringe, hipotensão
  Reação a proteínas plasmáticas no hemoderivado; a anafilaxia geralmente é observada em pacientes com deficiência de IgA que tenham anticorpos anti-IgA
  Tratamento: da urticária → difenidramina; da anafilaxia → epinefrina ± glicocorticóides
- **Lesão pulmonar aguda relacionada à transfusão** (TRALI): edema pulmonar não-cardiogênico
  Devido a anticorpos do doador que se ligam às WBCs do receptor, que se agregam na vascularização do pulmão e liberam mediadores que causam aumento da permeabilidade capilar
  Tratamento: ver "ARDS"

DISTÚRBIOS MIELOPROLIFERATIVOS (MPD)

Expansão clonal de células-troncos hematopoéticas multipotentes → ↑ em ≥ 1 elemento do sangue periférico

POLICITEMIA VERA (PV)

Definição

- ↑ na massa das RBC ± ↑ de granulócitos e de plaquetas em ausência de estímulo fisiológico

Etiologias da eritrocitose

- ↑ *relativo* das RBC (↓ de plasma): desidratação; eritrocitose de "estresse" (síndrome de Geisböck)
- ↑ *absoluto* das RBC: 1º (PV, outras MPD) ou 2º devido à **hipoxia**; **carboxiemoglobinemia**; **eritropoetina inapropriada** (tumores renais, hepáticos, cerebelares); síndrome de Cushing

Manifestações clínicas

- Sintomas
  - **hiperviscosidade** (eritrocitose): cefaléia, vertigens, tinido, visão turva
  - **trombose** (hiperviscosidade, trombocitose): TIA/CVA; Budd-Chiari; eritromelalgia = queimação intensa, dor e eritema das extremidades, devido a trombos em microvasos
  - **sangramentos** (função plaquetária anormal): equimoses fáceis, epistaxes, sangramentos GI
  - ↑ da histamina dos basófilos → **pruridos**, úlceras pépticas; ↑ de ácido úrico (ciclo celular) → gota
- Sinais: **pletora, esplenomegalia,** hipertensão, ingurgitamento das veias da retina

Avaliação diagnóstica

- ✓ a Epo para excluir causas secundárias de eritrocitose; se a Epo ↓, a PV é provável, se a epo ↑, ✓ S_aO_2 ou P_aO_2, carboxiemoglobina
- ± ↑ de WBC, plaquetas, basófilos; ↑ ácido úrico, fosfatase alcalina leucocitária, vitamina B_{12}
- Esfregaço periférico → sem anormalidades morfológicas; bx de BM → BM hipercelular, geralmente com hiperplasia de megacariócitos; ↓ das reservas de ferro; ausência de cromossoma Filadélfia

Tratamento

- **Flebotomia** para um grau moderado de deficiência de Fe → Hct < 45% (homens) e < 42% (mulheres)
- **ASA em baixas doses** para todos os pacientes (*NEJM* 2004;350:114)
- Adicionar **hidroxiuréia** se o risco de trombose for elevado (isto é, idade ≥ 60, trombose prévia)
- **Anagrelide**, se houver trombocitose sintomática (plt > 1,5 × 10^6/μL)
- Manutenção: alopurinol (gota), H_2-bloqueadores/anti-histamínicos (pruridos)

Prognóstico

- Sobrevida mediana de 9 a 12 anos, havendo transformação de 2% dos casos em leucemia aguda
- Em 15% dos casos ocorre metaplasia mielóide pós-PV (fase de consumo), geralmente depois de 10 anos

TROMBOCITOSE ESSENCIAL (ET)

Definição

- ↑ de plaquetas (> 600.000/μL), ± ↑ de RBC e granulócitos

Etiologias da trombocitose

- 1ª = ET ou outra MPD; síndromes mielodisplásicas (síndrome 5q)
- 2ª = **trombocitose reativa:** inflamação (RA, IBD, vasculite), infecção, hemorragia aguda, deficiência de ferro, pós-esplenectomia, neoplasias (especialmente doença de Hodgkin)
- Dos pacientes com plt > 10^6/μL, < 1 em 6 terá ET

Manifestações clínicas (ver "Policitemia Vera")

- Trombose com eritromelalgia, sangramentos, pruridos; leve esplenomegalia

Avaliação diagnóstica

- Esfregaço periférico → plaquetas grandes e hipogranulares
- bx de BM → hiperplasia dos megacariócitos; ausência de cromossoma Filadélfia e de fibrose do colágeno; reservas de ferro normais

Tratamento da ET			
Risco	**Características**	**ASA em dose baixa**	**Citorredução**
Baixo	Idade < 60 *e* sem histórico de trombose *e* plt < 1,5 × 10^6/μL *e* sem fatores de risco CV	Considerar para sintomas vasomotores	Não
Int.	Risco nem alto, nem baixo	±	Considerar se plt > 1,5 × 10^6/μL
Alto	Idade ≥ 60 *ou* com histórico de trombose	⊕	**Anagrelide** ou **hidroxiuréia** (*NEJM* 1995;332:1132) Meta de plt < 400.000/μL

Prognóstico

- A sobrevida total é semelhante à da população controle, com uma taxa baixa de transformação em PV, AMM/MF ou leucemia aguda; ∴ os pacientes de baixo risco (ver a seguir) não necessitam de tratamento

METAPLASIA MIELÓIDE AGNOGÊNICA COM MIELOFIBROSE (AMM/MF)

Definição

- Mieloproliferação clonal com fibrose medular de reação e hematopoese extramedular

Etiologias da mieloftise (substituição da medula)

- 1ª = metaplasia mielóide agnogênica com mielofibrose; metaplasia mielóide pós-PV/ET
- 2ª = malignidades hematológicas (p. ex., leucemia, MDS) ou metastáticas (p. ex., mama, próstata)
  distúrbios do colágeno vascular (p. ex., SLE)
  toxinas (p. ex., benzeno, radiações)
  granulomas de infecção (p. ex., TB, fungos) ou sarcóide
  doenças de depósito (p. ex., síndrome de Gaucher)

Manifestações clínicas (*NEJM* 2000;342:1255)

- Eritropoese ineficiente → anemia; hematopoese extramedular → **esplenomegalia "gigante"** (dor abdominal, pronta saciedade) ± hepatomegalia
- Massa tumoral e ↑ do ciclo celular → fadiga, perda de peso, febre, sudorese

Avaliação diagnóstica

- Anemia, com contagens variáveis de WBC e plaquetas
- Esfregaço periférico → **"leucoeritroblástico"** (**células em forma de gota**, RBCs nucleadas, WBCs imaturas); plaquetas grandes anormais
- BM aspirada → **"orifício seco"**; bx de BM → **fibrose intensa**, reposição com reticulina e colágeno

Tratamento

- Cura apenas potencial, através de HSCT alogênico → considerar para pacientes jovens com mau prognóstico
- Tratamento de manutenção: **transfusões**; andrógenos e epo têm benefícios incoerentes; esplenectomia em casos de contagens sangüíneas refratárias a transfusões ou de esplenomegalia dolorosa
- Hidroxiuréia quando houver leucocitose ou trombocitose significativas

Complicações e prognóstico

- Sobrevida média de ~5 anos; a transformação em AML ocorre numa taxa de ~8%/ano
- O pior prognóstico é quando Hb < 10 g/dL ou quando WBC > 30.000/μL ou WBC < 4.000/μL

LEUCEMIA MIELOGÊNICA CRÔNICA

ver "Leucemia"

LEUCEMIA

LEUCEMIA AGUDA

Definição

- Proliferação clonal de precursor hematopoético com ↓ da capacidade de diferenciar-se em elementos maduros → ↑ de blastos na medula óssea e na periferia → ↓ RBCs, plaquetas e neutrófilos
- Denominada leucemia mielogênica aguda (AML) ou leucemia linfocítica aguda (ALL) em função de o clone maligno ser, respectivamente, da linhagem **mielóide** ou da **linfóide**

Epidemiologia e fatores de risco

- AML: ~10.500 casos/ano; mediana da idade de 65 anos; > de 80% dos casos de leucemia aguda em adultos
- ALL: ~3.600 casos/ano; mediana da idade 10 anos; é bimodal, com o pico 2º em idosos
- Ambiental: **radiação, quimioterapia** (agentes alquilantes e inibidores de topoisomerase), benzeno, tabagismo
- Doenças hematopoéticas adquiridas: MPD (especialmente CML), MDS, anemia aplásica, PNH
- Herdadas: Down e Klinefelter, anemia de Fanconi, síndrome de Bloom, ataxia telangiectasia

Manifestações clínicas

- Citopenias → **fadiga** (anemia), **infecção** (neutropenia), **hemorragia** (trombocitopenia)
- As mais comuns na **AML:**
  - **leucostasia** (observada quando WBC > 100.000/μL): oclusão da microcirculação → hipoxemia local e hemorragia → cefaléia, visão turva TIA/CVA, dispnéia, hipoxia; averiguar *retinopatia por hiperviscosidade* (ingurgitação vascular, exsudação, hemorragia)
  - DIC (especialmente no subtipo M3)
  - infiltração leucêmica da pele, gengiva (especialmente pelos subtipos monocíticos de M4 e M5)
  - cloroma: tumor extramedular de células leucêmicas, virtualmente localizado em qualquer lugar
- As mais comuns na **ALL:**
  - dor nos ossos, linfadenopatia, hepatosplenomegalia (também observada na AML monocítica)
  - envolvimento do CNS (~ 15%): neuropatias cranianas, náuseas e vômitos, cefaléia, massa no mediastino anterior (especialmente na ALL por células T)
  - Síndrome da lise tumoral (ver "Emergências Oncológicas")

Avaliação diagnóstica

- **Esfregaço periférico:** anemia, trombocitopenia, WBC variável (50% apresentam ↑ de WBC e 50% apresentam WBC normais ou ↓) + **blastos** circulantes (observados em > 95%)
- **Medula óssea:** hipercelular, sendo que ≥ 30% (critério da FAB) ou ≥ 20% (critério da OMS) são blastos
  estudos de morfologia, citoquímica, citogenética, citometria de fluxo e moleculares
- Desarranjo eletrolítico: ↑ UA, ↑ LDH,↑ K, ↑ PO_4, ↓ Ca pelo ciclo celular rápido, lise do tumor
- Estudos da coagulação para eliminar DIC: PT, PTT, fibrinogênio, D-dímeros
- Punctura lombar em *todos* os pacientes ALL (o CNS é um local intocável) e nos pacientes AML com sintomas de CNS
- CXR; TTE se houver uma história cardíaca prévia ou uso prévio de antraciclinas
- **Identificação do HLA** do paciente, seus irmãos e pais como candidatos potenciais a HSCT alogênicos

LEUCEMIA MIELOGÊNICA AGUDA (AML)

Classificação (*NEJM* 1999;341:1051)

- Características usadas para confirmar uma linhagem mielóide e subclassificar a AML, para orientar o tratamento:
  - morfologia: ⊕ **grânulos**, ± **bastões de Auer** (inclusões eosinófilas aciculares)
  - citoquímica: ⊕ **mieloperoxidase** (MPO) (ou Sudan negro) e/ou **esterase inespecífica** (NSE); a classificação da FAB utiliza a citoquímica e a morfologia (ver a seguir)
  - fenótipo imunológico: o CD13 e o CD 33 são antígenos mielóides; o CD41 ⊕ está associado ao M7
  - citogenética: importante para prognóstico, p. ex., a t(15;17) está associada ao subtipo M3

Classificação da AML segundo a FAB				
Subtipo	**Freq.**	**Nome usual**	**MPO**	**NSE**
M0	< 5%	Minimamente diferenciado	–	–
M1	20%	Mieloblástico sem maturação	±	–
M2	25%	Mieloblástico com maturação	⊕	–
M3	10%	Promielocítica (APML)	⊕⊕	–
M4	20%	Mielomonocítica; M4Eo = variante eosinofílica	±	⊕
M5	20%	Monocítica	–	⊕
M6	5%	Eritroleucemia	±	–
M7	< 5%	Megacarioblástica	–	–

Classificação da AML segundo a OMS	
Subtipo	**Exemplos**
Com anormalidades genéticas recorrentes	Anomalias t(8;21); inv(16); t(15;17); 11q23
Com displasia em diversas linhagens	Com ou sem antecedentes de MDS ou de MPD
Quanto à terapia	Agentes alquilantes ou inibidores de topoisomerases
Não classificadas	Outras entidades, como estão definidas no sistema FAB

Tratamento

- **Quimioterapia de indução:** "3+7" = idarubicina/daunorrubicina × 3 d e citarabina × 7 d
- ✓ para remissão completa (CR) = as contagens periféricas e a composição celular da BM são normais, BM com < 5% de blastos
  CR ≠ de cura; ∴ sempre f/u indução com **Rx de consolidação**
- CR ⊕ → terapia de consolidação baseada na estratificação do risco; quimioterapia *ou* HSCT alogênico *ou* autólogo (*NEJM* 1995;332:217, *Lancet* 1998;351:700, *NEJM* 1998;339:1649)
  o HSCT alo é indicado para pacientes mais jovens, com citogenética de alto risco e um doador compatível
- CR ⊖ ou relapso, após a CR → HSCT alogênico ou autólogo ou quimioterapia de socorro
- Subtipo M3 = APML: biologicamente diferente; responde ao **"pool" do ácido transretinóico (ATRA)**, que induz a diferenciação; a adição diária, PO, de ATRA à quimioterapia de indução melhora o resultado; na AML, tanto os não tratados quanto os M3 refratários respondem também ao arsênico
- Tratamento de manutenção: hidratação + alopurinol na profilaxia de lise de tumor; correção dos eletrólitos; transfusões ± eritropoetina e G-CSF; antibióticos contra a febre e a neutropenia; hidroxiuréia ± leucoferese, para a leucostasia

Prognóstico

- 60 a 80% alcançam a CR; as taxas de *cura* chegam até 40 a 60% com químio ou HSCT (mas < 15% quando idade > 60)
- Fatores de um mau prognóstico: **idade > 60**, citogenética desfavorável (p. ex., monossomia ou deleção dos cromossomas 5 ou 7, cariótipo complexo), um baixo escore de desempenho, se é 2ª a MDS/MPD
- O APML é o subtipo mais favorável por causa de sua resposta à ATRA

LEUCEMIA LINFOCÍTICA AGUDA (ALL)

Classificação (*NEJM* 1998;339:605)

- Características usadas para excluir a linhagem mielóide e subclassificar a ALL para orientar o tratamento:
  morfologia: *sem grânulos*
  citoquímica: desoxinucleotídeo-transferase terminal (TdT) ⊕ em 95% dos casos de ALL
  fenótipo imunológico: com base em marcadores da maturação das células B e T (ver a seguir)
  citogenética: t(9;22) = cromossoma Filadélfia (Ph) em ~ 25% dos adultos com ALL
- Os subtipos de FAB, com base na morfologia (células L1 = pequenas, L2 = grandes e L3 = indiferenciadas), geralmente não se correlacionam às entidades clinicopatológicas; ∴ não são clinicamente úteis
- A imunoistoquímica consegue distinguir 3 grandes entidades, que são reconhecidas pela classificação OMS/REAL das malignidades linfóides (ver "NHL")

Classificação Imunofenotípica da ALL				
Tipo	**Freq. (adultos)**	**Subtipo FAB**	**Designações OMS/REAL**	**Imunoistoquímica**
Céls. pré-B	75%	L1, L2	Precursora de células B ALL/Linfoma	TdT ⊕, CD19 ⊕; CD10 variável, CD20
Céls. T	20%	L1, L2	Precursora de células T ALL/Linfoma	TdT ⊕, fosfatase ácida ⊕, CD10 ⊖, Ag de céls. T ⊕ (p. ex., CD7)
Céls. B	5%	L3	Linfoma de Burkitt	TdT ⊖, Ig de superfície ⊕

Tratamento

- **Quimioterapia de indução:** por exemplo, ciclofosfamida, daunorrubicina, vincristina, prednisona (≈ CHOP), ± asparaginase
- **Profilaxia do CNS:** MTX **intratecal** ± irradiação craniana *ou* MTX sistêmico
- Opções de **terapia pós-remissão:**
  quimioterapia de consolidação/intensificação, seguida por manutenção da quimioterapia
  químio de altas doses com alo ou auto-HSCT; benéfica para sobrevida de pacientes de alto risco com alo HSCT
- Se recidiva → quimioterapia *vs.* HSCT alogênico ou autólogo
- Terapias emergentes: imatinib para ALL Ph ⊕; Abs monoclonais contra-antígenos linfóides

Prognóstico

- A CR é alcançada em > 90% das crianças, 60 a 80% dos adultos
- São preditores de bons resultados: pouca idade, WBC < 30.000/μL, fenótipo imunológico com células T, ausência do cromossoma Ph ou da t(4;11), alcançar a CR logo
- Fatores de bom prognóstico → taxa de cura de 50 a 70%; fatores de mau prognóstico → taxa de cura de 10 a 30%

LEUCEMIA MIELOGÊNICA CRÔNICA (CML)

Definição (*NEJM* 1999;340:1330)

- **Distúrbio mieloproliferativo** com superprodução de células mielóides capazes de se diferenciar
- **Cromossoma Filadélfia** (Ph) = t(9;22) → fusão **Bcr-Abl** → ↑ da atividade de Abl quinase

Epidemiologia e fatores de risco

- ~ 4.300 novos casos/ano nos EUA; mediana da idade ~ 50 na apresentação; são 15% das leucemias de adultos
- ↑ de risco com radiação; relação com drogas citotóxicas não esclarecidas

Manifestações clínicas

- Curso clínico trifásico; 85% apresentam-se na fase crônica
- **Fase crônica** (~3 a 4 anos): freqüentemente asx, mas fadiga, mal-estar, perda de peso, sudorese noturna, plenitude abdominal (**esplenomegalia,** 50%) são características comuns
- **Fase acelerada:** leucocitose refratária e agravamento de sintomas → febre, perda de peso, esplenomegalia progressiva, dor nos ossos, sangramentos, infecções, pruridos (basofilia)
- **Fase blástica:** ≈ leucemia aguda → sintomas constitucionais graves, infecção, sangramentos e **leucostasia** (ver "Leucemia Aguda")

Avaliação diagnóstica

- **Esfregaço periférico: leucocitose** (freqüentemente, > 100.000/µL), desvio à esquerda, sendo encontradas *todas as fases de maturação*; anemia, trombocitose, basofilia; < 5% de blastos (fase crônica)
- **Medula óssea:** hipercelular, ↑ da relação de mielóides por eritróides, < 5% de blastos (fase crônica)
- Fase acelerada: leucocitose refratária à terapia; mielofibrose progressiva da BM
- Fase de blastos: leucemia aguda com ≥ 20 a 30% de blastos no sangue periférico ou na BM e infiltrações leucêmicas extramedulares; 25% linfóides, 75% mielóides ou indiferenciadas
- **↓ da fosfatase alcalina leucocitária (LAP)**
- A detecção do **cromossoma Filadélfia** ou do produto de Bcr-Abl é necessária por causa do dx de *CML atípica* (Filadélfia-negativo): ~ 5% têm características clínicas de CML, não têm Bcr-Abl e respondem mal à terapia, com ↓ da sobrevida; provavelmente é uma entidade diferente, relacionada à MDS

Tratamento (*NEJM* 2003;349:1451)

- O **HSCT alogênico** é a única terapia curativa e deve ser oferecida aos bons candidatos, que tenham doadores compatíveis e estejam na fase crônica
- O **imatinib**, um inibidor seletivo da tirosinoquinase de Bcr-Abl é a terapia médica de primeira linha com as taxas de resposta significativamente mais elevadas (68% de resposta citogenética completa, dos quais, 57% de com 3 log de ↓ de trânscritos de Bcr-Abl) do que os padrões anteriores de IFN + ara-C, mas a duração da resposta é desconhecida (*NEJM* 2003;348:994 e 1423)
  - é ativo nas fases crônica, acelerada e blástica
  - a resistência ao imatinib está associada à mutação ou amplificação de Bcr-Abl
- Hidroxiuréia ± leucoferese para uma rápida ↓ da contagem de WBC e paliação dos sintomas
- Falha de resposta ao imatinib → se o indivíduo for candidato, fazer alo-HSCT *vs.* hidroxiuréia *vs.* experimental
- Fase acelerada ou fase blástica → fazer alo-HSCT, se conseguir atingir a fase crônica através de terapia médica

Prognóstico

- As estatísticas disponíveis refletem o manejo usado nas fases anteriores só imatinib
- A mediana da sobrevida geral é de 4 a 6 anos; < 1 ano na fase acelerada; meses, na fase blástica
- Sobrevida de 5 anos = 60 a 80% dos que fazem alo-HSCT em fase crônica
- Fatores de mau prognóstico = idade ↑, contagem de plaquetas ↑, tamanho do baço ↑ e ↑ da porcentagem de blastos

LEUCEMIA LINFOCÍTICA CRÔNICA (CLL)

Definição (*NEJM* 1995;333:1052)

- Acúmulo monoclonal maligno de linfócitos B maduros, imunologicamente não-competentes
- A CLL e o linfoma de linfócitos pequenos (SLL) são a mesma doença, em etapas diferentes

Epidemiologia e fatores de risco
- ~ 7.300 novos casos/ano; a mediana de idade ao dx é de 65 anos; é a leucemia mais freqüente no adulto
- Há ↑ de incidência em consangüíneos de 1º grau; não há associação reconhecida com radiação, produtos químicos ou drogas

Manifestações clínicas

- Sintomas: **freqüentemente assintomática,** e identificada quando uma CBC revela uma linfocitose; 10 a 20% apresentam fadiga, mal-estar, sudorese noturna, perda de peso (isto é, os sintomas do linfoma "B")
- Sinais: **linfadenopatia** (80%) e **hepatoesplenomegalia** (50%)
- **Anemia hemolítica auto-imune** (AIHA) ou **trombocitopenia** (ITP)
- Hipogamaglobulinemia ± neutropenia → suscetibilidade a **infecções**
- Colapso da medula óssea
- Gamopatia monoclonal em ~5%
- Transformação agressiva: ~5% desenvolvem a **síndrome de Richter** = transformação em linfoma de alto grau (geralmente DLBCL) e uma deterioração clínica súbita

Avaliação diagnóstica (ver "Linfoma" quanto a uma abordagem geral)

- **Esfregaço periférico: linfocitose** (> 5.000/μL, células pequenas, com aparência de maduras)
  células **"manchadas"** pelos danos causados por cisalhamento ou pela preparação do esfregaço
- **Medula óssea:** normal ou hipercelular; com infiltrações dos pequenos linfócitos de células B (≥ 30%)
- **Linfonodos:** infiltrados com pequenas células linfocíticas ou pequenas células clivadas, difusas = SLL
- **Citometria de fluxo:** níveis extremamente baixos de Ig de superfície (sIg); ⊕ para ≥ 1 antígeno de células B; CDS ⊕

Estágios da CLL

Sistema Rai		Sobrevida média	Sistema Binet	
Estágio	**Descrição**		**Descrição**	**Estágio**
0	*Só* linfocitose	> 10 anos	< 3 áreas de nodos	A
I	Linfadenopatia ⊕	7 anos	> 3 áreas de nodos	B
II	Hepatoesplenomegalia ⊕			
III	Anemia (não-AIHA) ⊕	1 a 2 anos	Anemia ou trombocitopenia	C
IV	Trombocitopenia (não-ITP) ⊕			

Tratamento (*NEJM* 2000;343:1799)

- O tratamento é *paliativo* → em fases iniciais a doença pode ser acompanhada sem terapia específica
- Indicações para o tratamento antileucêmico: Estágios Rai III/IV, Estágio Binet C, sintomas da doença, doença progressiva, AIHA ou ITP refratárias a esteróides, infecções recorrentes
- Tratamento inicial: a sobrevida geral é semelhante ao uso isolado de cada um dos agentes disponíveis
  fludarabina (maior taxa de resposta) ou clorambucil (mais bem tolerado) (*NEJM* 2000;343:1750)
  ± Ab monoclonais contra CD20 (rituximab) ou CD52 (alemtuzumab)
- Radiação contra os sintomas da compressão causada por massas linfóides volumosas
- Esplenectomia quando há esplenomegalia avançada e citopenias refratárias
- O papel dos HSCTs autólogos e alogênicos está em estudo
- Tratamento de manutenção
  corticóides para AIHA e ITP
  Ig IV para infecções recorrentes importantes

LINFOMA

Definição

- Distúrbio maligno das células linfóides, predominantemente oriundo dos tecidos linfóides
- A **doença de Hodgkin** (HD) distingue-se do **linfoma não-Hodgkin** (NHL) pela presença das **células de Reed-Sternberg** (RS)

Manifestações clínicas

- **Linfadenopatia**
  HD: de superfície não-flácida (geralmente **cervical/supraclavicular**) ± linfadenopatia mediastinal; doença **nodal**, com **disseminação, anatomicamente ordenada**, para os nodos adjacentes
  NHL: linfadenopatia difusa, não-flácida; doenças **nodal e extranodal**, com **disseminação não- contígua**; os sintomas refletem os locais envolvidos (plenitude abdominal, dor nos ossos)
- Sintomas constitucionais ("B"): **febre** (> 38°), **sudorese**, **perda de peso** (> 10% em 6 mos)
  HD: a febre periódica, recorrente, é chamada "Pel-Ebstein"; 10 a 15% têm pruridos
  NHL: os sintomas "B" são mais raros do que na HD

Avaliação diagnóstica e estagiária

- História: documentar os sintomas "B"
- Exame físico: linfonodos, tamanhos do fígado/baço, anel de Waldeyer; testículos (1% dos NHL), pele
- Patologia: **bx com excisão de linfonodo** (a arquitetura circundante é necessária, ∴ *raramente* a FNA é suficiente) com identificação do fenótipo imunológico e citogenética; **bx de BM** (exceto no estágio clínico IA/IIA da HD, com características favoráveis); LP, se houver suspeita de envolvimento clínico do CNS
- Testes laboratoriais: CBC, BUN/Cr, LFTs, ESR, LDH, ácido úrico, Ca, albumina; para NHL acrescentar β_2-microglobulina e SPEP; considerar HIV, HBV, HCV, HTLV, EBV, doenças do tecido conjuntivo
- Imagens: **tórax/abdome/CT pélvica** (mas não detectam com segurança o envolvimento de baço/fígado) ∴ é necessária uma 2ª modalidade: exames com **gálio** ou PET
  CT de cabeça e exames de ossos, com base em suspeitas clínicas
  não se usa mais a laparotomia por estágios
- O sistema de estágios de Ann Arbor foi desenvolvido para HD e pode ser usado para NHL. Entretanto, o grau é mais importante em NHL porque ~ 90% apresentam-se em estágio avançado

Sistema de Estágios de Ann Arbor	
Estágio	**Características**
I	Uma única região de linfonodos (LN)
II	≥ 2 regiões de LN, do mesmo lado do diafragma
III	Regiões de LN em ambos os lados do diafragma
IV	Envolvimento disseminado de um ou mais órgãos extralinfáticos
Modificadores: A = assintomático; B = febre, sudorese noturna ou perda de peso X = doença de volume; E = envolvimento de uma única área extranodal contígua	

DOENÇA DE HODGKIN (HD)

Epidemiologia e fatores de risco

- ~7.500 casos/ano; distribuição bimodal (de 15 a 35 e com > 50 anos); predomin. em homens;? papel em EBV

Patologia

- Os nodos afetados apresentam uma pequena quantidade de células RS (< 1%), em um ambiente de células não-neoplásicas
- As células RS clássicas têm núcleo bilobado e nucléolos proeminentes, circundados por um espaço claro ("olhos de coruja"). Atualmente sabe-se que as células RS são **células B clonais**

Classificação Histológica de Rye para a HD Clássica		
Tipo	**Freq.**	**Características histológicas e clínicas**
Predominância de linfócitos	5%	Linfócitos abundantes de aparência normal; LAN mediastínica rara; predominância masculina; bom prognóstico
Esclerose nodular	60 a 80%	Bandas de colágeno; LAN mediastínica freqüente; adultos jovens; predominância feminina; geralmente nos estágios I/II ao dx
Celularidade mista	15 a 30%	Pleomórfica; idade avançada; predominância masculina; ≥ 50% nos estágios III/VI à apresentação; prognóstico intermediário
Depleção de linfócitos	< 1%	Fibrose difusa e grande número de células RS; pacientes masculinos mais velhos; disseminada ao dx; observada em HIV; pior prognóstico

Tratamento (*Lancet* 2003;361:943)

- Estágios I e II: 4 a 6 ciclos de ABVD (doxorrubicina = adriamicina, bleomicina, vimblastina, dacarbazina) seguidos de irradiação do campo envolvido; entretanto, a irradiação ↑ o risco de uma 2ª malignidade posterior e seu benefício não está bem esclarecido (*NEJM* 2003;348:2396)
- Estágios III e IV: continuar a ABVD por mais 2 ciclos após a obtenção da melhor resposta (no mínimo 6 ciclos), com irradiação se a doença apresentar volume e/ou regressão incompleta. Um regime envolvendo ↑ da dose de BEACOPP (bleomicina, etoposida, doxorrubicina, ciclofosfamida, vincristina, procarbazina e prednisona) obtém uma sobrevida de 5 anos em > 90% dos pacientes com doença avançada (*NEJM* 2003;348:2386).
- Doença recidivada: quimioterapia ou quimioterapia em altas doses mais HSCT autólogo

Prognóstico

- Sobrevivência a longo prazo: doença limitada → ~80%; doença avançada → 50 a 70% (quando há sintomas "B") ou > 75% (sem sintomas "B")
- **Malignidades secundárias: leucemia aguda**, NHL, câncer pulmonar (relacionado à irradiação ou à quimioterapia), câncer de mama (radiação com campos em "manta")

LINFOMA NÃO-HODGKIN (NHL)

Epidemiologia e fatores de risco

- ~53.000 novos casos/ano; mediana da idade ao diagnóstico ~ 65 anos; predominância em homens
- ↑ da incidência desde a década de 1950, atribuída, em parte, à epidemia de HIV
- Condições associadas: imunodeficiência (p. ex., HIV, pós-transplante); distúrbios auto-imunes (p. ex., Sjögren, RA, SLE); infecções (p. ex., EBV, HTLV-I, *H. pylori*)
- Burkitt: (1) endêmico ou africano (massa mandibular, 80 a 90% relacionados com o EBV); (2) esporádico ou americano (20% relacionados com o EBV); (3) relacionado com o HIV

Sistemas de Classificação OMS/REAL	
Agressividade	**Linfomas** (90% de céls. B, 10% de céls. T ou céls NK)
Indolente (35 a 40% de NHL)	**linfoma folicular** **linfoma linfocítico pequeno (SLL)/CLL de céls. B** mieloma de células plasmáticas, linfoma da zona marginal (inclui MALT), linfoma das células de cobertura, linfoma linfoplasmacítico (= Waldenström), leucemia de células cabeludas, tumores de células T/células NK (micoses fungóides, leucemia das células T grandes linfócitos granulares, leucemia das células T pró-linfocíticas, leucemia das células NK grandes linfócitos granulares)
Agressiva (~50% de NHL)	**linfoma difuso das grandes células B** (DLBCL) linfoma folicular (grau III) linfoma periférico das células T, linfoma anaplásico das grandes células
Altamente agressiva (~5% de NHL)	**linfoma de Burkitt** leucemia dos precursores B linfoblásticos (= pré B-ALL)/linfoma leucemia dos precursores T linfoblásticos (= T-ALL)/linfoma linfoma das células T adultas/leucemia

Tratamento

- O tratamento e o prognóstico são determinados pela classificação histopatológica e não pelo estágio
- Indolente: a meta do tratamento é o controle dos sintomas (doença com volumes, citopenias, sx "B")
  As opções compreendem irradiação em doenças localizadas, quimioterapia com um único agente (clorambucil, ciclofosfamida, fludarabina), quimioterapia com combinação e rituximab.
- Agressivo: a meta do tratamento é a cura
  Quimioterapia com combinação, com acréscimo de irradiação em doenças localizadas ou de volumes
  CHOP (ciclofosfamida, doxorrubicina = hidroxidaunorrubicina, vincristina = oncovorina, prednisona) é fundamental; o acréscimo de **rituximab** é benéfico em DLBCL (*NEJM* 2002;346:235)
  Profilaxia do CNS com metotrexato intratecal se forem encontradas células grandes na medula óssea
  Relapsa → quimioterapia de altas doses + HSCT autólogo

Prognóstico

- Indolente: ↓ da resposta à quimioterapia, mas a mediana da sobrevida é aumentada
- Agressivo: ↑ a chance de cura, mas o prognóstico geral é pior

Índice Internacional de Prognósticos		
Fatores: idade > 60, estágios III/IV, ≥ 2 sítios extranodais, desempenho ≥ 2, LDH > 250		
Número de fatores	**Remissão completa**	**Sobrevida de 5 anos sem a doença**
0 a 1	87%	70%
2	67%	50%
3	55%	43%
4 a 5	44%	26%

(*NEJM* 1993;329:987)

DISCRASIAS DAS CÉLULAS PLASMÁTICAS

MIELOMA MÚLTIPLO (MM)

Definição

- Proliferação maligna de **células plasmáticas**, que produz uma Ig monoclonal = **"componente M"**

Epidemiologia

- ~14.600 novos casos e ~10.900 mortes/ano, nos EUA; a média da idade ao diagnóstico é de 66 anos
- A relação entre afro-americanos: caucasianos ≈ 2:1

Manifestações clínicas

- **Anemia** (normocítica) devida à mieloftise, ↓ da produção da medula óssea, Ab auto-imunes
- **Dor óssea** e **hipercalcemia**, devidas ao ↑ da atividade osteoclástica → lesões líticas, fx patológicas
- **Infecções recorrentes** devidos à hipogamaglobulinemia (excluindo o componente M)
  pneumonia e pielonefrite são as infecções mais comuns
- **Doença renal:** diversos mecanismos
  efeito tóxico das cadeias leves filtradas → **insuficiência renal** (nefropatia em série) ou **RTA tipo II**
  amiloidose ou doença de deposição das cadeias leves → **síndrome nefrótica**
  hipercalcemia, nefropatia de uratos, pielonefrite, crioglobulinemia tipo I
- Neurológica: compressão da medula espinal; síndrome POEMS (polineuropatia, organomegalia, endocrinopatia, proteína M, mudanças na pele)
- Amiloidose (ver "Amiloidose")
- Hiperviscosidade: geralmente quando IgM > 4 g/dL, IgG3 > 5 g/dL ou IgA > 7 g/dL
- Coagulopatia: inibição de fator de coagulação ou Ab contra ele; plaquetas recobertas por Ab

Avaliação diagnóstica e estagiária

- **Critérios** = plasmocitose medular > 10% (ou presença de um plasmocitoma) *e algum dos seguintes*: lesões ósseas líticas *ou* componente M no soro (geralmente > 3 g/dL) ou na urina
- **Variantes**
  MM insidioso (asx com M > 3 g/dL e/ou plasmocitose > 10%)
  plasmocitoma em um único osso (lesão lítica única sem plasmocitose medular)
  plasmocitoma extramedular (geralmente no trato respiratório superior)
  leucemia de células do plasma (contagem de células no plasma > 2.000/μL)
  MM não-secretor (plasmocitose medular e lesões líticas, mas sem componente M)
- Ddx do componente M: MM, MGUS (ver a seguir), CLL, linfoma, cirrose, sarcoidose, RA
- CBC, esfregaço periférico ("rouleaux"); cálcio, albumina, Cr; ↓ da ausência de ânions, ↑ de globulina, ↑ ESR
- **Eletroforese de proteínas e imunofixação**
  eletroforese de proteínas séricas (SPEP): quantifica o componente M; ⊕ em ~80% dos pacientes
  eletroforese de proteínas da urina (UPEP): detecta os ~20% de pacientes que secretam apenas cadeias leves (= proteínas de Bence Jones), que são rapidamente filtradas do sangue
  imunofixação: demonstra se o componente é monoclonal e identifica o tipo de Ig → IgG (50%), IgA (20%), IgD (2%), IgM (0,5%), só cadeias leves (20%), não-secretores (< 5%)
- **Biopsia de medula óssea**
- **Revisão esquelética** (radiografias simples) para identificar lesões ósseas líticas e áreas em risco de fraturas patológicas; *a CT/MR óssea não tem utilidade para detectar lesões líticas*
- **Estágios:** o sistema de Durle-Salmon baseia-se em uma avaliação da carga tumoral do corpo inteiro
- **o ↑ de β_2-microglobulina** (> 4 μg/mL) é o melhor fator independente para detectar mau prognóstico

Sistema de Estágios de Durie-Salmon		
Estágio	**Critérios**	**Mediana da sobrevida**
I	*todos os seguintes:* Hb > 10 g/dL Ca ≤ 12/mg/dL 0 a 1 lesão óssea lítica IgG < 5 g/dL ou IgA < 3 g/dL ou cadeia leve da urina < 4 g/24 h	61 mos
II	não preenche os critérios para I e nem para III	55 mos
III	*qualquer dos seguintes:* Hb < 8,5 g/dL Ca > 12 mg/dL > 5 lesões ósseas líticas IgG > 7 g/dL ou IgA > 5 g/dL ou cadeia leve da urina > 12 g/24 h	30 mos para IIIA 15 mos para IIIB
Subclassificação pelo Cr sérico: A < 2,0 mg/dL; B ≥ 2,0 mg/dL		

(*Cancer* 1975;36:842)

Tratamento (*NEJM* 1997;336;1657)

- O tratamento não é indicado para MM insidioso ou para o estágio I, assintomático, da doença
- **Quimioterapia sistêmica:** ↑ a mediana de sobrevida, mas não é curativa
  - regime inicial = agente alquilante (p. ex., **melfalan**) + **prednisona**
    - evitar agentes alquilantes se auto-HSCT estiver em cogitação → Rx com vincristina, adriamicina, dex
  - **talidomida** (*NEJM* 1999;341:1565) e **bortezomib**, um inibidor de proteossomas (*NEJM* 2003;348:2609) mostraram-se benéficos em testes à doença relapsa em fase II
- Quimioterapia de altas doses + **HSCT autólogo:** não curativa, mas ↑ a sobrevida em comparação com a quimioterapia convencional (*NEJM* 1996;335:91 e 2003;348:1875); ∴ oferecer a bons candidatos < 70 anos
  - o auto-HSCT *duplo* oferece ↑ de sobrevida, espec. se a resposta ao 1º auto foi ruim (*NEJM* 2003;349:2495)
- Irradiação local em plasmocitoma único ou extramedular
- Tratamento acessório
  - ossos: **bifosfonatos** ↓ as complicações esqueléticas (*NEJM* 1996;334:488); XRT em lesões ósseas sx
  - renal: *evitar NSAIDs e contraste IV*, considerar plasmaferese em insuficiência renal aguda
  - síndrome de hiperviscosidade: plasmaferese
  - infecções: considerar Ig IV em infecções recorrentes

GAMOPATIA MONOCLONAL DE SIGNIFICADO INCERTO (MGUS)

Definição

- Componente M < 3 g/dL, sem proteínas de Bence Jones urinárias, plasmocitose da medula < 10% e sem lesões ósseas líticas, anemia, hipercalcemia, ou insuficiência renal

Epidemiologia

- Prevalência ~1% da população > 50 anos de idade, ~10% da população > 75 anos de idade

Manejo

- CBC, cálcio, Cr, SPEP e UPEP, com imunofixação para excluir mieloma múltiplo
- Observação acurada (isto é, depois de estabilizado, repetir SPEP após 6 meses e daí anualmente)

Prognóstico

- ~25% evoluem para MM, WM, amiloidose ou uma doença linfoproliferativa maligna dentro de 20 anos (*NEJM* 2002;346:564)
- Não há meios confiáveis de previsão quanto a quais os pacientes que evoluirão

MACROGLOBULINEMIA DE WALDENSTRÖM (WM)

Definição (*Lancet Oncology* 2003;4:679)

- Proliferação maligna, em baixo grau, de células linfoplasmocitóides que secretam IgM
- *Sem evidências de lesões ósseas* (componente M da IgM + lesões ósseas líticas = "mieloma de IgM")

Manifestações clínicas

- **Infiltração de tumor:** BM (citopenias), hepatomegalia, esplenomegalia, linfadenopatia
- **IgM circulante**
  - **síndrome de hiperviscosidade** (~15%)
    - neurológica: visão turva (veias retinais "em lingüiça" à fundoscopia), HA, vertigens, Δ MS
    - cardíaca: colapso cardíaco congestivo
    - pulmonar: infiltrações pulmonares
  - **crioglobulinemia** tipo I → **fenômeno de Raynaud**
  - anemia (**"rouleaux"** proeminentes; 10% são Coombs ⊕ = AIHA)
  - sangramentos de mucosas por anormalidades na fxn plaquetária
- **Deposição de IgM**
  - **neuropatia periférica:** pode ser devida a IgM contra glicoproteína associada à mielina
  - amiloidose
  - glomerulopatia

Avaliação diagnóstica

- SPEP + imunofixação com IgM > 3 g/dL; só 20% têm UPEP ⊕
- Biopsia de medula óssea: ↑ de linfócitos plasmocitóides
- **Viscosidade sérica relativa:** definida com a relação entre a viscosidade do soro e a da H_2O (a relação normal é 1,8)
  - síndrome de hiperviscosidade é quando a viscosidade sérica relativa > 5 a 6

Tratamento

- **Plasmaferese** em hiperviscosidade
- **Quimioterapia sistêmica:** clorambucil, fludarabina ou cladribina
- Rituximab, talidomida e o HSCT são modalidades sob investigação

TRANSPLANTE DE CÉLULAS-TRONCO HEMATOPOÉTICAS (HSCT)

Definições

- Transplantes de células pluripotentes de doador, que podem reconstituir todas as linhagens sangüíneas do receptor

Categorias de Transplantes de Células-Tronco		
Característica	**Alogênico (Alo)**	**Autólogo (Auto)**
Relação doador/receptor	Imunologicamente diferente	O doador é o próprio receptor
Doença de enxerto *versus* hospedeiro (e ∴ necessidade de imunossupressão pós-transplante)	Sim	Não
Efeito enxerto *versus* tumor	Sim	Não
Risco de contamin. do enxerto pelo tumor	Não	Sim
Risco de relapso (leucemia)	Menor	Maior
Mortalidade ligada ao transplante	Maior	Menor

- **Doença do enxerto *versus* o hospedeiro (GVHD):** é o efeito colateral *indesejável* do alo-HSCT; as células T alogênicas reconhecem as células do hospedeiro como estranhas; a incid. ↑ com incompatibilidade com doadores não-consangüíneos
- Efeito do **enxerto *versus* a leucemia (GVL):** é a conseqüência *desejável* do alo-HSCT; as células T alogênicas atacam as células tumorais do hospedeiro

Indicações

- **Doença não-maligna:** alo-HSCT para substituir um sistema linfo-hematopoético anormal pelo sistema normal do doador (p. ex., em imunodeficiências, anemia aplásica, hemoglobinopatias,? distúrbios auto-imunes)
- **Doença maligna:**
  - **Auto-HSCT** para permitir o uso de **doses mais altas na quimio**, ao resgatar o sistema hematopoético (p. ex., linfoma, mieloma múltiplo, câncer testicular)
  - **Alo-HSCT** para produzir o **efeito enxerto *versus* a leucemia** (GVL), além dos mecanismos anteriores (p. ex., AML, ALL, CML;? CLL,? MDS)

Procedimentos para transplantes

- **Regime preparatório:** *erradicação da doença* contra a qual o transplante está sendo realizado e *imunossupressão,* para evitar a rejeição do enxerto transplantado (só em alo)
  - com mieloablação (tradicional): quimioterapia e/ou irradiação de corpo inteiro
  - sem mieloablação: regimes condicionantes, de baixa intensidade → a ↓ da toxicidade induz no hospedeiro uma imunossupressão suficiente para permitir a pega do enxerto e daí um efeito GVT
- **Fontes das células-tronco:** medula óssea (BM) contra células-tronco do sangue periférico (PBSC)
  - a pega do enxerto e a recuperação imunológica são mais rápidas com PBSC do que com BM
- **Contagens no sangue periférico** atingem o nadir em alguns dias ou até uma semana após o transplante, por causa do regime preparatório; daí começam a aparecer as células produzidas pelas células-tronco transplantadas
- **Contagem absoluta de neutrófilos (ANC)** recupera-se para 500/μL dentro de ~3 semanas com BM e ~2 semanas com PSBC. G-CSF acelera a recuperação em 3 a 5 d, em ambos os casos.

Complicações

- **Radioquimiotoxicidade direta,** associada ao regime preparatório ou conseqüentes à **interação entre os sistemas imunes do doador e do receptor**

Cronometria e Mecanismos das Complicações Não-Infecciosas do HSCT			
Cronometria	**< 30 dias**	**30 a 90 dias**	**> 90 dias**
Relacionada ao regime	Pancitopenia		Falha de crescimento
	Mucosite, exantema, alopecia		Hipogonadismo/infertilidade
	Náuseas, vômitos, diarréia		Hipotireoidismo
	Neuropatias periféricas		Catarata
	Cistite hemorrágica		Necrose óssea avascular
	Doença veno-oclusiva		Segunda malignidade
	Pneumonite intersticial	Pneumonite intersticial	
Mediada pela imunidade	GVHD aguda	GVHD aguda	GVHD crônica
	Colapso primário do enxerto	Colapso secundário do enxerto	Colapso secundário do enxerto

- **Doença veno-oclusiva** do fígado (**VOD**; incidência ~10%, mortalidade ~30%)
  - Mecanismo: lesão citotóxica direta das vênulas hepáticas → trombose *in situ*
  - Sintomas: hepatomegalia flácida, ascite, icterícia, retenção de líquidos
    - se a doença for grave → colapso hepático progressivo, encefalopatia, síndrome hepatorrenal
  - Diagnóstico: ↑ ALT/AST, ↑ de bilirrubinas; ↑ do PT se a doença for grave;
    - Doppler U/S com reversão do fluxo da veia porta, ↑ da pressão hepática forçada; bx de fígado abnl
  - Tratamento: de manutenção; profilaxia com **ursodiol** ou com heparina em doses baixas; defibrotide
- **Pneumonite idiopática intersticial (IIP**, mortalidade de até 70%**)**
  - Mecanismo: lesão alveolar por toxicidade direta → febre, hipoxia, infiltrações pulmonares difusas
  - **Hemorragia alveolar difusa (DAH):** subgrupo de IIP; mais comum no auto do que no alo
  - Diagnóstico: broncoscopia para excluir infecção; ↑ a lavagem do líquido sanguinolento observado na DAH
  - Tratamento: altas doses de corticosteróides (dados limitados)
- **GVHD aguda** (dentro de 3 mos do transplante)
  - Graus clínicos de I a IV, com base nos escores para **pele** (intensidade do exantema maculopapular), **fígado** (nível de bilirrubinas) e doença **GI** (volume da diarréia); a bx fundamenta o diagnóstico
  - Prevenção: **imunossupressão** (MTX + CsA ou **tacrolimus**) ± depleção das células T do enxerto
  - Tratamento: o grau I não é clinicamente significativo; os graus II a IV estão associados à ↓ da sobrevida e ∴ tratados com imunossupressores (corticosteróides, CsA, tacrolimus, rapamicina etc.)
- **GVHD crônica** (que se desenvolve ou que persiste 3 mos após o transplante)
  - Características clínicas: exantema malar, síndrome seca, artrite, bronquiolite obliterante, degeneração dos ductos biliares e colestasia
  - Tratamento: imunossupressores, como acima, com TMP-SMX profilático; fotoferese
- **Falência do enxerto**
  - Primário = neutropenia persistente, sem evidência de funcionamento do enxerto
  - Secundário = retardo da pancitopenia após uma pega inicial; pode ser mediado pela imunidade devida ao ataque do conjunto alogênico por células imunocompetentes do hospedeiro (chamado **rejeição do transplante**), ou sem mediação imunitária (por exemplo, infecção CMV)
- **Complicações infecciosas**
  - devido à pancitopenia e à imunossupressão induzidas pelo regime
  - os receptores de auto-HSCT não precisam de imunossupressão e ∴ só estão sujeitos a risco ↑ na fase imediatamente anterior ao funcionamento do enxerto e imediatamente após o funcionamento
  - ocorrem tanto infecções primárias quanto reativação de eventos (p. ex., CMV, HSV, VZV)

Complicações Infecciosas Conseqüentes a HSCT Alogênico

	Tempo após o transplante e fatores de risco associados		
Classe de patógeno e profilaxia associada	**0 a 30 dias** Mucosite Disfunção de órgão Neutropenia	**30 a 90 dias** GVHD aguda ↓ da imunidade celular	**> 90 dias** GVHD crônica ↓ da imunidade celular e humoral
Viral aciclovir até d 30 (para HSV) e até d 365 (VZV); ganciclovir até d 100 (CMV)	Vírus respiratórios e entéricos		
	HSV*	CMV*, HHV 6 e 7	
		Linfoma relacionado a EBV	
			VZV*, BK/JC
Bacteriano antibióticos (p. ex., fluoroquinolona) enquanto neutropênico	Cocos gram ⊕ (estafilococos coagulase-negativos, *S. aureus*, *S. viridans*) GNRs (*Enterobacteriaceae*, *Pseudomonas*, *Legionella*, *S. maltophilia*)		Bactérias encapsuladas
Fúngico fluconazol até d 75 para *Candida*	*Candida spp.*		
	Aspergillus spp.		
Parasitário TMP-SMX até d 180 (ou livres da imunossupressão) para PCP		*T. gondii* *P. carinii* *S. stercoralis*	*T. gondii* *P. carinii*

*Primariamente para pessoas que já são soro-positivas antes do transplante.

CÂNCER DE PULMÃO

Epidemiologia e fatores de risco

- É a causa mais comum das mortes por câncer não relacionado com o sexo, nos EUA
- ~ 172.000 novos casos e ~157.000 mortes/ano
- **Tabagismo:** 85% do total das neoplasias de pulmão ocorrem em fumantes
  - o risco é proporcional ao número de maços/ano; o risco ↓ após deixar de fumar, mas não para valores basais
  - células escamosas e células pequenas ocorrem quase que exclusivamente em fumantes
  - o adenocarcinoma é o tipo mais comum em não-fumantes
- O asbesto: quando combinado com o tabagismo, causa ↑ sinérgico de risco de câncer pulmonar
- Radônio: não está esclarecido seu risco para a população geral

Patologia

- **Câncer pulmonar de outras celularides (NSCLC)**
  - Adenocarcinoma: ~35% dos cânceres de pulmão; há ↑ mundial de incidência; é tipicamente periférico
  - Carcinoma de células escamosas: ~30% dos cânceres de pulmão; é tipicamente central
  - Carcinoma de células grandes: ~10% dos cânceres de pulmão; é tipicamente periférico
- **Câncer pulmonar de células pequenas (SCLC):** ~25% dos cânceres de pulmão; é tipicamente central

Manifestações clínicas

- ~10% são assintomáticos na apresentação e detectados incidentalmente em imagens
- **Crescimento endobrônquico** do tumor 1º: **tosse, hemoptise, dispnéia,** sibilância, pneumonia pós-obstrutiva; mais comum com células escamosas ou pequenas (localização central)
- **Disseminação regional**
  - **derrame pleural,** derrame pericárdico, cornagem (palidez recorrente dos nervos da laringe), disfagia (compressão do esôfago), estridor (obstrução da traquéia)
  - **síndrome de Pancoast:** tumor apical → envolvimento do plexo braquial (C8, T_1, T_2) → síndrome de Horner, dor no ombro, destruição de costelas, atrofia de músculos da mão
  - **síndrome da veia cava superior:** tumor central → compressão do SVC → dispnéia, cefaléia, edema facial, distensão das veias do pescoço e da parede torácica
- **Metástases extratorácicas:** cérebro, ossos, fígado, adrenais, pele
- **Síndromes paraneoplásicas**
  - *Endócrinas*
    - ACTH (células diminutas) → **Síndrome de Cushing**
    - PTH-rP (células em escamas) → **hipercalcemia**
    - ADH (células diminutas) → **SIADH**
  - *Esqueléticas: dígitos tortos (sem células pequenas),* **osteoartropatia pulmonar hipertrófica** (adenocarcinoma) = poliartrite simétrica e periosteíte proliferativa de ossos longos
  - *Neurológicas* (geralmente células diminutas): **Eaton-Lambert**, neuropatia periférica, degeneração cerebelar
  - *Cutâneas:* acantose nigricans, dermatomiosite
  - *Hematológicas*: estado de hipercoagulabilidade (adenocarcinoma), DIC, endocardite marasmática

Detecção

- Não há benefícios comprovados em fazer CXR ou citologia de escarro, mesmo em subgrupos de alto risco
- Em estudo de *observação*, a **CT espiral** é mais sensível do que a CXR e a maioria dos tumores está em estágio inicial; RCTs para avaliar os benefícios quanto à mortalidade estão sendo desenvolvidos (*Chest* 2003;123:725)

Avaliação diagnóstica e estagiária

- **Imagens** para todos os pacientes: **CXR**, **CT torácica** (têm de incluir o fígado e as glândulas adrenais)
- **Tecidos**
  - **broncoscopia** (para lesões centrais) ou **biopsia por agulha**, **guiada por CT** (para lesões periféricas ou sítios acessíveis de metástases suspeitas)
  - mediastinoscopia (para bx de linfonodos), VATS (para avaliação de lesões pleurais e periféricas), toracocentese (bloco de células para citologia) ou citologia de escarro (para lesões centrais)
- **Estágios**
  - NSCLC: sistema de estágios TNM (ver a seguir)
  - SCLC: limitado (a doença está confinada ao hemitórax hemilateral) *vs.* extenso
- Estágios intratorácicos: mediastinoscopia ou VATS; toracocentese se houver derrame pleural
- Estágios extratorácicos:
  - varredura PET ou integração PET-CT, mais sens. do que a CT sozinha, para detectar metástases mediastínicas e distantes (*NEJM* 2000;343:254 e 2003;348:2500)
  - MRI do cérebro, varredura de ossos: para todos os pacientes com SCLC e para os pacientes com NSCLC com sx localizados ou anormalidades laboratoriais; considerar no NSCLC asx em estágio III, se for potencialmente passível de ressecção
- CBC e exames químicos (incluindo Cr, cálcio, Aϕ, LDH, LFTs)
- PTFs com ventilação e perfusão quantitativo, se o tratamento planejado incluir ressecção cirúrgica

Tratamento do NSCLC

- **Estágios I e II: ressecção cirúrgica**; ? quimioterapia com benefícios (*NEJM* 2004;350:351)
- **Estágio III: combinação** ótima ou padrão/**seqüência de químio, irradiação e cirurgia** é desconhecida
  - o IIIA tem sido considerado como potencialmente passível de ressecção e o IIIB como não passível de ressecção
  - nova quimioirradiação adjuvante pode converter o não passível de ressecção em passível de ressecção
- **Estágio IV: a quimioterapia** prolonga a sobrevida, quando comparada aos melhores tratamentos de manutenção
  - o padrão é uma dupla à base de platina (p. ex., carboplatina + paclitaxel)
    - *nenhum regime único é superior* (*NEJM* 2002;346:92)
  - usa-se radiação paliativa para controlar sintomas locais causados pelo tumor ou metástases
  - metástase única de cérebro: a ressecção cirúrgica + a irradiação do cérebro inteiro podem ↑ a sobrevida

<table>
<tr><th colspan="6">Sistema TNM de Estágios do NSCLC</th></tr>
<tr><th></th><th>Estágio N</th><th>N0</th><th>N1</th><th>N2</th><th>N3</th></tr>
<tr><th>Estágio T</th><th>Definição</th><td>sem nodos ⊕</td><td>hilar ipsilateral</td><td>mediastínico ipsilateral</td><td>contralateral ou supraclavicular</td></tr>
<tr><td>T1</td><td>Tumor ≤ 3 cm</td><td>IA</td><td>IIA</td><td rowspan="3">IIIA</td><td rowspan="3"></td></tr>
<tr><td>T2</td><td>Tumor > 3 cm</td><td>IB</td><td>IIB</td></tr>
<tr><td>T3</td><td>Invasão direta de parede torácica, diafragma, pleura mediastínica, pericárdio</td><td>IIB</td><td></td></tr>
<tr><td>T4</td><td>Efusão pleural maligna; invasão de mediastino, coração, grandes vasos, traquéia, esôfago, corpo vertebral, carina</td><td colspan="4">IIIB</td></tr>
</table>

Esquema Simplificado dos Estágios e do Tratamento do NSCLC

Estágio	% ao dx	Definição	Tratamento	Sobrevida de 5 anos
I	10%	Lesão isolada	Cirurgia ± químio	> 60%
II	20%	Disseminação de nodo hilar	Cirurgia ± radiação ± químio	40 a 50%
IIIA	15%	Disseminação mediastínica passível de ressecção	Quimioterapia com neoadjuvantes ± radiação → ressecção cirúrgica	25 a 30%
IIIB	15%	Ressecção inviável	Quimioterapia ± radiação ± cirurgia (casos selecionados)	10 a 20%
IV	40%	Metastático	Quimioterapia e/ou tratamento de manutenção Irradiação paliativa	1%

(*NEJM* 2004;350:379)

Tratamento do SCLC

- SCLC geralmente já está *disseminado à apresentação*, mas *é responsável à quimioirradiação*
- **Quimioterapia** (platina + etoposídeo) é a modalidade primária de tratamento
- **Irradiação torácica,** adicionada à quimioterapia, melhora a sobrevida em certos estágios da doença
- **Irradiação craniana profilática** (PCI) melhora a sobrevida no limitado estágio da doença em remissão completa (*NEJM* 1999;341:476)

Esquema de Estágios e Tratamento do SCLC

Estágio	% ao dx	Definição	Tratamento	Sobrevida média
Limitado	30 a 40%	Confinado a hemitórax ipsilateral, num acesso para irradiação	Radiação + quimioterapia ± PCI	1 a 2 anos
Extenso	60 a 70%	Fora de acesso para irradiação	Quimioterapia	~1 ano

CÂNCER DE MAMA

Epidemiologia e fatores de risco

- É a causa mais comum de câncer em mulheres nos EUA; a 2ª causa mais comum de mortes por câncer em mulheres
- ~213.000 casos novos e ~40.000 mortes/ano nos EUA; risco de vida = 1 em 8
- Idade: as taxas de incidência ↑ com a idade, com um decréscimo da inclinação na idade da menopausa
- **Genética** (*NEJM* 2003;348:2339): 15 a 20% têm FHx ⊕
  O risco depende de # de consangüíneos de 1º grau afetados e de suas idades ao dx
  ~45% dos casos familiares estão associados a mutações conhecidas na linhagem germinal
  BRCA1/2: um risco de câncer de seio de 50 a 80% ao longo da vida e ↑ do risco de **câncer de ovário**; ? ↑ de risco de câncer de cólon e de próstata; BRCA2: ↑ risco de câncer mamário em *homens* e? ↑ de câncer de pâncreas
- **Estrogênio** endógeno ou exógeno: ↑ de risco em menarca precoce, menopausa tardia, paridade tardia ou nuliparidade; ↑ de risco em HRT prolongada (RR = 1,24 após 5,6 anos, *JAMA* 2003;289:3243); *não* foi demonstrado ↑ de risco pelo uso de OCP (*NEJM* 2002;346:2025)
- Condições benignas da mama: ↑ de risco de lesões proliferativas (hiperplasia, adenose esclerosante, fibroadenoma complexo, papilomas intraductais); *sem* ↑ de risco em mudanças fibrocísticas
- Radiação

Manifestações clínicas

- Massa no seio: rígida, irregular, fixa, não-flácida
- Secreção pelo mamilo: risco aumentado se for unilateral, limitada a um só ducto, sanguinolenta, associada à massa
- Tipos especiais: doença de **Paget** → eczema unilateral do mamilo + secreção pelo mamilo;
  câncer **inflamatório** do seio → eritema de pele e edema *(peau d´orange = casca de laranja)*
- Metástases: linfonodos, ossos, fígado, pulmão, cérebro

Detecção

- **Auto-exame das mamas** (SBE): *não* há benefício comprovado em relação à mortalidade (*JNCI* 2002;94:1445)
- **Exame clínico das mamas** (CBE): não está estabelecido um benefício independente da mamografia
- **Mamografia:** ~ 20 a 30% de ↓ **na mortalidade por câncer de mama** (com um benefício absoluto menor em mulheres com < 50 anos) (*Lancet* 2001;358:1340 e 2002;359:909; *Annals* 2002;137:347)
  lesões suspeitas: agrupamentos de **microcalcificações** e massas **espiculadas** ou **aumentadas**
- A maioria dos grupos dos EUA recomenda mamografia anual + CBE, a partir dos 40 anos
  Para mulheres com risco ↑, começar os exames antes: aos 25 anos se portadora de BRCA 1/2 (considerar também o exame de **MRI**) e com idade 5 a 10 anos inferior à do primeiro caso índice em mulheres com FHx ⊕ e 8 a 10 anos após irradiação torácica e a partir do dx de LCIS ou de hiperplasia atípica
- Mulheres com clara história familiar devem ser avaliadas para possíveis testes genéticos

Avaliação diagnóstica

- **Massas palpáveis nos seios**
  Idade < 30 anos → observação de uma solução em 1 ou 2 ciclos menstruais
  Idade < 30 anos, massa não modificada → **U/S** → aspirar, se a massa não é um simples cisto
  Idade > 30 anos *ou* massa sólida em U/S *ou* aspiração sanguinolenta *ou* recorrência após aspiração → **mamografia** (detecta outras lesões) *e* **aspir. com agulha fina** ou **bx com agulha padrão**
  Claramente cancerosa ao exame ou interpretação indeterminada/atipia na bx com agulha → **bx por excisão**
- **Mamografia suspeita**, com exame normal: bx com orientação **estereotaticamente**

Estágios

- **Anatômico:** tamanho do tumor, invasão da parede torácica, achado de LN axilares *(o melhor fator de prognóstico)*
- **Histopatológico:** tipo (pouco relevante para o prognóstico) e grau; linfático/com invasão vascular
  Carcinoma ***in situ*:** sem invasão do estroma circundante
    Ductal (DCIS): ↑ de risco de câncer invasivo na mama *ipsilateral* (~30%/10 anos)
    Lobular (LCIS): marcador do ↑ de risco de câncer invasivo em *qualquer* das mamas (~1%/ano)
  Carcinoma **invasivo:** infiltrativo ductal (70 a 80%); invasivo lobular (5 a 10%); tubular, medular e mucinoso (10%, o melhor prognóstico); papilar (1 a 2%); outros (1 a 2%)
  Câncer de mama inflamatório (ver anteriormente): não é um tipo histológico, mas um reflexo clínico de uma invasão tumoral de linfáticos dérmicos; o prognóstico é muito ruim
  Doença de Paget: câncer ductal que invade a epiderme do mamilo ± massa associada
- **Biológico:** condições dos receptores de estrogênio e progesterona (ER/PR); superexpressão de HER2/*neu*
- Avaliação metastática: CBC, LFTs, mamografia bilateral, CXR; incluir CT de varredura de ossos e de abdome/pelve para o estágio III ou sintomas de ↑ de Aϕ
- A execução do perfil de expressão gênica extrapola os critérios padrões de prognóstico (*NEJM* 2002;347:1999)

Sistema Simplificado de Estágios do Câncer de Mama			
Estágio	**Características**	**Descrição**	**Sobrevida de 5 anos**
I	Tumor ≤ 2 cm	Locorregional operável	90%
IIA	Tumor > 2 cm ou nodos axilares *móveis*		80%
IIB	Tumor > 5 cm		65%
IIIA	Nodos intramamários ou axilares *fixos*	Localmente avançado	50%
IIIB	Extensão direta para a parede torácica ou para a pele	Locorregional	45%
IIIC	Nodos infra ou supraclaviculares	inoperável	40%
IV	Metástases distantes	Metastático	15%

Modalidades de tratamento

- **Controle local: cirurgia e radioterapia (RT)**
  Terapia de conservação da mama [**lumpectomia + RT da mama** + dissecação de linfonodos axilares (ALND)] equivalem a *mastectomia* + ALND (*NEJM* 2002;347:1227 e 1233)
  contra-indicações à conservação da mama: doença multicêntrica, microcalcificações difusas na mama, com aspecto maligno, RT prévia, gravidez,? tumor > 5 cm
  Radioterapia (RT) após mastectomia de ≥ 4 LN ⊕, tumor > 5 cm ou margens cirúrgicas ⊕ → ↓ da recorrência locorregional e ↑ da sobrevida
- **Terapia sistêmica: quimioterapia e hormonoterapia**
  Quimioterapia: tipicamente baseada em **antraciclinas** (p. ex., CAF (ciclofosfamida, adriamicina, fluorouracil) ou AC) + **taxanes** (p. ex., paclitaxel) na doença avançada, em HER-2/neu ⊕ ou tumores nodo ⊕
  Quimioterapia de alta dose + HSCT: *sem benefício de sobrevida* nos estágios II/III de alto risco (≥ 4 linfonodos ⊕) (*NEJM* 2003;349:7 e 17) e no estágio IV da doença (*NEJM* 2000;342:1069)
  Hormonoterapia
  1ª linha = **moduladores seletivos dos receptores de estrogênio** (p. ex., tamoxifeno; *NEJM* 2003;348:618); **inibidores da aromatase** (p. ex., anastrazol, letrozol, exemestane) para mulheres *pós-menopausa* (*NEJM* 2003;348:2431); ? letrozol, após o adjuvante tamoxifeno, × 5 anos (*NEJM* 2003;349:19); *?* exemestane após tamoxifeno × 2 a 3 anos (*NEJM* 2004;350:1081)
  2ª linha = agonistas LHRH (p. ex., goserelina) para *pré-menopausa*; ooforectomia para *pré-menopausa;* antiestrogênios puros (p. ex., fulverstrant) para pós-menopáusicas
  Anticorpos monoclonais: o trastuzumab é dirigido contra a proteína HER2/*neu*

Tratamento dos Carcinomas de Mama *in situ* e Invasivo	
Estágio	**Tratamento**
LCIS	Preferência por vigilância estrita ± quimioprevenção Considerar mastectomia bilateral profilática
DCIS	Mastectomia ou lumpectomia + RT da mama ALND *não* é indicada, a menos que se trate de câncer invasivo Oferecer quimioprevenção
I ou II	Cirurgia + RT Quimioterapia auxiliar para a doença em risco elevado = tumor > 1 cm *ou* LN ⊕ *ou* ER/PR ⊖ (*Lancet* 1998;352:930) Em tumores ER/PR ⊕, acrescentar Tamoxifeno × 5 anos (*Lancet* 1998;351:1451); as pós-menopáusicas podem beneficiar-se de Rx adicional com letrozol (*Lancet* 2003;349:19)
III	Quimioterapia com neoadjuvantes → cirurgia + RT ± quimioterapia auxiliar Em tumores ER/PR ⊕, acrescentar Tamoxifeno × 5 anos ± letrozol para mulheres pós-menopáusicas
IV	ER/PR ⊕: terapia hormonal (ver anteriormente) ER/PR ⊖, superexpressão de HER2/*neu*: trastuzumab ± quimioterapia ER/PR ⊖, sem superexpressão de HER2/*neu*: quimioterapia Metástases ósseas: bifosfonatos ↓ as complicações esqueléticas (*NEJM* 1998;339:357)

Prevenção

- **Moduladores seletivos dos receptores de estrogênio (SERMs):**
  Tamoxifeno: ↓ o risco de câncer no seio contralateral ao instalar o adjuvante;
  o custo-benefício é obscuro quando dado como preventivo 1º para mulheres com ↑ de risco; ↓ o câncer invasivo de seio, mas há um possível ↑ da mortalidade por causas diversas (*JNCI* 1998;90:1371; *Lancet* 2002;360:817)
  Raloxifeno: ↓ do câncer de seio, numa análise retrospectiva feita em mulheres tratadas por osteoporose; está sendo feita sua comparação prospectiva com o tamoxifeno, como preventivo 1º
- Portadoras de BRCA1/2: há várias opções inclusive a intensificação da vigilância, conforme o descrito anteriormente
  Cirurgia profilática: mastectomia bilateral (*NEJM* 2001;345:159) e a salpingo-ooforectomia bilateral (↓ do risco de câncer de ovário e de mama; *NEJM* 2002;346:1609) são eficazes
  Quimioprevenção: dados limitados confirmam o uso do tamoxifeno para redução do risco

CÂNCER DE PRÓSTATA

Epidemiologia e fatores de risco (*NEJM* 2003;349:366)

- É o câncer mais comum em homens nos EUA; 2ª causa mais comum de mortes por câncer em homens
- O risco de se ter um dx de câncer prostático ao longo da existência é de ~16%; o risco de se morrer de câncer prostático é de ~3%
- ~ 220.000 novos casos/ano e ~ 29.000 mortes/ano nos EUA
- Idade: é raro antes dos 45 anos, com rápido crescimento e incidência daí em diante
- Etnicidade: risco ↑ em ~2 a 3× em afro-americanos; o menor risco é o dos asiáticos
- Genética: risco ↑ em ~2× se houver um e ↑ em ~5× se houver dois, consangüíneo(s) de 1º grau afetado(s)

Manifestações clínicas

- Geralmente assintomáticos à apresentação
- **Sx obstrutivos** (mais comuns em BHP): hesitação, ↓ do fluxo, retenção, nictúria
- **Sx irritativos** (também observados na prostatite): freqüência, disúria, urgência
- Disseminação periprostática: hematúria, hematospermia, princípio de disfunção erétil
- Doença metastática: dor nos ossos, compressão da medula espinal, citopenias

Detecção (*NEJM* 2001;344:1373)

- O benefício da detecção, relativamente à mortalidade, não foi estabelecido (*Annals* 2002;137:915 e 917)
- **Exame retal digital** (DRE): tamanho, consistência, lesões
- **PSA:** não é sensível e nem específico; pode ↑ com BHP, prostatite, retenção aguda, após biopsia ou TURP e ejaculação (*não há ↑ significativo após DRE, citoscopia*); a ↓ do PSA livre%, o ↑ da velocidade do PSA, o ↑ da densidade do PSA e os limites de referência do PSA ajustado pela idade podem ↑ a utilidade do teste
- PSA = 4 ng/mL é usado como limite superior de normalidade (? viés de averiguação, *NEJM* 2003;349:335)
- Propor os exames de DRE + PSA para homens com idade ≥ 50 (≥ 45 para os de alto risco) com expectativa de vida ≥10 anos

Avaliação diagnóstica e estagiária

- **Biopsia orientada por ultra-sonografia transretal** (TRUS), com seis a doze espécimes básicos
- **Histologia: graus de Gleason** (de 2 a 10; baixo grau ≤ 6) = soma do escore de diferenciação (1 = melhor, 5 = pior) dos dois padrões mais prevalentes na bx; está correlacionada com o prognóstico
- **Imagens:** para avaliar a disseminação extraprostática
  varredura de ossos: quando o PSA > 10 ng/mL, o grau de Gleason é alto ou há um tumor clinicamente avançado
  CT de abdome-pelve: é imprecisa na detecção de disseminação extracapsular e de achados nos linfonodos
  MRI helicoidal endorretal: melhora a avaliação da disseminação extracapsular

Sistema de Jewett-Whitmore para Estágios e Tratamento do Câncer de Próstata		
Estágio	**Definição**	**Tratamento**
A	Tumor incidental, não palpável	**Prostatectomia radical** (± radiação e/ou terapia hormonal se, na cirurgia, forem observados sinais de alto risco) *ou* **Radiação** (ampola externa ou braquiterapia) *ou* **Espera vigiada** (considerar quando a expectativa de vida é limitada e o escore de Gleason é baixo)
B	Tumor confinado à próstata	
C	Tumor estendendo-se além da cápsula da próstata	**Radiação** + Rx hormonal neoadjuvante (*NEJM* 1997;337:295)
D	Linfonodo ou metástases distantes	**Terapia hormonal** orquiectomia **análogos de LHRH** (leucoprolida, goserelina) antiandrógenos (flutamida, acetato de megestrol) 2ª linha: inibidores de síntese de andrógenos (cetoconazol, aminoglutetimida) e estrogênios ± quimioterapia se a doença é refratária a hormônios **Bifosfonatos**, terapia paliativa para achados nos ossos

Prognóstico

- Os níveis de PSA, o grau de Gleason e a idade são preditores de doença metastática
- Em pacientes tratados cirurgicamente, obtém-se sobrevida de 5 anos, sem recidiva, em > 90% dos que têm a doença confinada ao órgão, em ~75% dos que têm extensão através da cápsula e ~40% dos que têm invasão da vesícula seminal
- Em comparação com a espera vigiada, a cirurgia ↓ a mortalidade por câncer de próstata, mas não a mortalidade geral (*NEJM* 2002;347:781); estudos comparativos entre cirurgia e irradiação estão em realização
- Doenças metastáticas: a mediana da sobrevivência está em ~ 24 a 30 mos; todas evoluem para independência de andrógenos

Prevenção

- A finasterida ↓ o total de cânceres prostáticos detectados através de bx, mas está associada a um ↑ no número de tumores com graus de Gleason elevados (*NEJM* 2003;349:215)

CÂNCER COLORRETAL (CRC)

Epidemiologia e fatores de risco

- É o 3º mais comum dos cânceres que afetam ambos os sexos; nos EUA; é a 2ª maior causa de mortes por câncer
- ~ 148.000 casos novos (dos quais 42.000 são retais) e ~57.000 mortes/ano; risco de ~5% durante a existência
- Idade: é raro antes dos 40, com 90% dos casos ocorrem após a idade de 50
- **Genética:** até 25% dos pacientes têm FHx ⊕ → o risco depende do número de consangüíneos de 1º grau (com CRC *ou* pólipos) e da idade ao dx; ~5% têm uma mutação detectável na linhagem germinativa
  Polipose adenomatosa familiar (FAP): mutação no supressor de tumor APC → desde jovem, já com centenas a milhares de pólipos → risco, na existência, de ~100%; risco ↑ de cânceres de tireóide, estômago e intestino delgado; variantes = FAP atenuada (< de 100 pólipos), síndromes de Gardner (⊕ para tumores ósseos e de tecidos moles, por exemplo, tumores desmóides) e de Turcot (⊕ para tumores cerebrais)
  Câncer colorretal não-polipóide, hereditário (HNPCC): mutações no DNA de genes de reparação de mau pareamentos → ↑ evolução do tumor → risco, na existência, de ~80%; predomin. de tumores **à direita**; ↑ de risco de cânceres de **endométrio**, ovário, estômago, intestino delgado
- **Doença inflamatória dos intestinos:** ↑ de risco com o ↑ da extensão e da duração da doença
- Drogas: ↓ de risco com NSAIDs e HRT; ASA ↓ o risco de adenomas recorrentes (*NEJM* 2003;348:883 e 891)

Patologia

- **Adenoma → a seqüência do carcinoma** reflete o acúmulo de várias mutações genéticas
  ↑ do risco de malignidade em pólipos grandes (> 2,5 cm), vilosos, sésseis, adenomatosos
- Invasão linfovascular e histologia com pouca diferenciação são características com mau prognóstico
- ~50% dos tumores de cólon são proximais à flexura esplênica

Manifestações clínicas

- Cólon distal: Δ **de hábitos intestinais, obstrução**, dor abdominal (cólicas), **hematoquezia**
- Cólon proximal: **anemia por deficiência de ferro**, dor abdominal vaga e surda; obstrução atípica devida ao aumento do *lumen*, fezes líquidas e tumores polipóides (*vs.* tumores anulares distais)
- Metástases: nodos, **fígado**, pulmão, peritônio → flacidez do RUQ, ascite, LN supraclavicular
- Associado à bacteremia por *Streptococcus bovis* e sepse por *Clostridium septicum*

Detecção (*NEJM* 2002;346:40)

- **Pesquisa de sangue oculto nas fezes** (FOBT): ↓ a mortalidade em RCTs (p. ex., *NEJM* 1993;328:1365)
- **Endoscopia**
  sigmoidoscopia flexível demonstra ↓ a mortalidade por CRC distal (*NEJM* 1992;326:653)
  colonoscopia examina o cólon inteiro; ~1/2 dos pacientes com neoplasias proximais avançadas não têm pólipos distais (*NEJM* 2000;343:162 e 169)
- Imagens: o enema com bário de duplo contraste (DCBE) é menos sensível do que a colonoscopia; a colonoscopia virtual está sendo estudada (*NEJM* 2003;349:2191)
- **Risco médio,** idade > 50: q 5 ano flex sig + FOBT q 1 ano *ou* colonoscopia q 10 anos ou DCBE q 5 anos
- **Risco ↑:** mais cedo (aos 40 anos ou se FHx ⊕) e/ou testes de detecção mais freqüentemente, com base nos fatores de risco

Avaliação diagnóstica e estagiária

- **Colonoscopia** + biopsia/polipectomia: é o melhor teste para dx e exame do cólon inteiro quanto a estágios
- LFTs, CXR
- CT de abdome/pelve: é impreciso para avaliar a profundidade da invasão e linfonodos malignos
- **Determinação dos estágios intra-operatórios** é essencial para avaliar a disseminação extracólon
- Marcadores de tumor: a **CEA** basal em um *paciente que sabidamente tem CRC* tem significância para o prognóstico e é útil para acompanhar a resposta à terapia e para detectar recorrência; *não* é um instrumento de detecção

Tratamento do Câncer Colorretal com Base nos Estágios de TNM e de Duke Modificado

Estágio				
TNM	Duke	Critérios	Sobrevida de 5 anos	Tratamento
I	A	Na submucosa	95%	Somente cirurgia
I	B1	Na muscular	90%	
IIA	B2	Na serosa	80%	Cirurgia; o papel da quimioterapia auxiliar não está estabelecido*
IIB	B2	Invasão direta	70%	
IIIA/B	C	≤ 4 linfonodos ⊕	65%	Cirurgia + quimioterapia* (**5-FU + leucovorin**)
IIIC	C	≥ 4 linfonodos ⊕	35%	
IV	D	Metástases distantes	5%	Quimioterapia (5 FU + leucovorin ± irinotecan; *NEJM* 2000;343:905) ± cirurgia paliativa†

*Para os estágios II e III de **câncer de reto**, tratamento auxiliar = **quimiorradiação combinada**
†A ressecção cirúrgica de **metástases isoladas de fígado ou pulmão** pode aumentar a sobrevida

CÂNCER PANCREÁTICO

Epidemiologia e fatores de risco

- É a 4ª maior causa de mortes por câncer, em ambos os sexos, nos EUA
- ~30.700 casos novos e ~30.000 mortes/ano
- Fatores de risco adquiridos: **tabagismo,** obesidade, pancreatite crônica,? diabetes melito
- Fatores de risco hereditários: a suscetibilidade genética pode desempenhar um papel em 5 a 10% dos casos
  Pancreatite crônica hereditária: mutação no gene do tripsinogênio catiônico
  Síndromes de cânceres familiares e mutações genéticas com risco ↑: Peutz-Jeghers (LKB1), síndrome familiar do melanoma atípico com várias manchas (p16) e ataxia-telangiectasia (ATM); as mutações do câncer colorretal hereditário e do BRCA2 também podem ↑ o risco

Manifestações clínicas

- **Dor** (que se irradia para o dorso), **perda de peso**, **icterícia** *indolor* (com uma massa na cabeça do pâncreas)
- Diabetes melito atípica, recém-surgida; pancreatite inexplicada
- Tromboflebite migratória (sinal de Trousseau)
- Exame físico: massa abdominal; vesícula palpável, não flácida (sinal de Courvoisier); hepatomegalia; ascite; nodo supraclavicular à esquerda (nodo de Virchow); prateleira retal palpável
- Os exames laboratoriais podem apresentar ↑ de bilirrubinas, ↑ de Aϕ, anemia

Avaliação diagnóstica e estagiária

- A **varredura por CT** é o teste de eleição para pacientes com suspeita de uma massa pancreática
  não havendo lesão visível → EUS, ERCP e MRCP podem revelar uma massa maligna ou constrições malignas de dutos
- Determinar a possibilidade de **ressecção** (ver abaixo) → a etapa inicial do estudo é a **CT helicoidal com contraste**
  os candidatos a ressecção podem ser avaliados, a seguir, por MRI, EUS e laparoscopia
- Maus candidatos a cirurgia ou com doença metastática → é necessário fazer dx do tecido por bx
- Marcadores de tumor: ↑ de Ca 19-9; podem ser úteis para acompanhar a doença após a operação

Estágios Clínicos (Radiológicos) do Câncer Pancreático

Estágio	Critérios	% ao dx
I = Passível de ressecção	Sem doença extrapancreática Confluência de SMV patente-veia porta Sem envolvimento do eixo celíaco ou da SMA	15 a 20%
II = Localmente avançado	Sem metástases distantes Oclusão venosa ou envolvimento do eixo celíaco/SMA	40%
III = Metastático	Tipicamente no fígado e peritônio, ocasionalmente no pulmão	40%

Patologia

- ≥ 95% das neoplasias pancreáticas malignas originam-se de células exócrinas (nos ductos ou nos ácinos)
- ~60% surgem na cabeça, 15% no corpo, 5% na cauda; em 20%, o tumor envolve a glândula inteira, difusamente

Tratamento

- Para os passíveis de ressecção: cirurgia ± terapia auxiliar (neoadjuvante ou pós-operatória)
  pancreaticoduodenectomia: **técnica de Whipple** = ressecção da cabeça do pâncreas, do duodeno, dos 1os 15 cm do jejuno, do CBD e da vesícula biliar + gastrectomia parcial
  terapia auxiliar:? a sobrevida ↑ com **quimioirradiação com 5-FU pós-operatória**
- Localmente avançado: a **quimioirradiação com 5-FU** ↑ a sobrevida em relação ao uso isolado de químio ou de XRT; ? gemcitabina
- Metastático: a **gemcitabina** melhora a sobrevida em relação a 5-FU (*J Clin Onc* 1997;15:2403)
- Tratamento paliativo e de manutenção:
  icterícia obstrutiva ou obstrução da emissão gástrica: *stenting* endoscópico ou via alternativa cirúrgica
  dor: opiáceos, neurólise do plexo celíaco, radioterapia
  perda de peso: reposição da enzima pancreática quando houver suspeita de má absorção

Prognóstico

- Passível de ressecção: mediana de sobrevida de 10 a 20 meses
  A condição dos nodos é o fator mais importante: a sobrevida de 5 ano ~10% se ⊕ e de 25 a 30% se ⊖
  Outros fatores favoráveis: tumor < 3 cm, margens ⊖, tumores bem diferenciados
- Localmente avançado: mediana de sobrevida de 8 a 12 meses
- Metastático: mediana de sobrevida de 3 a 6 meses

EMERGÊNCIAS ONCOLÓGICAS

FEBRE E NEUTROPENIA (FN)

Definições

- **Febre:** uma única tomada da temperatura oral ≥ 38,3°C (101°F)ou ≥ 38°C (100,4°F) durante ≥ 1 h
- **Neutropenia:** ANC < 500 células/μL ou < 1.000 células/μL, com nadir previsto em < 500 células/μL
- Contagem absoluta de neutrófilos (ANC) = WBC × (% de neutrófilos +% de bandas)

Fisiopatologia e microbiologia

- Fatores predisponentes: cateteres, fissuras na pele, mucosite ao longo do trato GI, obstruções (linfáticas, nos tratos biliar, GI, urinário), deficiência imune associada à malignidade
- Supõe-se que a maioria dos episódios resulta da reprodução da flora do trato GI na corrente sangüínea
- Historicamente, os GNRs (especialmente *P. aeruginosa*) eram mais comuns
- Recentemente, infecções gram ⊕ tornaram-se mais comuns (60 a 70% dos organismos identificados)
- Superinfecções fúngicas são comuns em neutropenia prolongada e uso de antibióticos

Avaliação diagnóstica

- Examinar: pele, orofaringe, pulmão, área perirretal, locais de cirurgia e de cateter; evite DRE
- Exames laboratoriais: CBC com diferenciais, eletrólitos, BUN/Cr, LFTs, u/a
- Micro: sangue (periférico e de cada local de instalação de cateter), urina e escarro cx;
  para localização de sinais e sintomas → fezes, peritônio, cultivo de biopsias de CSF ou pele
- Imagens: CXR; para localização de sinais ou sintomas → imagens de CNS, seios paranasais, tórax ou abdome/pelve
- Precauções: neutropenia → resposta inflamatória anormal → *os achados de exames e radiografias podem ser sutis;* a ausência de neutrófilos na coloração gram não exclui infecção

Estratificação do risco

- Fatores que prevêem um risco menor
  História: idade < 60, assintomático, sem co-morbidades importantes, câncer em remissão, tumor sólido, sem h/o infecção fúngica ou terapia antifúngica recente
  Exame: temp. < 39°C, sem taquipnéia, sem hipotensão, sem Δ MS, sem desidratação
  Estudos: ANC > 100 células/μL, duração antecipada de neutropenia < 10 d, CXR normal

Terapia inicial com antibióticos

- Qualquer regime empírico deve incluir alguma droga com **atividade contra pseudomonas**
- abx PO podem ser usados em pacientes de baixo risco: cipro + amoxicilina com clavulanato (*NEJM* 1999;341:305 e 312)
- abx IV: um regime que não é claramente superior; podem ser usados os regimes de monoterapia ou de 2 drogas
  Monoterapia: ceftazidima, cefepime, imipenem-cilastatina ou meropenem
  Terapia com 2 drogas: aminoglicosídeo + β-lactâmico antipseudomonas
- **Vancomicina** é adicionada em casos selecionados (p. ex., hipotensão, suspeita de infecção relacionada a cateter, mucosite grave, colonização com MRSA, histórico de profilaxia com quinolona)
  interromper quando as culturas ⊖ × 48 h

Modificações no regime inicial de antibióticos

- Pacientes de baixo risco, que se tornam afebris em 3 a 5 d, podem ser transferidos para antibióticos PO
- Os abx são otimizados para culturas ⊕; entretanto, *a cobertura de amplo espectro tem de ser mantida*
- Os abx empíricos são mudados se a febre > 3 a 5 d, com progressão da doença
- A terapia antifúngica é acrescentada se a febre > 5 a 7 d sem o esperado ↑ iminente de ANC
  anfotericina B ou voriconazol (*NEJM* 2002;346:225)

Duração da terapia

- Com fonte conhecida: completam pelo menos o período padrão (isto é, 14 d para bacteremia por *S. aureus*)
- Sem fonte conhecida: idealmente continuar os antibióticos até que afebril e com ANC > 500 células/μL
  Afebril e ANC > 500 por 48 h: parar com os antibióticos; alguns recomendam um período de pelo menos 7 dias
  Afebril, mas ANC < 500: parar com os antibióticos depois de estar afebril por 14 d e reavaliar
  Febril, mas ANC > 500: parar com os antibióticos 4 a 5 d depois que ANC atingir > 500 e reavaliar
  Febril e ANC < 500: reavaliar depois de 14 d de abx; parar se estiver estabilizado e sem doença identificável

Papel dos fatores de crescimento hematopoético (*J Clin Onc* 2000;18:3558)

- Fatores de estimulação de colônias de granulócitos (G-CSF) e de macrófagos de granulócitos (GM-CSF) podem ser usados como profilaxia 1ª, quando é esperada a incidência de FN > 40%, ou de profilaxia 2ª depois que FN ocorreu em um ciclo anterior (para manter a intensidade da dose para tumores curáveis)
- Os fatores de estimulação de colônias podem ser considerados como uma terapia auxiliar para pacientes com alto risco de FN

COMPRESSÃO DA MEDULA ESPINAL

Fisiopatologia

- Metástases localizadas nos corpos das vértebras prolongam-se e causam compressão epidural na medula espinal

Manifestações clínicas

- Cânceres de **próstata, mama e pulmão** só as causas mais comuns, seguidos pelo carcinoma de células renais, NHL e mieloma
- Região envolvida: **torácica** (70%), lombar (20%), cervical (10%)
- Sinais e sintomas: **dor** (96%), **fraqueza, disfunção autossômica** (retenção da urina, ↓ do tônus do esfíncter anal), **perdas sensoriais**

Avaliação diagnóstica

- Sempre atentar com muita seriedade para lombalgia em pacientes com tumores sólidos
- *Não* esperar pelo desenvolvimento de sinais neurológicos para iniciar uma avaliação por causa da duração e da intensidade de uma disfunção neurológica antes da Rx são o melhor meio de prever o resultado neurológico
- **MRI de urgência é o método de eleição**

Tratamento

- **Dexametasona** (10 mg EV seguido por 4 mg IV ou PO 9/6 h)
  Iniciar imediatamente naqueles pacientes com dor e/ou déficits neurológicos enquanto aguardam pelos exames de imagem
- Radioterapia ou descompressão cirúrgica se a compressão medular estiver confirmada

SÍNDROME DA LISE TUMORAL

Definição

- Um tumor volumoso ou em rápida proliferação → liberação espontânea ou causada pela quimioterapia, de eletrólitos e ácidos nucléicos

Manifestações clínicas

- É mais comum no tratamento de linfomas de alto grau (**Burkitt**) e nas leucemias (**ALL**); é rara em tumores sólidos; raramente é devida à necrose espontânea
- Anormalidades nos eletrólitos: ↑ K, ↑ ácido úrico, ↑ PO_4 → ↓ Ca
- **Insuficiência renal** (nefropatia por uratos)

Tratamento

- Se antecipado → profilaxia com alopurinol e hidratação por ≥ 2 dias antes do tratamento
- Alopurinol + hidratação IV agressiva ± diuréticos para ↑ UOP
- ± Alcalinização da urina com $NaHCO_3$ (p. ex., 3 amps. $NaHCO_3$ em 1 L de D_5W) para ↑ a solubilidade do ácido úrico e ↓ o risco de nefropatia por uratos
- Tratar a hipercalemia, a hiperfosfatemia e a hipocalcemia conforme o indicado
- Pode ser necessária hemodiálise

APTIDÕES

Graus de Aptidão em ECOG	
Escore	**Definição**
0	Inteiramente ativo, apto ao mesmo desempenho de antes da doença, sem restrições
1	Ligeiramente prejudicado, mas apto a executar trabalho leve ou sedentário
2	Ambulante em > 50% do tempo desperto; é capaz de autocuidados
3	Confinado ao leito ou cadeira em > 50% do tempo desperto; limitado nos autocuidados
4	Inteiramente confinado ao leito ou cadeira; incapaz de autocuidados

COMPRESSÃO DA MEDULA ESPINAL

PNEUMONIA

Microbiologia da Pneumonia	
Instalação clínica	**Etiologias**
Adquirida na comunidade (*NEJM* 2002;347:2039)	**S. pneumoniae** *Mycoplasma, Chlamydia, viral* (especialm. em jovens e saudáveis) *H. influenzae, M. catarrhalis* (especialm. nos com DPOC) *Legionella* (especialm. em idosos, fumantes e com ↓ imunidade) *Klebsiella* e outras GNR (especialm. em alcoólatras e com regurgitação) *S. aureus* (especialm. em infecções pós-virais) (em 40 a 60% dos casos, nenhum organismo é identificado)
Adquirida no hospital	GNR, abrangendo *Pseudomonas, Klebsiella, Enterobacter, Serratia, Acinetobacter* e *S. aureus*
Imunocomprometimento	Todos os anteriores + PCP, fungos, *Nocardia*, micobactérias atípicas, CMV, HSV
Aspiração (*NEJM* 2001;334:665)	*Pneumonite* por aspiração do conteúdo gástrico estéril *Pneumonia* por inalação de micróbios da orofaringe pacientes ambulatoriais = flora oral típica (estreptoc., estafiloc., anaeróbicos) pacientes internados ou doentes crônicos = GNR e *S. aureus*

Manifestações clínicas

- "Típicas": febre com início súbito, tosse produtiva de escarro purulento, consolidação ao CXR
- "Atípicas": inicio insidioso de tosse seca, sintomas extrapulmonares (náuseas, vômitos, diarréia, cefaléia, mialgias, dor de garganta) padrão intersticial irregular ao CXR
- Embora clinicamente úteis, as diferenças entre as duas formas não são suficientemente confiáveis para uma distinção entre os patógenos da forma "típica" (*S. pneumoniae, H. influenzae*) e os da forma "atípica" (*Mycoplasma, Chlamydia*)

Estudos diagnósticos

- **Coloração gram do escarro:** a utilidade é discutível, mas a sens. é de até 85% se bem executada
  A amostra é boa (isto é, saliva ou escarro)? → deve ter < 10 células epiteliais escamosas/lpf
  A amostra é purulenta? → deve ter > 25 PMNs/lpf
- **Cultura de escarro:** (a amostra deve chegar ao laboratório dentro de 1 a 2 h após coleta)
- Hemoculturas (*antes dos antibióticos!*): ⊕ em ~10% dos pacientes hospitalizados
- **CXR** (PA e lateral); os derrames devem ser reduzidos
- $\mathbf{S_aO_2}$ ou P_aO_2
- Outras avaliações laboratoriais: CBC com diferenciação, eletrólitos, BUN/Cr, glicose, LFTs
- Estudos microbiológicos especiais:
  os testes anteriores para *Mycoplasma* (aglutininas a frio, sens. 30 a 60%), *Chlamydia* (titulação no estado agudo e em convalescentes) e *Legionella* (Ag na urina, sens. < 70%) estão sendo substituídos, agora, por *PCR*
  MTb: escarro para coloração ácido-rápida e para cx micobacteriana *e paciente em isolamento respiratório*
  HIV ⊕ ou imunossupressão conhecida: escarro induzido para PCP
  vírus: lavagens nasais ou mechas para EIA de DFA
  Teste de HIV quando o paciente tem 15 a 54 anos e o hospital tem > de 1 dx de HIV a cada 1.000 altas
- Broncoscopia: considerar em paciente imunossuprimido, em estado crítico ou não responsivo, ou em suspeita de MTb ou PCP, sendo necessárias amostras adequadas, ou se o paciente tem uma pneumonia crônica

Escore P.O.R.T., Prognóstico e Triagem Recomendada			
Classe	**Escore**	**Mortalidade**	**Triagem sugerida**
I	idade < 50, sem co-morbidades	< 1,0%	Pac. ambulatoriais
II	≤ 70	< 1,0%	Pac. ambulatoriais
III	71 a 90	2,8%	? Pac. com breve intern
IV	91 a 130	8,2%	Pac. internados
V	> 130	29,2%	UTI
Variáveis	**Pontos**		
Demograf.	Homens (idade em anos), mulheres (idade - 10), residentes em instituições para idosos ou deficientes (+ 10)		
Problemas coexist.	Neoplasia (+ 30), doença hepática (+20), CHF (+10), CVA (+10), doença renal (+10)		
Exames	Δ MS (+ 20), RR > 30 (+ 20), SBP < 90 (+20), Temp. < 35° ou > 40° (+ 15), FC > 125 (+10)		
Laboratório	pH < 7,35 (+30), BUN > 30 (+20), Na < 130 (+20), glc > 250 (+10), Hct < 30 (+10), P_aO_2 < 60 ou S_aO_2 < 90 (+10), derrame pleural (+10)		

(*NEJM* 1997;336:243)

Tratamento	
Aspectos clínicos	**Diretrizes para tratamento empírico**
Paciente ambulatorial	Macrolídeo *ou* FQ antipneumococos *ou* doxiciclina
Adquirida na comunidade, hospitalizado	[cef. de 3ª ger. ± macrolídeo] *ou* FQ de espectro amplo
Adquirida na comunidade, hospitalizado, UTI	[cef. de 3ª ger. *ou* FQ de espectro amplo] + macrolídeo
Adquirida no hospital	[penicilina antipseudomonas *ou* cef. de 3ª ger.] e [aminoglicosídeo antipseudomonas (AG) ou FQ] + macrolídeo *em* suspeita de *Legionella* + vancomicina *em* suspeita de MRSA
Imunocomprometimento	Como o anterior + TMP-SMX ± esteróides para cobrir o PCP
Aspiração, paciente ambulatorial	FQ
Aspiração, paciente internado	FQ ou cef. de 3ª ger.
Roteiro de terapia	Pacientes internados devem ser tratados inicialmente com antibióticos IV Δ para PO quando clinicamente respondentes e aptos a receber PO

(Sempre que possível, deve ser utilizada terapia dirigida ao organismo,, com base nas suscetibilidades *in vitro* ou nos padrões locais de resistência a drogas. *CID* 2000;31:347. Para pneumona associada à ventilação mecânica 8-15 de tratamento, exceto para *Pseudomonas* e outros Gram-negativos não fermentadores; *JAMA* 2003;290:2588)

Prognóstico (considere também o escore PORT anteriormente)

- Os pacientes geralmente se estabilizam em 2 a 3 d (*JAMA* 1998;279:1452)
- Os pacientes de baixo risco podem ser liberados logo após mudar para abx PO (*Chest* 1998;113:142)
- A CXR tem resolução de 50% na 2ª semana e de 75% na 6ª semana; é importante para documentar a resolução completa e eliminar uma malignidade subjacente

INFECÇÕES FÚNGICAS

Histoplasmose

- Centro e SE dos EUA (especialmente em áreas com excrementos de aves e morcegos)
- Manifestações clínicas
  - pulmonar aguda: freqüentemente subclínica; granulomas, calcificações e cicatrizes
  - pulmonar crônica: ↑ de tosse produtiva; perda de peso, sudorese noturna, infiltrações, cavidades
  - disseminada aguda (imunocomprometido): febre, HSM com hepatite, LAN, úlceras orais
- Tratamento: itraconazol; anfotericina se grave ou disseminada

Coccidioidomicose

- Epidemiologia: sudoeste dos EUA (febre de São Joaquim ou do Vale)
- Manifestações clínicas:
  - pulmonar aguda: freqüentemente subclínica; derrame pleural; granulomas, calcificações e cicatrizes
  - pulmonar crônica: tosse, hemoptise, febre, sudorese noturna, perda de peso
  - disseminada crônica (em imunocomprometidos, gestantes e diabéticos): febre, mal-estar, adenopatia hilar, envolvimento de pele, ossos e meninges
- Tratamento das formas pulmonares 1as disseminadas ou de alto risco: itraconazol; anfotericina, quando grave

Blastomicose

- Epidemiologia: centro-sul dos EUA
- Manifestações clínicas
  - pulmonar aguda: freqüentemente subclínica
  - disseminada crônica: febre, perda de peso, lesões cutâneas ulceradas verrugosas, envolvimento de ossos
- Tratamento: itraconazol; anfotericina, quando grave

Aspergilo (*Chest* 2002;121:1988)

- **Saprófitos:** colonizam árvore brônquica enferma
- **ABPA:** ver "Doença Pulmonar Intersticial"
- **Pneumonite hipersensível:** ver "Doença Pulmonar Intersticial"
- **Aspergiloma:** geralmente em pacientes com cavidades preexistentes (de TB, etc.); a maioria é asx, mas podem levar à hemoptise; cx de escarro ⊕ em < de 50%; CT → massa intracavitária móvel com ar crescente
  - Rx: antifúngicos sem benefício; embolização ou cirurgia em hemoptises persistentes
- **Traqueíte necrosante:** pseudomembranas necróticas brancas em pacientes com AIDS
- **Necroses crônicas (semi-invasivas):** observadas em pacientes com DPOC ou imunossupressão leve apresentam escarro, febre, perda de peso durante meses; a CT mostra infiltração ± "Bola Fúngica" ± espessamento da pleura; bx de pulmão → invasão; Rx = anfotericina ou voriconazol
- **Invasivo:** observado quando há imunocomprometimento (neutropenia, s/p transplante, Rx com glicocorticóides, AIDS); clínica: s/s de pneumonia, incluindo *dor torácica* e *hemoptise*, a CT mostra nódulos, sinal de halo, sinal de ar crescente; é BAL spec. mas não sens.; bx de pulmão se os testes prévios não forem conclusivos
  - Rx: anfotericina ou voriconazol

INFECÇÕES DO TRATO URINÁRIO (UTI)

Definições

- Anatômicas
  inferiores: uretrite, cistite (infecção superficial da bexiga) prostatite
  superiores: pielonefrite (processo inflamatório do parênquima renal), abscesso renal
- Clínicas
  descomplicadas: cistite em mulheres não gestantes sem doença estrutural ou neurológica subjacente
  complicadas: infecção no trato superior em mulheres *ou* qualquer UTI em homens ou em gestantes *ou* UTI com uma doença estrutural ou neurológica subjacente

Microbiologia

- UTI descomplicadas: ***E. coli*** (80%), *Proteus, Klebsiella, S. saprophyticus*
- UTI complicadas: *E. coli* (30%), enterococos (20%), *Pseudomonas* (20%), *S. epidermidis* (15%), outros GNR
- UTI associadas a cateter: **levedura** (30%), *E. coli* (25%), outros GNR, enterococos, *S. epid.*
- Uretrites: *Chlamydia trachomatis, Neisseria gonorrhoeae*

Manifestações clínicas

- **Cistites: disúria, urgência, ↑ de freqüência,** Δ de cor/odor da urina, dor suprapúbica; febre geralmente *ausente*
- **Uretrites:** podem ser como nas cistites, exceto pela *presença de secreção uretral*
- **Prostatites:** semelhantes às cistites, exceto pelos *sintomas de obstrução* (hesitação, jato fraco)
- **Pielonefrites:** febre, calafrios e tremores, dor nos flancos ou nas costas, náuseas, vômitos e diarréia
- **Abscessos renais** (intra-renais ou perinefréticos): idênticos à pielonefrite, exceto pela *febre persistente apesar do uso de antibióticos apropriados*

Estudos diagnósticos

- **Análise da urina: piúria + bacteriúria** ± hematúria
  contagens significativas de bactérias: $\geq 10^5$ CFU/mL em mulheres assintomáticas, $\geq 10^3$ CFU/mL em homens, $\geq 10^2$ CFU/mL em pacientes sintomáticos ou cateterizados
  piúria estéril → uretrite, tuberculose renal, corpo estranho
- **Coloração gram e cx da urina** (de amostras fato médio ou por cateterismo vesical direto e *straight catch*)
- *Pesquisa de bacteriúria assintomática* em gestantes e em mulheres que serão submetidas à cirurgia urológica
- Hemoculturas: considerar nas UTIs complicadas
- Detecção de *C. trachomatis/N. gonorrhoeae* por DNA/cx em pacientes sexualmente ativos ou em piúria estéril
- Amostras de urina dos volumes inicial e intermediário, do líquido prostático e depois de massagem prostática, nos casos suspeitos de prostatite
- CT abdominal para eliminar abscesso em pacientes com pielo cuja febre não cede em 72 h
- Avaliação urológica de UTIs recorrentes em homens (U/S renal, CT abdominal, cistografia miccional)

Tratamento das UTIs

Aspectos clínicos	Diretrizes para o tratamento empírico
Cistite	TM-SMX *ou* FQ PO × 3 d (descomplic.) ou × 10 a 14 d (complicada) Bacteriúria assintomática em mulheres grávidas ou antes de cirurgia urológica → antibióticos × 3 d
Uretrite	Tratar contra *Neisseria* e *Chlamydia* *Neisseria:* ceftriaxona 125 mg IM × 1 *ou* levoflaxina 500 mg PO × 1 *Chlamydia:* doxiciclina 100 mg PO × 7 d *ou* azitromicina 1 g PO × 1
Prostatite	TMP-SMX *ou* FQ PO × 14-28 d (aguda) *ou* 6–12 semanas (crônica)
Pielonefrite	Paciente ambulatorial: FQ *ou* amoxilina/clav ou cef. de 1ª ger. PO × 14 d Paciente internado: [amp. IV + gent.] *ou* ampic./sulbactam *ou* FQ × 14 d (Δ IV → PO quanto o paciente melhorar clinicamente e estiver afebril × 24 a 48 h e daí completar o turno de 14 d)
Abscesso renal	Drenagem + antibióticos como se fosse pielonefrite

(Sempre que possível, utilizar terapia dirigida ao organismo, com base nas suscetibilidades *in vitro* e nos padrões locais de resistência a drogas.)

INFECÇÕES DE TECIDOS MOLES E DE OSSOS

CELULITE

Definição

- Infecção da derme superficial e profunda e da gordura subcutânea

Microbiologia (*NEJM* 2004;350:904)
- *Streptococcus* e *Staphylococcus* (uma causa menos comum)
- *Mordida de cão: P. multocida, C. canimorsus, Fusobacterium, Bacteróides*
- Ferimento penetrante: *Pseudomonas*
- Espinhas de peixes: *E. rusiopathiae, V. vulnificus*

Manifestações clínicas

- Eritema, edema, aquecimento, dor (rubor, tumor, calor, dor)
- ± Linfadenite (estrias vermelhas proximais) e linfadenopatia regional

Diagnóstico

- O diagnóstico é principalmente clínico; aspiração com agulha e hemoculturas têm resultados < 5%

Tratamento

- **Antibióticos** (cef. ou penicilina resistente à penicilinase, de 1ª ger.; eritromicina, quando alérgicos) + **elevação dos membros** (o eritema pode *piorar* depois do início de abx em virtude da mortalidade bacteriana → liberação de enzimas inflamatórias)

"PÉ DIABÉTICO"

Definição

- Úlcera neuropática infectada, do pé
  - **leve** = superficial, sem envolvimento de ossos ou articulações
  - **comprometedora do membro ou da vida** = profunda, com envolvimento de osso ou articulação, tox. sistêmica, isquemia do membro

Microbiologia

- Leve: geralmente *S. aureus* ou estreptococos aeróbicos
- Comprometedora do membro ou da vida: *multimicrobiana* com aeróbicos + anaeróbicos
  - aeróbicos = estafilococos, estreptococos, enterococos e GNR (inclusive *Pseudomonas*)
  - anaeróbicos = estreptococos anaeróbicos, *Bacteroides, Clostridium* (raro)

Manifestações clínicas

- Úlcera com eritema circulante e calor ± supuração
- A flacidez pode estar ausente por causa da neuropatia
- ± Crepitação (indicativa de gás e ∴ infecção mista com GNR e anaeróbicos ou *Clostridium*)
- ± Osteomielite subjacente
- ± Toxicidade sistêmica (febre, calafrios, leucocitose, hiperglicemia)

Estudos diagnósticos

- Coletas com mechas, da superfície das úlceras *não* são úteis (só revelam os organismos colonizadores da superfície)
- cx da ferida (p. ex., curetagem da base da úlcera após sua extirpação) tem ↑ sens. a patógenos
- Hemoculturas (devem ser obtidas em todos os pacientes, ⊕ em 10 a 15%)
- **A osteomielite sempre deve ser descartada** (ver a seguir os testes de imagem específicos)
  - o exame do osso (possibilidade de alcançar o osso pela úlcera/trato) tem alta spec., mas baixa sens.
  - a biopsia de amostras de osso é mais confiável

Tratamento (*NEJM* 1994;331:854)

- Repouso no leito, elevação, não suportar peso
- Antibióticos

Gravidade da infecção	Antibióticos empíricos
Leve	cef. de 1ª ger. *ou* penicilina resistente à penicilinase
Com risco para os membros	[FQ + clindamicina] *ou* ampicilina-sulbactam *ou* ticarcilina com clavulanato *ou* cefoxitina *ou* cefotetan
Com risco para a vida	Imperenem *ou* [vancomicina + aztreonam + metronidazol] *ou* [ampicilina-sulbactam + AG]

- **Cirurgia:** extirpação cirúrgica precoce, agressiva e repetida; podem ser necessárias a revascularização ou a amputação

FASCIITE NECROSANTE

Definição

- Infecção e necrose da fáscia superficial, da gordura subcutânea da fáscia profunda (necrose das artérias e nervos na gordura subcutânea → gangrena)
- Gangrena de Fournier: fasciite necrosante da genitália masculina (usada por alguns para descrever o envolvimento do períneo masculino ou feminino)

Epidemiologia

- Risco ↑ em pacientes com diabetes, PVD, abuso de álcool, IVDA, imunossupressão, cirrose
- Também pode afetar indivíduos sadios

Microbiologia

- Grupo I (parede abdom./períneo): polimicrobiana (anaeróbicos+anaeróbicos facultativos + GNR)
- Grupo II (extremidades): *Streptococcus pyrogenes* ± estafilococos
- Grupo III: infecção marinha por *Vibrio*

Manifestações clínicas

- Locais mais comuns: extremidades, parede abdominal e períneo, mas podem ocorrer em qualquer parte
- **Δs nas células da pele**, com margens pouco definidas + **disseminação rápida** + **toxicidade sistêmica**
- **Dor desproporcional** ao grau aparente de celulite; hiperestesia ou anestesia da pele
- **Formação de bolhas** (serosas → hemorrágicas); escurecimento da pele para um cinza-azulado → **gangrena cutânea** ± **crepitação** ou gás radiograficamente visível

Sinais diagnósticos

- É necessário *um alto grau de suspeita clínica* por causa dos exames físicos inespecíficos
- Aspiração do centro da necrose; hemoculturas; coloração gram; ✓ CK para necrose tissular
- Estudos por imagens: radiografias simples → gás nos tecidos moles; CT → extensão da infecção, gás nos tecidos moles; MRI → o melhor contraste de tecidos
- O diagnóstico clínico é suficiente para que seja iniciada a **exploração cirúrgica de urgência**

Tratamento

- O tratamento definitivo é o **desbridamento cirúrgico** do tecido necrótico e a fasciotomia
- **Antibióticos de amplo espectro** para abranger a flora cutânea, enterococos, gram-negativos entéricos e anaeróbicos (p. ex., clindamicina + penicilina + AG)
- **Oxigênio hiperbárico:** auxiliar útil, mas não deve retardar o tratamento cirúrgico definitivo

Prognóstico

- Geralmente fatal quando não tratado; a mortalidade registrada é de 20 a 50%

MIONECROSE POR CLOSTRÍDIO (GANGRENA GASOSA)

Definição

- Infecção fulminante dos músculos esqueléticos por clostrídio, com risco fatal
- Geralmente por traumatismo muscular + contaminação do ferimento com esporos de clostrídio
- Ocasionalmente *C. perfringens, septicum* ou *hystoliticum* + malignidade (heme ou GI)

Manifestações clínicas

- Período de incubação de 6 h até 2 a 3 d
- Início agudo, com sensação de peso ou de dor, que rapidamente ↑ com a marcante toxicidade sistêmica
- Descoloração do bronzeado da pele, bolhas tensas, áreas com colorações do soro sangüíneo, de líquidos escuros e de necrose
- **Crepitação** presente, mas não proeminente (gás no músculo), pode ser obscurecida pelo edema

Estudos diagnósticos

- Coloração gram da eliminação: **bacilos gram-positivos grandes, com extremidades rombas**, poucos polis
- Bacteremia por clostrídio em ~15%
- Radiografias simples: gás dissipando-se nos músculos

Tratamento

- **Exploração cirúrgica com desbridamento** dos músculos envolvidos, fasciotomias e amputação, se necessário
- **Antibióticos:** altas doses de **penicilina G** 24 MU IV dividida q 2 a 3 h + **clinda** 900 mg IV q 8 h
- ? Oxigênio hiperbárico

OSTEOMIELITE

Definição

- Infecção óssea devida à semeadura hematogênica ou à disseminação direta de focos contíguos

Microbiologia (*NEJM* 1997;336:999)

- Hematogênicos: ***S. aureus;*** infecção micobacteriana do corpo da vértebra = doença de Pott
- Foco contínuo devido a uma fratura exposta, a uma cirurgia ortopédica, etc.: ***S aureus*** e ***S. epi***
- Foco contínuo + insuficiência vascular (p. ex., pé diabético): **polimicrobiano** (aeróbicos + GPC e GNR anaeróbicos)

Manifestações clínicas

- Comprometimento dos tecidos moles circundantes ± fístula na superfície cutânea
- Osteomielite vertebral (manifestação comum em adultos acima dos 50 anos): dor nas costas + febre
- ± Febre, mal-estar e sudorese noturna (mais comum na hematogênica do que na contígua)

Estudos diagnósticos

- A identificação do organismo causador é chave
- **Dados de cultura de tecidos** (amostras de cirurgia/biopsia com agulha) e *não servem* coletas de úlceras/fístulas, com mechas
- **Hemoculturas** (mais freqüentemente ⊕ na osteomielite hematogênica aguda)
- Imagens
  - radiografias planas: normais no início da doença; após 2 a 6 semanas são observadas lesões líticas
  - CT: pode demonstrar reação do periósteo e destruições cortical e medular
  - MRI: pode detectar mudanças bem iniciais
  - imagens de radionuclídeos: muito sens. mas pouco spec. (dá falso ⊕ se houver inflamação de tecidos moles)

Tratamento

- **Antibióticos** (com base em dados de cx) × 4 a 6 semanas
- **Cirurgia** deve ser considerada em qualquer das seguintes situações: infecção óssea aguda que não responda à terapia médica; infecções crônicas; complicações ósseas de vértebra *piogênica* (p. ex., compressão da medula espinal, instabilidade espinhal, abscesso epidural); ou prótese infectada

ABSCESSO EPIDURAL

Etiologia

- Disseminação hematogênica (2/3): infecção cutânea, tecido mole (abscesso dentário) ou endocardite
- Extensão direta (1/3): osteomielite vertebral, úlcera de decúbito sacral, anestesia ou cirurgia da medula, punção lombar
- Fatores de risco: diabetes, colapso renal, alcoolismo, IVDA, imunossupressão
- O ***S. aureus*** é o patógeno mais comum

Manifestações clínicas

- **Dor nas costas** (na linha mediana, ou radicular) + **febre + fraqueza progressiva**

Estudos diagnósticos

- **MRI**
- Hemoculturas ⊕ em < 25%

Tratamento

- **Antibióticos + cirurgia** (laminectomia descompressiva e desbridamento)

MENINGITE

MENINGITE BACTERIANA AGUDA

Definição

- Infecção bacteriana do espaço subaracnóideo

Microbiologia na Meningite em Adultos	
Etiologia	**Comentários**
S. pneumoniae (30 a 50%)	É a causa mais comum em adultos Procurar uma infecção distante (p. ex., a tríade de Osler = meningite, pneumonia, endocardite) *S. pneumoniae* resistente a drogas (DRSP): ~ 40% resistentes a PCN (15% medianamente; 15 a 20% altamente) ~ 10% resistentes a cef. de 3ª ger. (5% medianamente; < 5% altamente) *mesmo a resistência mediana é problemática para a Rx da meningite*
N. meningitidis (10 a 35%)	Primariamente em crianças e adultos jovens; pode estar associada a petéquias ou púrpura. Deficiências no complemento terminal predispõem a meningococemia e, raramente, à meningite
H. influenzae (< 5%)	Incidência ↓ em crianças por causa da vacina tipo b contra *H. influenzae* Investigar os fatores predisponentes em adultos (p. ex., vazamento de liquor, procedimento neurocirúrgico recente, traumatismo, mastoidite)
L. monocytogenes (5 a 10%)	Observado em idosos, alcoólatras e pacientes com malignidade, imunossupressão, ou sobrecarga de ferro. Irrupção associada à contaminação de leite, queijo, chucrute, verduras cruas. Apesar do nome, freqüentemente está associada à pleocitose *polipredominante*
GNRs (1 a 10%)	Geralmente nosocômica ou após procedimentos ou em idosos e imunossuprimidos
Estafilococos (5%)	Observado em *shunts* próprios de liquor (*S. epidermidis*) ou após neurocirurgia ou traumatismo de crânio (*S. aureus*)
Infecção mista	Suspeitar de foco parameníngeo

Manifestações clínicas (*NEJM* 1993;328:21)

- **Febre** (95%)
- **Cefaléia, torcicolo** (88%) e **fotossensibilidade**
- Δ **MS** (78%), inclusive delírio, ↓ de consciência, confusão, letargia; **convulsões** (23%)
- A apresentação pode ser *atípica* nos mais idosos, primariamente com letargia e confusão e sem febre

Exame físico

- **Rigidez da nuca** (sens. 30%), **sinal de Kernig** (paciente em supino com o quadril flexionado em 90° e o joelho dobrado em 90°; é ⊕ se a extensão passiva do joelho resultar em resistência), **sinal de Brudzinski** (o paciente em supino com as pernas em supino; é ⊕ se a flexão passiva do pescoço → em flexão involuntária de quadril e/ou de joelho); note-se que os sinais de Kernig e de Brudzinski são ⊕ em apenas ~ de 5% dos pacientes (*CID* 2002;35:46)
- ± Achados neurofocais (28%; hemiparesia, afasia, cortes no campo visual, paralisias nos nervos cranianos)
- ± Achados fundoscópicos: papiledema, ausência de pulsações venosas
- ± Exantemas: pápulas maculares, petéquias, púrpura

Estudos diagnósticos

- **Hemoculturas**
- *Considerar* **CT de crânio** para eliminar o efeito de uma massa antes da LP, *se* estiver presente uma característica de alto risco (idade > 60 anos, imunocomprometimento, histórico de doença do CNS, convulsão recente, Δ MS, achados neurofocais); a ausência de todas essas tem um NPV de 97%; entretanto, deve ser registrado que, em pacientes com efeito de massa, a herniação pode ocorrer mesmo sem LP e pode não ocorrer mesmo com LP (*NEJM* 2001;345:1727)
- **Punção lombar:** a CSF com coloração gram tem sens. de 60-90%, e cultura tem sens. 70 a 85%
  uma pressão de abertura > 25 cm traz o risco de herniação, ∴ remover apenas o liquor no manômetro, transfundir solução de manitol a 20% IV (0,25 a 0,5 g/kg) durante 20 a 30 min, consultar a neurocirurgia

Achados de CSF em Meningites					
Condição	**Aparência**	**Pressão (cm)**	**WBC/mm³ tipo predom.**	**Glc (mg/dL)**	**TP (mg/dL)**
Normal	límpida	9 a 18	0 a 5 *linfóc.*	50 a 75	15 a 40
Bacteriana	turva	18 a 30	100 a 10.000 *poli*	< 45	100 a 1.000
TB	turva	18 a 30	< 500 *linfóc.*	< 45	100 a 200
Fúngica	turva	18 a 30	< 300 *linfóc.*	< 45	40 a 300
Asséptica	límpida	9 a 18	< 300 *poli* → *linfóc.*	50 a 100	50 a 100

- Estudos adicionais sobre liquor dependem da suspeita clínica: esfregaço com ácido rápido e culturas, preparação com tinta da Índia, antígeno de criptococos (CRAg), cultura de fungos, PCR (p. ex., de HSV), citologia

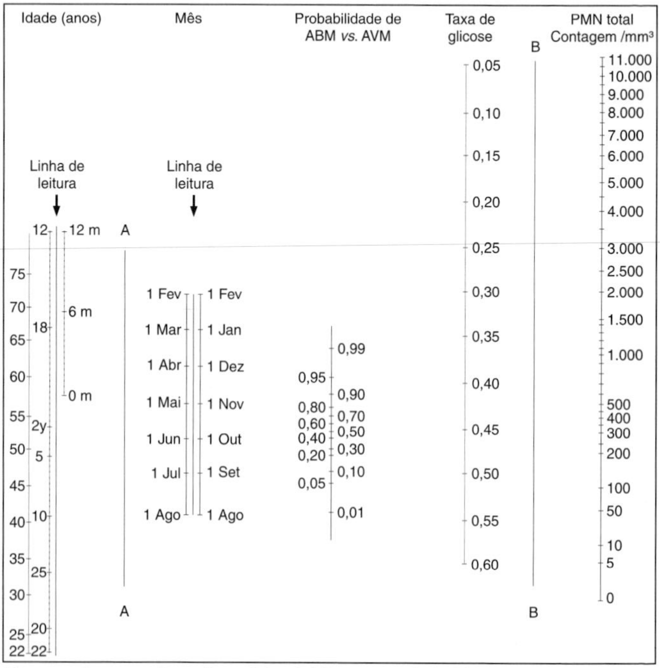

(1° passo: coloque uma régua sobre as linhas de leitura correspondendo à idade do paciente e ao mês de apresentação e marque a intercessão na linha A. 2° passo: coloque a régua sobre os valores de glc e de contagem total de PMN em CSF e marque a intercessão na linha B. 3° passo: use a régua para unir os pontos nas linhas A e B e daí leia a probabilidade de ABM *vs.* AVM. Usado com permissão de Spanos, A., Harrell, F.E. Jr., Durack, D.T. Differential diagnosis of acute meningitis. *JAMA* 262:2700, 1989. © 1989, AMA)

Fig. 6-1. Nomograma para estimativas das probabilidades de meningite bacteriana aguda (ABM) *vs.* meningite viral aguda (AVM)

<table>
<tr><th colspan="2">Tratamento das Meningites</th></tr>
<tr><td>Aspectos clínicos</td><td>Diretrizes para o tratamento empírico</td></tr>
<tr><td>Adulto normal</td><td>Ceftriaxona 2 g IV q 12 h + vancomicina 1 g IV q 12 h
(n.b., Cftx no caso de S. pneumo resistente a PCN, Vanco, que tem menor penetração de liquor, no caso de S. pneumo. resistente a Cftx)
+ Ampicilina 2 g IV q 4 h se houver suspeita de Listeria
Cloranfenicol + TMP/SMX + vancomicina, se alérgico a β-lactano</td></tr>
<tr><td>Imunocomprometimento</td><td>Ampicilina + ceftatizidime ± vancomicina + aciclovir</td></tr>
<tr><td>Fístula liquórica, neurocirurgia recente ou traumatismo de crânio</td><td>Vancomicina + ceftazidime</td></tr>
<tr><td colspan="2">Os antibióticos empíricos devem ser iniciados quanto antes. Se preocupado com ↑ de ICP, obter BCx → iniciar abx empírico → obter TC crânio → LP (se não está contra-indicado); é improvável conseguir mudar o resultado do líquido do liquor se ele foi obtido dentro de ~ 4 h do início da abx</td></tr>
<tr><td colspan="2">Corticosteróides: dexametasona 10 mg IV q 6 h × 4 d → ↓ defeito neurológico e a moralidade em ~ 50%, especialmente com S. pneumo. (NEJM 2002;347:1549)</td></tr>
<tr><td colspan="2">Profilaxia: rifampicina (600 mg PO bid × 2 d) ou ciprofloxacina (750 mg PO × 1) se houve contato do paciente com meningite meningocócica</td></tr>
</table>

(Sempre que possível, utilizar Rx dirigida ao organismo, com base nas suscetibilidades *in vitro* e nos padrões locais de resistência a drogas)

Prognóstico

- A mortalidade em hospital é de 25% quando a meningite é adquirida na comunidade; e de 35% para a meningite nosocomial

MENINGITE ASSÉPTICA

Definição

- **Dados microbiológicos bacterianos negativos**, pleocitose de liquor, *sem* predominância de polis
- A designação "asséptica", imprópria, só tem a ver com a baixa probabilidade de se tratar de uma meningite bacteriana aguda, mas ela tanto pode ter etiologias infecciosas quanto não-infecciosas

Etiologias

- **Viral:** enterovírus (75%), HIV, HSV (o tipo 2 é mais comum do que o 1), caxumba, vírus de coriomeningite linfocítica, vírus de encefalite, adenovírus, CMV, EBV
- **Foco infeccioso parameníngeo** (p. ex., abscesso cerebral, abscessos epidurais, tromboflebite séptica dos seios venosos durais ou empiema subdural)
- **Por tuberculose, por fungos, por espiroquetas** (doença de Lyme, sífilis, leptospirose)**, por riquetsia,** por *Coxiella, por Ehrlichia*
- Meningite bacteriana tratada parcialmente
- **Medicações:** TMP/SMX, NSAIDs, penicilina, isoniazida
- **Doenças sistêmica:** SLE, sarcoidose, síndromes de Behçet e de Sjögren, artrite reumatóide
- **Neoplasia:** tumores (ou cistos) intracranianos, meningite linfomatosa ou carcinomatosa

Tratamento empírico

- Sem abx se houver suspeita de vírus (contagem celular < 500 com > 50% de linfócitos, TP < 80 a 100 mg/dL, glc normal, coloração gram ⊖, não idoso/imunocomprometido); com/sem iniciar abx empírico, esperar pelos dados de cx

ENCEFALITE VIRAL

Definição

- Infecção viral do parênquima cerebral

Etiologias (*Lancet* 2002;359:507)

- **HSV-1**
- **Arbovírus:** em eqüinos do leste e do oeste, em West Nile, em St. Louis
- **Enterovírus:** Coxsackie, echo
- Outros: CMV, EBV, VZV, HIV, raiva, adenovírus
- Etiologias não-virais imitantes: abscesso, toxo, TB, toxinas, vasculite, hematoma subdural

Manifestações clínicas

- **Febre**, **H/A**, **Δ MS** ± convulsões e achados neurofocais (depois atípicos para *meningite* viral)

Estudos diagnósticos

- **Punção lombar:** pleocitose linfocítica; PCR; ELISA para Ags virais; sorologias
- **MRI**

Tratamento

- HSV: aciclovir 10 mg/kg IV q 8 h (a recuperação está relacionada com a rapidez da Rx)

ENDOCARDITE BACTERIANA

Definição

- Infecção do endotélio do coração (inclusive das válvulas cardíacas, mas não restrita a elas)
- Aguda (ABE): infecção de válvulas normais por um organismo virulento (p. ex., *S. aureus*)
- Subaguda (SBE): infecção indolente, insidiosa, etc. de válvulas anormais, por um organismo menos virulento (p. ex., *S. viridans*)

Condições predisponentes

- **Válvula anormal**
  alto risco: endocardite anterior, doença valvular reumática, doença da válvula aórtica, lesões cianóticas complexas, próteses (1,5% em 12 meses, 3 a 6% em 5 anos)
  risco intermediário: doença da válvula mitral (inclusive MVP com MR ou espessamento de folheto), HCMP
- **Risco anormal de bacteremia:** IVDA, presença de cateteres venosos (20% das bacteremias apresentam endocardite), má-dentição, hemodiálise, diabetes melito

Critérios de Duke Modificados	
Principais	**Secundários**
• **Bacteremia sustentada**, por um organismo sabidamente causador de endocardite • **Envolvimento do endocárdio**, comprovado por **ecocardiograma** ⊕ (vegetação, abscesso, deiscência protética) *ou por* **nova regurgitação valvular**	• Condição predisponente (ver anteriormente) • Febre • **Fenômenos vasculares:** êmbolos sépticos arteriais ou pulmonares, aneurismas micóticos, ICH, lesões de Janeway • **Fenômenos imunes:** RF ⊕, GN, nodos de Osler, manchas de Roth • **cx sangüínea** ⊕, não se enquadrando como critério principal
Diagnóstico definitivo (isto é, altamente provável) se houver 2 critérios principais, ou 1 principal + 3 secundários, ou 5 secundários	

(*CID* 2000;30:633)

Microbiologia das Endocardites				
	Endocardite de válvula natural (NVE)		**Endocardite de prótese valvular (PVE)**	
Etiologia	**não-IVDA**	**IVDA**	**Cedo** (< 6 meses após)	**Tarde** (> 6 meses após)
S. viridans et al.	**40%**	**10%**	< 10%	**35%**
Enterococos	**10%**	10%	< 5%	10%
S. aureus	**30%**	**60%**	**25%**	**20%**
S. epidermidis	5%	< 5%	**40%**	**20%**
GNR	5%	**10%**	**10%**	< 5%
Outros	< 5%	< 5%	10%	10%
Cultura ⊖	5%	< 5%	< 5%	5%
Cultura ⊖ = estreptococos com defeito nutricional, HACEK (*Haemophilus parainfluenzae & aphrophilus, Actinobacillus, Cardiobacterium, Eikenella e Kingella*), *Bartonella, Coxiella, Chlamydia, Legionella, Brucella*				

(Adaptado de Braunwald E., ed., *Heart Disease*, 5th ed., 1997.)

Manifestações clínicas (*NEJM* 2001;345:1318)

- **Bacteremia persistente: febre** (80 a 90%), anorexia, perda de peso, sudorese noturna, fadiga
- **Infecção valvular ou perivalvular:** novo murmúrio, ICC, anormalidades de condução
- **Êmbolos sépticos:** êmbolos sistêmicos (p. ex., para a periferia, CNS, rins, baço e articulações)
  êmbolos pulmonares (se à direita), aneurisma micótico, IM (embolia da artéria coronária)
- **Fenômenos do complexo imune:** artrite, glomerulonefrite, ⊕ RF, ↑ ESR

Exame físico

- Em Fisiologia, cabeça, ouvido, olhos, nariz, garganta: **Roth spots** (hemorragia na retina + centro pálido), **petéquias** (na conjuntiva, no palato)
- Cardíaco: **regurgitação valvular** ± vibração (válvula fenestrada ou ruptura de cordas), sons abafados de válvulas protéticas, fricção pericárdica. *Examinar freqüentemente* por causa de mudanças de murmúrios.
- Abdome: esplenomegalia flácida

- Extremidades *(observadas em SBE e não em ABE)*
  Lesões Janeway (êmbolos sépticos → máculas hemorrágicas, não-flácidas, nas palmas e plantas)
  Nodos de Osler (complexos imunes → nódulos flácidos nas polpas digitais)
  hemorragias nas meias-luas *proximais* da base das unhas
  clubbing

Estudos diagnósticos

- **Hemoculturas** *(antes de iniciar os antibióticos):* pelo menos três conjuntos (frascos aeróbicos e anaeróbicos) de locais diferentes, com intervalos ideais de pelo menos uma hora entre eles. ✓ hemoculturas para monitorização (pelo menos 2 conjuntos) depois de iniciar os antibióticos apropriados, para documentar a eliminação; repetir cada 24 a 48 horas até que ⊖. Reexaminar quando se completar o Rx
- CBC com diferencial, ESR, fator reumatóide, BUN, Cr, U/A e UCx
- **ECG** (na admissão e em intervalos regulares): para detectar novas anormalidades de condução
- **Ecocardiograma:** obtenha o TTE; se TEE (1), é um pré-teste de probabilidade intermediária (4 a 60%), (2) é válvula protética, (3) é TTE não diagnóstico, (4) é TTE ⊖, mas com forte suspeita de endocardite ou (5) suspeita de infecção progressiva ou invasiva (p. ex., bacteremia ou febre persistentes, nova anormalidade de condução, "shunt" intracardíaco, etc.) (*NEJM* 2001;345:1318)

	Sensibilidade		
Método	**NVE**	**PVE**	**Abscesso**
Transtorácico (TTE)	~65%	~25%	28%
Transesofágico (TEE)	>90%	~90%	87%

(*Chest* 1991;100:351; *NEJM* 1991;324:795; *JACC* 1991;18:391; *AJC* 1993;71:201)

Tratamento

- Primeiro obtenha os dados para as culturas
  ABE → os antibióticos devem ser iniciados logo após a obtenção das coletas
  SBE → se o paciente estiver hemodinamicamente estável, os antibióticos podem ser retardados para a obtenção de material adequado para as hemoculturas, especialmente se houver tratamento anterior com antibióticos
- **Sugestão de terapia empírica**
  válvula natural ABE: [naf + gent] *ou* [vanco + naf + gent] se a prev. de MRSA for elevada
  válvula natural SBE: penicilina/ampicilina + gentamicina
  válvula protética: vancomicina + gentamicina + rifampicina
- Ajustar o regime de antibióticos conforme o organismo e as sensibilidades
- Repetir as hemoculturas qd até o paciente defervescer; geralmente 2 a 3 dias
- A febre pode persistir até uma semana após a instalação da terapêutica adequada
- A anticoagulação sistemática é relativamente *contra-indicada*, decorrente do risco de transformar os acidentes vasculares cerebrais embólicos em hemorrágicos (entretanto, não havendo êmbolos cerebrais, pode-se continuar a anticoagulação de acordo com alguma indicação prévia)
- Geralmente a terapia dura de **4 a 6 semanas** (sendo o AG usado só nas 2 primeiras semanas), exceto nos casos descomplicados, de endocardite à direita, em que uma terapia de 2 semanas pode ter resultados comparáveis

Indicações para cirurgia

- Em geral, tentar manter os antibióticos pelo maior tempo possível, a fim de ↓ a incidência de infecções recorrentes na prótese e de melhorar a integridade estrutural do tecido que a receberá
- A embolia cerebral séptica geralmente é considerada uma *contra-indicação* à cirurgia imediata, por causa do alto risco de conversão em hemorragia durante os primeiros 10 a 14 dias de *shunt* cardiopulmonar
- Indicações para a cirurgia
  CHF refratária (isto é, apesar de máximo, terapia médica de nível de ICU)
  infecção persistente ou refratária (p. ex., BCx ⊕ após 1 semana de abx IV apropriada)
  infecção invasiva (abscesso em anel, condução piorando; observados em 15% das válvulas naturais e 60% das protéticas)
  válvula protética, especialmente com mau funcionamento *ou* deiscência ou infecção por *S. aureus*
  infecções de difícil erradicação (p. ex., *Pseudomonas,* fungos)
  ? êmbolos sistêmicos recorrentes ou grandes (> 10 mm) ou vegetações crescentes

Prognóstico

- ABE não-IVDA com *S. aureus* → 55 a 70% de sobrevivência
- ABE IVDA com *S. aureus* → 85 a 90% de sobrevivência
- SBE → 85 a 90% de sobrevivência

Profilaxia das Endocardites	
Condições cardíacas	**Alto risco:** válvula protética, endocardite prévia, CHD cianótica complexa, *shunts* ou condutos pulmonares sistêmicos, construídos cirurgicamente **Risco moderado:** a maioria das outras CHD, doenças adquiridas, de válvulas cardíacas, válvula Ao bicúspide, MPV com espessamento de folheto ou regurgitação, HCMP
Procedimentos	**Dentários:** extrações, procedimentos periodontais, implantes, canal de raiz, limpezas **Respiratórios:** cirurgia na mucosa respiratória, broncoscopia rígida **GI:** escleroterapia, dilatação do esôfago, ERCP com obstrução biliar, cirurgia dos tratos biliar ou intestinal **GU:** cirurgia de próstata, citoscopia, dilatação da uretra
Regimes	**Procedimentos dentários, respiratórios ou esofágicos** amoxilina 2 g 1 h antes (clindamicina 600 mg se alérgico à penicilina) **GI/GU + condição de risco moderado** amoxilina 2 g 1 h antes ou ampicilina 2 g IM/IV em até 30 min do procedimento (vancomicina 1 g IV se alérgico à penicilina) **GI/GU + condição de alto risco** ampicilina 2 g IM/IV + gentamicina 1,5 mg/kg em até 30 min do procedimento, seguidas de ampicilina 1 g IM/IV ou amoxilina 1 g PO 6 h mais tarde (vancomicina 1 g IV + gentamicina como anteriormente, se alérgico à penicilina)

(*JAMA* 1997;277:1794)

TUBERCULOSE

Epidemiologia

- Prevalência nos EUA, 10 a 15 milhões de pessoas; prevalência mundial ~1,7 bilhão de pessoas
- A incidência ↑ nos EUA, de 1984 a 1992, por causa de HIV, pobreza, falta de moradias, imigração
- **Populações de alto risco**
  ↑ de risco de exposição: contato com paciente com TB ativa, trabalhadores da área médica com fácil contato com pacientes com TB
  ↑ de risco de infecção por TB: imigrantes de áreas com alta prevalência, moradores de rua ou sem assistência médica, residentes ou trabalhadores em instituições de recolhimento por longo prazo ou prisões
  ↑ de risco de TB ativa após a infecção: HIV ⊕ ou outras imunodeficiências, colapso renal crônico, diabetes melito, IVDA, alcoólatras, desnutridos, malignidade, gastrectomia s/p

Microbiologia e história natural

- Transmissão de *Mycobacterium tuberculosis* através de aerossóis de partículas pequenas (isto é, núcleos de gotículas)
- 90% dos hospedeiros normais infectados jamais desenvolverão TB clinicamente evidente, 10% sim
- Doença localizada: cura e calcificação *ou* TB 1ª progressiva
- Disseminação hematogênica: infecção latente ± reativação da TB *ou* TB disseminada progressivamente
- Dois terços dos casos de TB são devidos à reativação; o risco é de ~2%/ano nos primeiros 2 a 3 anos após a infecção

Verificação de uma infecção anterior

- **Quem examinar:** populações de alto risco (Pacientes HIV ⊕ devem ser testados quanto a PPD em sua avaliação laboratorial básica e, daí em diante, anualmente)
- **Como examinar:** teste de tuberculina de Mantoux (isto é, derivado protéico purificado = PPD)
  injetar intradermicamente, 5-TU (0,1 mL) de PPD de potência intermediária → induração; examine em 48 a 72 h
- **Como interpretar:** determine o diâmetro máximo da induração por palpação

Tamanho da reação	Pessoas dadas como tendo teste ⊕
> 5 mm	HIV ⊕ ou imunossuprimidos (p. ex., prednisona 15 mg/d × > 1 mo) Contato com paciente com TB ativa CXR continuar com TB prévia
> 10 mm	Todas as demais populações de alto risco Conversão recente (↑ de > 10 mm na induração nos últimos 2 anos)
> 15 mm	Quaisquer outras
Falso ⊖	Má aplicação, anergia, TB aguda (a 2 a 10 semanas da conversão), infecções agudas não TBs, malignidade
Falso ⊕	Leitura imprópria, reação cruzada com micobactérias atípicas, dentro de (ou "num espaço de") 2 anos da vacinação com BCG (embora geralmente < 10 mm)
Efeito amplificado	↑ da induração por causa do efeito de amplificação imunológica do teste cutâneo sobre um indivíduo já sensibilizado (isto é, infectado) anteriormente ao teste cutâneo. O teste vai do ⊖ → ⊕, mas *não* representa a verdadeira conversão devida à infecção *recente*. Um 2º teste dará o verdadeiro basal do paciente. Ele pode ser observado 1 ano após o teste cutâneo inicial

(*NEJM* 2002;347:1860)

- Os testes IFN podem ser equivalentes ou até melhores (Lancet 2001;357:2017 & JAMA 2001;286:1740)

Manifestações clínicas

- **Pneumonia por tuberculose primária: consolidação** no lobo intermediário ou inferior, ± derrame, ± cavitação
- **Pleurisia tuberculosa:** pode ocorrer na doença primária ou na reativação. É devida à destruição do granuloma, com difusão, disseminação, etc. do conteúdo na cavidade pleural e inflamação local
  Derrame pulmonar ± derrames pericárdicos e peritoneais (polisserosite tuberculosa)
- **Doença de reativação de tuberculose pulmonar:** cicatrização apical + cavitação
- **Tuberculose miliar:** aguda ou insidiosa; disseminação ampla devido à difusão, disseminação, etc. hematogênico, geralmente em pacientes imunocomprometidos, diabéticos, alcoólatras ou desnutridos
  Sintomas constitucionais (febre, sudorese noturna, perda de peso) são marcantes. Doença pulmonar com lesões semelhantes a pequenas sementes de milhete (2 a 4 mm) ao CXR
- **Tuberculose extrapulmonar:** linfadenite, pericardite, peritonite, meningite, nefrite, osteomielite (vertebral = doença de Pott), hepatite, cutânea
- **Infecção por tuberculose e HIV:** pacientes infectados por HIV e outros imunodeprimidos têm aumento de risco de reativação e de infecção primária progressiva descontrolada

Estudos diagnósticos da TB ativa *(um elevado nível de suspeita é fundamental)*

- **Pesquisa de bacilo álcool-ácido resistente** (diagnóstico rápido) e **cultura** (mais sensível e permite testar a suscetibilidade) de escarro, lavagem alveolar broncoscópica, pleura e outros espécimes clínicos
- PCR: sens. de 94 a 97% em comparação com o esfregaço; 40 a 77% em comparação com a cultura
- CXR: reativação de doença fibrocavitária apical; consolidação dos lobos médio e inferior na TB 1ª

Terapia preventiva

- **Exclusão da doença ativa** em qualquer paciente com sinais e sintomas sugestivos, antes de iniciar INH
- A profilaxia adequada reduz em 65 a 75% a incidência posterior da doença
- Tratar os pacientes que estão ⊕ conforme a lista de instruções especificada a seguir

Condição	Regime
Provavelmente sensível a INH	INH 300 mg PO qd + piridoxina 25 mg po qd × 9 meses
CXR anormal ou HIV ⊕	INH 300 mg PO qd + piridoxina 50 mg po qd × 12 meses
Caso contato, resistente a INH	RMP + PZA × 4 meses
Caso contato com certeza ou suspeita de TB resistente a múltiplas drogas	Nenhum regime comprovado: ? PZA + EMB,? PZA + FQ

(INH = isoniazida, RMP = rifampina, PZA = pirazinamida, EMB = etambutol, FQ = fluoroquinolona)

- **Monitorizar quanto à hepatite:** se as aminotransferases forem 5× normal *ou* ocorrendo sintomas, d/c as medicações anti-TB em uso e reavaliar

Tratamento da tuberculose ativa (*Lancet* 2003;362:887)

- Isolar o paciente
- Usar regimes de diversas drogas às quais o organismo seja suscetível
- Promover a aderência à terapia; o custo efetivo da terapia diretamente observada (DOT), para os pacientes de alto risco que não aderirem

Medicações Antituberculose

Droga	Dose	Efeitos adversos
Isoniazida (INH)	300 mg po qd	Hepatite, neuropatia periférica (evitada pelo uso concomitante de piridoxina), síndrome tipo lúpus
Rifampina (RMP)	600 mg po qd	Descoloração alaranjada da urina/lágrimas, hepatite, distúrbio GI, hipersensibilidade, febre
Pirazinamida (PZA)	25 mg/kg po qd	Hepatite, hiperuricemia, artrite
Etambutol (EMB)	15 a 25 mg/kg po qd	Neurite óptica
Estreptomicina (SM)	15 mg/kg IM qd	Ototoxicidade, nefrotoxicidade
Amicacina (AMK)	15 mg/kg IM qd	Ototoxicidade, nefrotoxicidade
Ciprofloxacina (CIP)	750 mg po bid	Distúrbio GI

Regimes Antituberculose

Condição	Regimes
TB pulmonar **≥ 4% de resistentes à INH, na comunidade** (compreende a maior parte dos EUA)	INH + RMP + PZA + (EM *ou* EMB) até que a suscetibilidade seja conhecida Quando *sensível* a INH e RMP → INH + RMP + PZA × 2 meses, *daí* → INH + RMP × 4 meses Quando *resistente*, ver a próxima linha
TB resistente a drogas (resistência a INH, RMP ou múltiplas drogas)	*Consultar um especialista IDs*
TB extrapulmonar	*Consultar um especialista IDs*
TB em paciente HIV ⊕	*Consultar um especialista IDs*

HIV/AIDS

Definições

- AIDS: HIV + contagem de CD4 < 200/mm^3 ou infecções oportunistas (OI) ou malignidade

Epidemiologia

- ~1 milhão de norte-americanos infectados pelo HIV; principal causa de morte na faixa etária dos 25 aos 44 anos de idade
- ~34 milhões de indivíduos infectados no mundo inteiro
- Vias: sexual (a transmissão é de 0,3% de homem para homem, 0,2% de homem para mulher e 0,1% de mulher para homem), IVDA, transfusões, agulhas (0,3%), vertical (15 a 35%)

Síndrome retroviral aguda (ARS)

- Ocorre em ~40% dos pacientes HIV ⊕ ~4 semanas após a infecção; ELISA ⊖, carga viral ⊕
- Manifestações: síndrome tipo mononucleose ± exantema maculopapular de cor salmão

Estudos diagnósticos

- **ELISA** para Ab de HIV-1: ⊕ 1 a 12 semanas após a infecção aguda; sens. e spec. de 99%; é o teste de triagem 1º
- **Western blot:** é ⊕ se houver ≥ 2 bandas de regiões diferentes do genoma do HIV; é confirmatório de ELISA ⊕
- **PCR (carga viral):** detecta RNA de HIV-1 no plasma; é considerado signific. um Δ de 3 a 4 vezes (log de 0,5 a 0,75)
- **Contagem de CD4:** não é propriamente um teste dx porque pode haver HIV ⊕ com contagem normal de CD4 ou baixa contagem de CD4 em indivíduos que *não* são HIV ⊕; a doença aguda pode ↑ ou ↓ a contagem de CD4

Abordagem inicial do paciente HIV ⊕

- **Documentar a infecção pelo HIV** (se não houver documentação adequada, repetir os estudos dx)
- **H & P** (evidências de OIs, malignidades, STDs); **revisar todas as medicações**
- **Avaliação laboratorial:** contagem de CD4, carga viral (use repetidamente o mesmo teste), CBC diferenc., Cr, LFTs, teste dérmico para TB, sorologias de sífilis, toxoplasmose, CMV e hepatite, CXR basal e, em mulheres, esfregaço de Pap

Anti-Retrovirais

Droga	Tipo	Dose	Efeitos adversos
Zidovudina (AZT) *Retrovir*	NRTI (Grupo A)	200 mg tid 300 mg bid	**supressão da medula óssea** intol. GI, HA, insônia, hepatite
Starvudina (d4T) *Zerit*	NRTI (Grupo A)	40 mg bid	**neuropatia periférica** pancreatite, hepatite (rara)
Didanosina (ddI) *Videx*	NRTI (Grupo B)	200 mg bid	**pancreatite, neuropatia periférica** intolerância GI, hepatite (rara)
Zalcitabina (ddC) *Hivid*	NRTI (Grupo B)	0,75 mg tid	**neuropatia periférica** estomatite, hepatite (rara)
Abacavir *Ziagen*	NRTI (Grupo B)	300 mg bid	Hipersensibilidade fatal 3% acidose láctica; hepatite
Lamivudina (3TC) *Epivir*	NRTI (Grupo B)	150 mg bid	*toxidez mínima* hepatite (rara)
Nevirapina *Viramune*	NNRTI	200 mg bid	exantema, hepatite *induz* CYP_{450}
Delavirdina *Rescriptor*	NNRTI	400 mg tid	exantema, cefaléia *inibe* CYP_{450}
Efavirenz *Sustiva*	NNRTI	600 mg qhs	efeitos no CNS, exantema, hepatite *misto de indução/inibição* de CYP_{450}
Indinavir *Crixivan*	PI	800 mg tid (em jejum)	**nefrolitíase,** intol. GI, ↑ LFTs redistrib. de gorduras, *inibe* CYP_{450}
Ritonavir *Norvir*	PI	600 mg bid (com refeição)	**intol. GI, parestesias,** ↑ LFTs DM, redistrib. de gorduras, *inibe* CYP_{450}
Saquinavir *Fortovase*	PI	1.200 mg tid (com refeição)	intol. GI, cefaléia, ↑ LFTs, redistrib. de gorduras, DM, *inibe* CYP_{450}
Nelfinavir *Viracept*	PI	1.250 mg bid (com refeição)	diarréia, DM, redistrib. de gorduras, *inibe* CYP_{450}
Amprenavir *Agenerase*	PI	1.200 mg bid	Exantema, intol. GI, redistrib. de gorduras *inibe* CYP_{450}
Lopinavir/Ritonavir *Kaletra*	PI	3 cáps. bid (com refeição)	intol. GI, HA, redistrib. de gorduras, pancreatite, *inibe* CYP_{450}

(NRTI = inibidor de nucleosídeo de transcriptase reversa; NNRTI = RTI não-nucleosídico; PI = inibidor de protease)

- ***O uso de anti-retrovirais deve ser feito sob consulta à especialista em HIV*** porque continua as indicações são evolutivas e muitas dessas drogas são potentes inibidores dos indutores de CYP_{450}, sendo necessário interrompê-las ou revisar a dosagem de outras drogas. A seguir são dadas apenas algumas diretrizes. (*JAMA* 2002;288:222)
- Indicações para iniciar a terapia (HAART)
  - **AIDS** ou **HIV sintomática** (p. ex., "sapinhos", febres inexplicadas)
  - **assintomático + carga viral elevada** (> 10 a 20.000 cópias/mL) *ou* **CD4 reduzido** (< 350/mm^3)
- Regimes: **[PI (± ritonavir em dose baixa) + 2 NRTI]** *ou* [NNRTI + 2 NRTI] *ou* 3 NRTI
  - a monoterapia e a terapia dupla *não são* recomendadas
  - ? adição de um *inibidor por fusão* (p. ex., enfurvitide) a regimes ótimos para pacientes com HIV resistente a drogas (TORO 1 e TORO 2, *NEJM* 2003;348:2175 e 2186)
- A carga viral deve ↓ 3 a 4 vezes (log 0,5 a 0,75) dentro de 2 a 8 semanas e continuar ↓ daí em diante
  - a meta é reduzir a carga viral para indetectável após 6 meses
  - a contagem de CD4 e a carga viral aos 6 meses prognosticam o resultado
- O início do uso dos anti-retrovirais pode *piorar transitoriamente* as OIs já existentes, durante várias semanas, por causa do ↑ da resposta imune
- Se for preciso interromper a Rx, *suspenda todos os anti-retrovirais*, para minimizar o desenvolvimento de resistência
- Regime falho = incapaz de tornar a carga viral indetectável, ↑ a carga viral, ↓ a contagem de CD4 ou traz deterioração clínica (considerar testes de resistência)

Profilaxia das OI		
OI	**Indicação**	**1ª profilaxia**
Tuberculose	PPD ⊕ (≥ 5 mm) *ou* exposição de alto risco (✓ PPD anualmente)	INH + vitamina B_6 × 9 meses *ou* RMP + PZA × 2 meses
PCP	Contagem de CD4 < 200/mm^3 *ou* "sapinhos"	TMP-SMX DS ou SS qd ou DS tiw *ou* dapsona 100 mg qd *ou* atovaquona 1.500 mg qd *ou* pentamidina 300 mg q 4 semanas
Toxoplasmose	contagem de CD4 < 100/mm^3 e sorologia de *toxoplasma* ⊕	TMP-SMX DS qd *ou* dapsona 200 mg qd + pirimetamina 75 mg qd + leucovonin 25
MAC	contagem de CD4 < 50/mm^3	azitro 1.200 mg q semana *ou* claritro 500 mg bid
Se já ocorreu uma OI, geralmente torna-se necessária uma 2ª profilaxia, permanente PCP: igual como na 1ª profilaxia Toxoplasmose: sulfadiazina 500 a 1.000 mg qid + pirimetamina 25 a 50 mg qd + leucovorin 10 a 25 mg qd MAC: claritro 500 mg bid + etambutol 15 mg/kg qd ± rifabutina 300 mg qd		
A 1ª e a 2ª profilaxias contra PCP, toxoplasmose e MAC podem ser interrompidas se a contagem de CD4 ultrapassar o nível inicial × ≥ 3 meses, enquanto o paciente está em HAART		

(*MMWR*, 14 de junho de 2002)

COMPLICAÇÕES DA HIV/AIDS

Contagem de CD4	Complicações
< 500	Sintomas constitucionais Dermatite seborréica, leucoplaquia oral cabeluda, sarcoma de Kaposi Candidíase oral, esofágica e recorrente vaginal Infecções bacterianas recorrentes Tuberculose pulmonar e extrapulmonar HSV, VZV
< 200	Pneumonia por *Pneumocystis carinii* (PCP), *Toxoplasma* *Cryptococcus, histoplasma, Coccidioides* *Bartonella*
< 50 a 100	CMV, MAC Aspergilose invasiva, angiomatose bacilar (*Bartonella* disseminada) Linfoma de CNS, PML

Febres

- Etiologias (*CID* 1999;28:341)
  infecções (88%): MAC, CMV, PCP precoce, TB, histoplasmose, sinusite, endocardite
  linfoma
  reação a drogas
- Avaliação: CBC, exames químicos de acompanhamento, LFTs, BCx, CXR, UA, revisar as medicações,? ✓ abd CT
  CD4 < 200 → Ag de criptococos no soro, LP, Ag de *Histo* na urina, isoladores de micobactérias, CMV
  s/s pulmonares → CXR; ABG; escarro para culturas de bactérias, PCP, AFB; broncoscopia
  diarréia → fezes para leucócitos fecais, culturas, O&P, AFB; endoscopia
  LFTs anormais → CT abdominal, biopsia de fígado
  citopenias → biopsia de medula óssea

Cutâneas

- Dermatite seborréica; foliculite eosinofílica; infecções por HSV e VZV
- **"Molluscum contagiosum":** pápulas em pérola, de 2 a 5 mm, umbilicadas centralmente
- **Sarcoma de Kaposi:** lesões nodulares vermelho-púrpura, coradas
- **Angiomatose bacilar:** (*Bartonella* disseminada): pápulas vasculares friáveis

Oftalmológicas

- **Retinite por CMV** (contagem de CD4 < 50): Rx = ganciclovir, foscamet ou cidofovir
- *Pneumocystis, Toxoplasma, Histoplasma*

Orais

- Úlceras aftosas
- **"Sapinhos"** (candidíase oral): fragmentações com aspecto de coalhada que, ao serem removidos, expõem uma superfície ferida
- **Leucoplacas cabeludas orais:** causadas por EBV; cobertura branca *aderente* nas *laterais* da língua
- Sarcoma de Kaposi

Cardíacas

- Cardiomiopatia com dilatação, hipertensão pulmonar

Pulmonar

Padrão radiográfico	Causas comuns
Normal	PCP
Infiltrações intersticiais difusas	PCP, TB, pneumonias virais e disseminadas fúngicas, sarcoma de Kaposi
Consolidação focal de massas	Pneumonias bacterianas ou fúngicas, TB, sarcoma de Kaposi
Lesões cavitárias	TB, aspergilose e outras pneumonias fúngicas Pneumonias bacterianas (incluindo *Nocardia* e *Rhodococcus*)
Derrame pleural	TB, pneumonias bacterianas e fúngicas sarcoma de Kaposi, linfoma

- **Pneumonia por *Pneumocystis carinii* (CD4 < 200)**
  sintomas constitucionais, febre, sudorese noturna, dispnéia ao exercício, tosse não produtiva
  CXR com padrão intersticial, ↓ de P_aO_2, ↑ A-a ∇, ↑ LDH, coloração PCP ⊕ do catarro
  Rx quando $P_aO_2 > 70$: **[TMP 5 mg/kg PO tid + dapsona 100 mg PO qd]** *ou* TMP-SMX DS 2 tabs PO 8 h *ou* [clindamicina + primaquina] *ou* atovaquona
  Rx quando $P_aO_2 < 70$: **prednisona** (40 mg PO bid daí ↓ após 5 d; iniciar *antes* de TMP/SMX; *NEJM* 1990;323:1444 e 1451); **TMP-SMX 15 mg de TMP/kg IV divididas q 6 a 8 h** *ou* [clindamicina + primaquina] *ou* pentamidina *ou* trimetrexato

Gastrointestinais

- **Esofagite:** *Candida,* CMV, HSV, HIV, induzida por comprimidos
  se não tiver "sapinhos" ou se não responder à terapia antifúngica empírica, fazer endoscopia do trato superior
- Enterocolite
  bacteriana (geralmente aguda): *Salmonella, Shigella, Campylobacter, Yersinia, C. difficile*
  protozoária (geralmente crônica): *Giardia, Entamoeba, Cryptosporidium, Isospora, Microsporidium, Cyclospora*
  viral (CMV, adenovírus), MAC, enteropatia da AIDS
- **Sangramento GI:** CMV, sarcoma de Kaposi, linfoma
- **Proctite:** HSV, CMV, *Chlamydia*, gonococos

Hepatobiliares

- **Hepatite:** HBV, HCV, CMV, MAC, induzidas por drogas
- **Colangiopatia por AIDS:** freqüentemente associada a CMV ou *Cryptosporidium*

Renais

- Nefropatia por AIDS, forte proteinúria, rins ecogênicos

Hematológicas

- **Anemia:** anemia por doença crônica, envolvimento da medula óssea, toxicidade de drogas, hemólise
- Leucopenia
- **Trombocitopenia:** envolvimento da medula óssea, ITP
- ↑ de globulina

Oncológicas

- **Linfoma não-Hodgkin:** ↑ de freqüência, independentemente da contagem de CD4
- **Linfoma CNS:** contagem de CD4 < 50
- **Sarcoma de Kaposi:** pode ocorrer com qualquer contagem de CD4; é causado pelo HHV-8
  geralmente ocorre em *homens homossexuais*
  mucoso-cutâneo: lesões nodulares vermelho-púrpura
  pulmonar: infiltrações bilaterais nos lobos inferiores + derrame pleural
  GI: sangramentos GI, obstruções, icterícia obstrutiva
  Rx: doença limitada → XRT, crio ou vimblastina intralesão; sistêmica → quimioterapia
- Câncer cervical

Endócrinas

- Hipogonadismo
- Função tireóidea anormal
- Insuficiência adrenal
- Síndrome consumptiva
- Lipodistrofia: obesidade central, decadência das extremidades, dislipidemia, hiperglicemia
- Acidose láctica: náuseas, vômitos, dores abdominais;? toxicidade mitocondrial por AZT/NRTI

Neurológicas

- **Meningite:** ***Cryptococcus,*** bacteriana (inclus. *Listeria*), viral (HSV, CMV, HIV), tuberculosa, linfomatosa
- Neurossífilis: meningite, paralisias dos nervos cranianos, demência
- **Lesões ocupantes de espaço:** podem apresentar-se como cefaléias, defeitos focais ou Δ MS
  avaliação: MRI, fazer biopsia estereotática do cérebro se houver suspeita de etiologia não devida a *Toxoplasma* ou se o paciente não responde a uma tentativa de 2 semanas de terapia empírica contra toxoplasmose (dos que são respondentes à terapia, ao 3° dia 50% já o fazem, ao 7º dia 86% e ao 14º dia 91%, *NEJM* 1993;329:995)

Etiologia	Aparência	Estudos diagnósticos
Toxoplasmose	lesões propagadoras (podem ser múltiplas)	Sorologia de *Toxoplasma* ⊕
Linfoma de CNS	lesão propagadora (geralmente única)	PCR de liquor ⊕ para EBV pesquisa de SPECT ou de PET ⊕
Leucoencefalopatia multifocal progressiva (PML)	lesões múltiplas, não-propagadoras	PCR de liquor ⊕ para vírus JC
Outras: abscesso bacteriano, nocardiose, criptococoma ou tuberculoma	variável	Biopsia

- **Complexo de demência da AIDS:** perda de memória, distúrbio de locomoção, espasticidade
- **Mielopatia: infecção** (CMV, HSV), **compressão da medula espinal** (abscesso epidural, linfoma), **vacuolar** (HIV)
- Neuropatia periférica: HIV, CMV, desmielinização, induzida por medicamentos

Complexo da *Mycobacterium avium* (MAC)

- Manifestações clínicas: febre, sudorese noturna, perda de peso, linfadenopatia, dos abdominal, hepatoesplenomegalia, diarréia, pancitopenia
- Tratamento: claritromicina + etambutol ± rifabutina

Citomegalovírus (CMV)

- Manifestações clinicas: retinite, esofagite, colite, hepatite, neuropatias
- Tratamento: ganciclovir, foscamet ou cidofovir

DOENÇA DE LYME

Microbiologia

- Infecção pela **espiroqueta** *Borrelia burgdoferi* (5% por infecção conjunta com *Ehrlichia, Babesia*)
- Transmitida por **carrapatos** (*Ixodes*); os hospedeiros animais abrangem os cervos e os camundongos
- A infecção geralmente exige a **instalação do carrapato por > 36 a 48 h**

Epidemiologia

- A doença de Lyme é a mais comum das doenças dependentes de vetor, sua incidência é de ~ 4 por 100.000 pessoas
- O pico da incidência é nos meses de verão (maio a agosto)
- A maioria dos casos ocorre nos estados de NY, NJ, CT, RI, CT, MN, WI, PA, VA, OR, CA
- O contato humano com os carrapatos geralmente acontece em campos com vegetação baixa, perto de áreas de bosques

Manifestações Clínicas	
Etapa	**Manifestações**
Etapa 1 = localização precoce semanas após a infecção	Devidas a efeitos locais ou a espiroquetas *Em geral:* **doença tipo gripe** *Dermatológicas (~80%):* ***eritema chronicum migrans*** (ECM) = macular, lesão eritematosa com clareamento no centro, geralmente encontrada na coxa, virilha ou axila, variando de 6 a 38 cm de tamanho; linfocitomas; linfadenopatia regional
Etapa 2 = disseminação precoce semanas a meses após a infecção	Devidas à espiroquetemia e à resposta imune *Em geral:* fadiga, mal-estar, LAN, HA; febre é rara *Dermat.:* **lesões múltiplas (1 a 100) em anel ≈ ECM** *Reumatológico* (~10%): **artralgias migratórias** (joelho e quadril) **e mialgias**, oligoartrite *Neurol.* (~15%): **paralisia de Bell** (ou outras neuropatias cranianas), meningite asséptica, mononeurite multiplex (pode ser dolorosa), mielite transversa *Cardíacas* (~8%): **bloqueio cardíaco,** miocardite
Etapa 3 = persistência prolongada meses a anos após a infecção	Por infecção crônica ou resposta auto-imune *Dermat.:* **acrodermatite crônica atrófica**, paniculite *Reumatol.* (~60%): dor nas articulações, **mono ou oligoartrite recorrente nas grandes articulações**, sinovite *Neurol.:* encefalomielite subaguda, polineuropatia, demência

(*NEJM* 2001;345:115; *Lancet* 2003;362:1639)

Estudos diagnósticos

- Geralmente o diagnóstico é *clínico*
- **Sorologia** (na ordem clínica correta)
  - avaliação através de **ELISA**, porém
    - há falsos ⊕ devidos a outras doenças por espiroquetas, SLE, RA, EBV, HIV, etc.
    - há falsos ⊖ devidos a uso prematuro de terapia com antibióticos
  - confirmar os resultados ⊕ de ELISA através de **Western blot** (↑ de especificidade)
- Exames de liquor em pacientes com suspeita de doença neurológica
  - ⊕ para produção intratecal de Ab quando (liquor IgG/IgG sérica)/(liquor albumina/albumina sérica) > 1

Tratamento

- Profilaxia: doxiciclina 200 mg po dentro de 72 h do achado de ninfa(s) de carrapato instalada(s) e parcialmente ingurgitada(s) (*NEJM* 2001;345:79)
- Antibióticos: *se* houver manifestações clín. *e* sorologia ⊕ (? *e* sem picada de carrapato em área não-endêmica)
  - dissemin. local ou anterior sem envolvimento cardíaco ou neurol.: **doxiciclina** 100 mg PO bid
  - neuro (diverso de paralisia de Bell), artrite cardíaca crônica, preg.: **ceftriaxona** 2 g IV qd (*NEJM* 1997;337:289)
- Vacina: ↓ de 78% na ocorrência de doença de Lyme em pacientes de áreas endêmicas sob risco de exposição (*NEJM* 1998;339:209); atualmente é indisponível

FEBRES DE ORIGEM OBSCURA (FUO)

Definição

- **Febre > 101 °F** ou **> 38,5 °C** em mais de uma ocasião
- Duração ≥ 3 semanas
- **Sem diagnóstico** apesar de 1 semana de avaliação intensiva

Etiologias

- Grande variedade, mas, a seguir, estão algumas das causas mais comuns
- É mais provável que seja *uma manifestação sutil de uma doença comum* do que uma doença rara
- Havendo malignidade conhecida: 50% por infecção (geralmente durante a neutropenia) e 50% pelo próprio tumor
- Em pacientes com HIV: 75% por infecção, *raramente é devida ao próprio HIV*
- Até 30% dos casos ficam sem diagnóstico; a maioria tem defervescência espontânea

Categoria	Etiologias
Infecção **~ 30%**	**Tuberculose:** disseminada ou extrapulmonar a doença pode ter CXR, PPD e AFB no escarro, normais; 80 a 90% das biopsias (de pulmão, fígado e medula óssea) para granulomas revelam doença miliar **Endocardite:** considerar os organismos HACEK, *Bartonella, Legionella* e *Coxiella* **Abscesso intra-abdominal:** hepático, esplênico, subfrênico, pancreático, perinéfrico, pélvico, prostático, apendicite **Osteomielite:** abscesso dentário, sinusite CMV, EBV, doença de Lyme, malária, babesíase, amebíase
Doença do tecido conjuntivo **~ 30%**	**Arterite temporal (células gigantes):** cefaléia, dor no couro cabeludo, mandíbulas, claudicação, distúrbios visuais, ↑ ESR **Doença de Still com início em adulto** (artrite reumatóide juvenil): febres, durante as quais há exantemas maculares troncais de cor salmão evanescente, que podem preceder a artrite **Poliarterite nodosa** RA, SLE, sarcoidose
Neoplasia **~ 20%**	**Linfoma:** LAN, HSM, ↓ do Hct ou de plt, ↑ de LDH **Carcinoma de células renais:** hematúria microscópica, ↑ do Hct **Carcinoma hepatocelular, câncer de pâncreas, câncer de cólon** Mixomas atriais: obstrução, embolismo, sintomas constitucionais Leucemia, mielodisplasia
Miscelânea **~ 20%**	Drogas, artefato, hematoma, tireóide, insuficiência adrenal Febre mediterrânica familiar: mutação em forma de pira das células mielóides febre episódica, peritonite e pleurite ± artrite, eritema, amiloidose ↑ de WBC e ESR durante os ataques

(*Lancet* 1997;350:575; *Archives* 2003;163:1033)

Avaliação

- História: infecção por contatos, viagens, animais de estimação, profissional, medicações, revisão cuidadosa dos sistemas, PMHx e PSHx, história de TB
- Interromper as medicações desnecessárias (só 20% dos que têm FUO induzida por medicamentos terão eosinofilia ou exantemas); retorne aos meds d/c' d após 1 a 3 semanas
- Exame físico cuidadoso com atenção aos achados na pele, LAN, murmúrios, HSM, artrite
- Avaliação laboratorial
  CBC com diferenciação, eletrólitos, BUN, Cr, LFTs, ESR, ANA, RF, crioglobulina
  BCx × 3 conjuntos (sem uso de antibióticos, reservar para HACEK, RMSF, febre Q, Brucella), U/A, UCx, PPD, Ab contra heterófilos, teste de antígenos de CMV, HIV
- Imagens: CXR, CT abdominal (contrastes oral e IV),? RUQ U/S,? WBC marcadas ou pesquisa de gálio
- Quando ESR ↑ e idade > 60, bx de artéria temporal
- ? bx de medula óssea ou de fígado (especialmente se Aϕ ↑): mesmo sem localização de sinais ou sintomas, o resultado pode chegar a 15%

Tratamento

- *Não* está indicado o uso empírico de antibióticos (a menos que o paciente esteja neutropênico)

DISTÚRBIOS DA PITUITÁRIA

SÍNDROMES HIPOPITUITÁRIAS

Pan-hipopituitarismo

- Etiologias
  - **Primária:** cirurgia, radiação, tumores (primários ou metastáticos), infecção, infiltração (sarcóide, hemocromatose), auto-imune, isquemia (inclusive a síndrome de Sheehan), aneurismas de carótida, trombose de *sinus* cavernoso, traumatismos
  - **Secundária** (disfunção do hipotálamo ou interrupção do conduto): tumores (inclusive craniofaringioma), infecção, infiltração, radiação, cirurgia, traumatismo
- Manifestações clínicas
  - **Hormonal:** fraqueza, fadiga fácil, hipotensão, bradicardia, disfunção sexual, perda de pêlos axilares e pubianos, poliúria e polidipsia
  - **Efeitos de massa:** cefaléia, Δs no campo visual, paralisias de nervos cranianos, galactorréia
  - **Apoplexia (hemorragia da pituitária):** cefaléia súbita, N/V, Δs no campo visual, paralisias de nervos cranianos, meningismo, Δ MS, hipoglicemia, hipotensão
- Estudos diagnósticos
  - estudos hormonais
    - *crônico:* hormônio de glândula alvo reduzido + hormônio trófico reduzido ou normal
    - *agudo:* os estudos hormonais podem ser *normais*
  - MRI da pituitária

↓ ACTH: insuficiência adrenal semelhante à 1ª (ver "Distúrbios das Adrenais"), *exceto* pela ausência de avidez por sal e hipocalemia (porque aldopreservada) e ausência de hiperpigmentação (porque ACTH/MSH não está ↑)

↓ TSH: hipotireoidismo central semelhante ao 1° (ver "Distúrbios da Tireóide"), exceto pela ausência de bócio. Todo o conjunto de TFTs precisa ser ✓ porque o TSH pode estar reduzido ou *normal*, mas ter resultados *impróprios,* em um teste de T_4 livre reduzido

↓ PRL: incapaz para lactato (n.b., com o hipopituitarismo do hipotálamo ou a compressão do conduto → ↓ fator inibidor da prolactina (dopamina) → ↑ PRL)

↓ GH: risco de osteoporose, fadiga; diagnosticado através da incapacidade de ↑ GH com o estímulo apropriado (p. ex., o estímulo GHRH/arginina e o teste de tolerância à insulina)

↓ FSH e LH:

- Manifestações clínicas: ↓ da libido, impotência, amenorréia, oligomenorréia, infertilidade
- Exame físico: perda de pêlos axilares, pubianos e corporais
- Estudos diagnósticos: ↓ da testosterona ou do estradiol estando FSH/LH reduzido ou normal (na doença aguda todos os níveis estão reduzidos, ∴ não medir em pacientes hospitalizados)
- Tratamento: reposição de testosterona ou estrogênio *vs.* correção da causa subjacente

↓ ADH (doença do hipotálamo ou do conduto): diabetes insípida

- Manifestações clínicas: poliúria grave, hipernatremia *leve* (a menos que ↓ o acesso à H_2O → hipernatremia *grave*)
- Estudos diagnósticos: ver "Distúrbios da Homeostasia do Sódio"

SÍNDROMES HIPOPITUITÁRIAS

Tumores da pituitária

- Fisiopatologia: adenoma → excesso de ≥ 1 hormônio(s) trófico(s) (se o tumor for funcional, mas 30 a 40% não são) e *deficiências* potenciais em outros hormônios tróficos, devido à compressão
- Manifestações clínicas
  - síndromes devidas à supersecreção de hormônios (ver a seguir)
  - conseqüências anatômicas: cefaléia, Δs visuais, diplopia, neuropatias cranianas
- Avaliação: MRI, níveis hormonais, considerar MEN1 (ver a seguir)

Hiperprolactinemia (↑ PRL; 50% dos adenomas)

- Fisiologia: PRL induz a lactação e inibe GnRH → ↓ FSH e LH
- Manifestações clínicas: **amenorréia**, **galactorréia**, **infertilidade**, ↓ da libido, impotência
- Estudos diagnósticos
  - **PRL** ↑, mas com muitos falsos ⊕, ∴ eliminar gravidez, hipotireoidismo, medicação psicotrópica, antieméticos, colapso renal (remoção diminuída), estresse, dieta rica em carboidratos, cirrose
  - MRI para avaliação de tumor, se a MRI mostra compressão do quiasma óptico, testes do campo visual
- Tratamento
  - Se assintomático (sem HA ou sx de hipogonadismo) e com microadenoma → continuar com MRI
  - Se sintomático ou com macroadenomas, as opções compreendem:
    - a *médica* com agonistas da dopamina como a bromocriptina (taxa de sucesso de 70 a 100%) ou cabergolina (mais bem tolerada); os efeitos colaterais compreendem N/V, hipotensão ortostática, psicoses (raras)
    - a *cirúrgica:* cirurgia transesfenoidal (se houver tumor em rápido crescimento, defeito de campo visual ou se a terapia médica falhar); a taxa de recorrência é de 10 a 20%
    - a *radiação:* se as terapias médica e cirúrgica falharem ou não serem toleradas

Acromegalia (GH ↑; 10% dos adenomas)

- Fisiologia: estimula a secreção do fator de crescimento tipo insulina 1 (IGF-1)
- Manifestações clínicas: ↑ do tecido mole, artralgias, aumento da mandíbula, cefaléia, síndrome do túnel do carpo, macroglossia, rouquidão, apnéia de sono, amenorréia, impotência, diabetes melito, acantose/manchas cutâneas, ↑ da sudorese, hipertensão, cardiomiopatia, pólipos de cólon
- Estudos diagnósticos: *não têm utilidade para verificar níveis aleatórios de GH porque a secreção é pulsátil*
  - ↑ **de somatomedina C** (IGF-1); ± ↑ PRL; teste de tolerância à glicose via oral → GH *não suprimido*
  - MRI da pituitária para avaliação quanto a tumor
- Tratamento: cirurgia, octreotídeo (preparações para ação a curto e a longo prazos), agonistas de dopamina, pegvisomant (antagonista do receptor de GH), radiação
- Prognóstico: pacientes sem tratamento têm risco ↑ de insuficiência pituitária, câncer de cólon, mortalidade

Doença de Cushing (↑ de ACTH; 10 a 15% dos adenomas; ver "Distúrbios das Adrenais")

Hipertireoidismo central (↑ TSH, ↑ da subunidade α; muito raro; ver "Distúrbios da Tireóide")

↑ de FSH e de LH (geralmente não-fxn, apresentam-se como *hipopituarismo* por causa dos efeitos da compressão)

DISTÚRBIOS DE MÚLTIPLOS SISTEMAS ENDÓCRINOS

Síndromes de Neoplasia Endócrina Múltipla (MEN)

Tipo	Características
1	Hiperplasia/adenomas de paratireóide (→ hipercalcemia) Neoplasia de células das ilhotas pancreáticas (gastrina, VIP, insulina, glucagon) Adenomas de pituitária
2A	Carcinoma da medula da tireóide (MTC) Feocromocitoma (~50%) Hiperplasia de paratireóide (→ hipercalcemia; 15 a 20%)
2B	Carcinoma da medula da tireóide (MTC) Feocromocitoma (~50%) Neuromas de mucosas e gastrointestinais

Síndromes Auto-imunes Multiglandulares (PGA)

Tipo	Características
I	Candidíase mucoso-cutânea Hipoparatireoidismo Insuficiência adrenal
II	Insuficiência adrenal Doença de Graves ou hipotireoidismo Diabetes melito tipo 1

DISTÚRBIOS DA TIREÓIDE

Estudos Diagnósticos em Distúrbios de Tireóide	
Teste	**Comentários**
Hormônio estimulante da tireóide (TSH)	*É o teste mais sensível* de detecção de hipo e hipertireoidismo 1° Pode ser impropriamente normal em etiologias centrais ↓ com dopamina, esteróides e doença grave
Imunoensaios para T_3 e T_4	Mede as concentrações séricas *totais* (∴ influenciado por TBG)
Globulina ligante à tiroxina (TBG)	↑ de TBG (∴↑ de T_4): estrogênios, OCP, gravidez, hepatite ↓ de TBG (∴↓ T_4): andrógenos, glicocorticóides, síndrome nefrótica, cirrose, acromegalia, fenitoína
Captação de T_3 por resina (T_3RU)	Medida indireta da quantidade de TBG através da combinação do soro do paciente (que contém T_4 e TBG não-marcados) + T_3 marcado + resina ligante a hormônio de tireóide A quantidade de T_3 marcado livre para ligar-se à resina (isto é, captação por resina) é *inversamente proporcional* à quantidade de TBG no soro do paciente O ↑ de T_3RU implica em ↓ de TBG; a ↓ de T_3RU implica em ↑ de TBG
Índice de tiroxina livre (FTI)	$(T_4 \times T_3RU)/100$
Imunoensaio para T_4 livre (FT_4)	O T_4 livre, não é influenciado pela TBG
FT_4 por diálise de equilíbrio	T_4 livre ("teste de eleição")
T_3 reverso	Inativo, ↑ na síndrome da eutireóide doente
Anticorpos tireóideos	Peroxidase antitireóide (TPO) → Hashimoto Ig estimulante da tireóide (TSI) → doença de Graves
Tireoglobulina	↑ em lesões, inflamação e câncer de tireóide (∴ marcador útil de *recorrência* de câncer papilar e folicular)
Captação de iodo radioativo (RAIU)	Útil para identificar as diferentes causas do hipertireoidismo ↑ **da captação** homogêneo = doença de Graves heterogêneo = bócio multinodular 1 foco, com supressão do resto da glândula = nódulo quente **ausência de captação** = tireoidite subaguda, dolorosa ou silenciosa, hormônio tireóideo exógeno, estroma ovariano, carga de iodo recente ou drogas antitireóideas

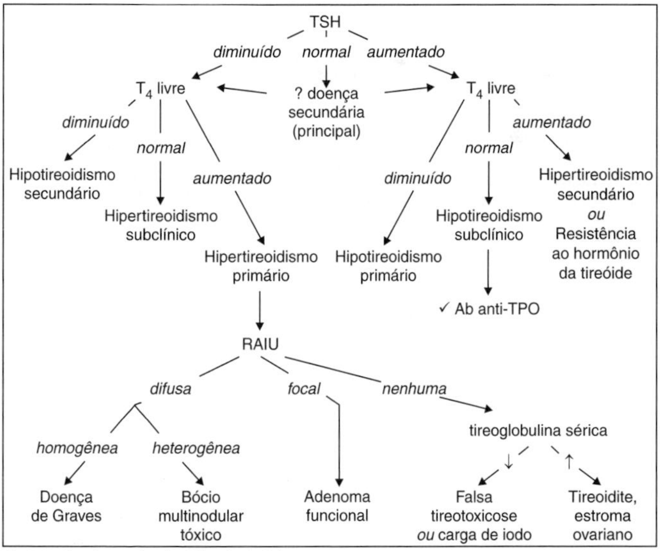

Fig. 7-1. Abordagem dos distúrbios da tireóide

HIPOTIREOIDISMO

Etiologias

- Primária (> 90% dos casos de hipotireoidismo; ↓ de T_4 livre, ↑ de TSH)
  tireomegálica: **tireoidite de Hashimoto**, fase de recuperação após a tireoidite, deficiência de iodo
  não-tireomegálica: destruição cirúrgica, s/p iodo radioativo ou radiação, amiodarona
- Secundária (↓ de T_4 livre, TSH variável): colapso do hipotálamo ou da pituitária (os níveis de TSH podem ser normais, apesar de funcionalmente inativos por causa da glicosilação anormal)

Tireoidite de Hashimoto

- Destruição auto-imune com infiltração linfocítica fragmentária
- Geralmente observada em mulheres com 20 a 60 anos de idade. Pode fazer parte da síndrome auto- imune multiglandular tipo II (hipotireoidismo, Addison, diabetes melito); associada a ↑ de incidência de síndrome de Sjögren, anemia perniciosa e cirrose biliar primária
- Peroxidase antitireóide ⊕ (anti-TPO) e antitiroglobulina (anti-Tg) Abs em > 90%

Manifestações clínicas (*Lancet* 2004;363:793)

- **Iniciais:** fraqueza, fadiga, artralgias, mialgias, cefaléia, depressão, intolerância ao frio, aumento de peso, constipação, menorragia, pele seca, fragilidade de pêlos e unhas, síndrome do túnel do carpo, DTRs demorados (reflexos de "enforcamento"), hipertensão diastólica
- **Posteriores:** fala lenta, rouquidão, perda dos terços laterais das sobrancelhas, **mixedema** (espessamento da pele devido ao ↑ de glicosaminoglicanos), dilatação periorbital, bradicardia, derrames pleurais, pericárdicos ou peritoneais
- **Coma com mixedema:** hipotermia, hipotensão, hipoventilação, Δ MS
- **Hipotireoidismo subclínico:** TSH ligeiramente ↑ e T_4 normal, com sx leve ou ausente; com altos títulos de Abs antitireóideos a evolução para hipotireoidismo franco é de ~4%/ano

Estudos diagnósticos

↓ **de FT_4; ↑ TSH** no hipotireoidismo primário; na tireoidite de Hashimoto, Ab antitireóide é ⊕
- Hiponatremia, hipoglicemia, anemia, ↑ de colesterol e CK

Tratamento

- Levotiroxina (1,5 a 1,7 μg/kg/d), re✓ TSH q 5 a 6 semanas e titular até que seja eutireóideo; os sintomas podem demorar meses para desaparecer
- Hipotireoidismo subclínico: acompanhar atentamente ou tratar para melhorar ? os leves sintomas ou os lipídeos anormais
- Coma mixedematoso: 5 a 8 μg/kg (~500 μg) de T_4 IV, daí 50 a 100 μg IV qd; ? ou, em vez disso, 5 a 10 μg T_3 IV q 8 h, por causa da conversão periférica defeituosa (mas o T_3 é mais arritmogênico); *terapia de reposição adrenal* empírica porque a redução de seu produto agrava o coma com mixedema

HIPERTIREOIDISMO

Etiologias (*Lancet* 2003;362:459)

- **Doença de Graves** (60 a 80% das tireotoxicoses)
- **Tireoidite:** fase tireotóxica ou tireoidite subaguda
- **Adenomas tóxicos** (com bócio simples ou multinodular) ou, mais raramente, carcinoma de tireóide funcional
- Tumor de pituitária secretora de TSH ou resistência da pituitária ao hormônio da tireóide (↑ de TSH, ↑ de T_4 livre)
- Miscelânea: amiodarona, induzida por iodo (fenômeno de JodBasedow, quando o iodo é suprido para tecido autônomo da tireóide), tireotoxicose falsa, estroma dos ovários (3% dos tumores ovarianos dermóides e dos teratomas), tumores secretores de hCG (p. ex., coriocarcinoma)

Doença de Graves

- Geralmente observada em mulheres de 20 a 40 anos
- Manifestações clínicas adicionais às do hipertireoidismo
  bócio difuso, não flácido, sopro na tireóide
  oftalmopatia (30%; até 90% se testado); edema periorbital, proptose (✓ se a esclerótica pode ser vista entre a parte inferior da íris e a pálpebra inferior), conjuntivite, diplopia (infiltração de EOM)
  mixedema pré-tibial (3%): dermopatia infiltrativa
- **Anticorpos de tireóide ⊕:** TSI (⊕ em 80%), antimicrossomas, antitiroglobulina, ANA

Manifestações clínicas

- Inquietação, insônia, intolerância ao calor, sudorese, pele quente e úmida, pêlos finos, ↑ de FC, palpitações, AF, perda de peso, ↑ da freqüência de peristalse, irregularidades menstruais, hiper-reflexia, osteoporose, abertura ou retração das pálpebras (devido à hiperatividade simpática)
- **Subclínica** (TSH ↓, FT_4 e FT_3 normais): risco ↑ de fibrilação atrial e osteoporose
- **Hipertireoidismo apático:** observado em idosos, que podem apresentar-se letárgicos
- **Tempestade tireóidea** (observada no estresse ou em cirurgias da tireóide): delírio, febre, taquicardia, hipertensão sistólica, mas pressão de pulso ampla e MAP reduzido, sintomas GI, mortalidade de 20 a 50%

Laboratório

- ↑ FT_4 e de FT_3; ↓ **TSH** (exceto nos tumores secretores de TSH)
- RAIU
  aumento homogêneo = doença de Graves
  aumento heterogêneo = bócio multinodular
  um único nódulo quente = adenoma tóxico
  sem captação = tireoidite, tireotoxicose falsa, sobrecarga de iodo, estroma dos ovários
- Raramente é preciso ✓ para auto-anticorpos, exceto na gravidez (para averiguar o risco de Graves fetal)
- Hipercalciúria ± hipercalcemia, ↑ Aϕ, anemia

Tratamento

- β-bloqueadores: controlar a taquicardia (também propanolol ↓ a conversão $T_4 \rightarrow T_3$)
- Doença de Graves: drogas antitireóideas ou radiação
  propiltiouracil (PTU) ou **metimazol:** 50% de chance de recorrência após 1 ano; efeitos colaterais incluem pruridos, eritema, artralgia, febre, N/V e, em 0,5%, *agranulocitose*
  iodo radioativo (RAI): pré-Rx com drogas antitireóideas, para evitar ↑ da tireotoxicose, suspender > 5 d antes para permitir a captação de RAI; > 75% dos pacientes tratados se tornarão hipotireóideos
- Adenoma tóxico ou bócio multinodular tóxico: RAI ou cirurgia (± PTU ou metimazol)
- Tempestade tireóidea: β-bloqueador, PTU, ácido iopanóico ou iodeto (para o efeito "Wolff-Chaikoff") > 1 h após PTU, ± esteróides (↓ $T_4 \rightarrow T_3$)

TIREOIDITE (*NEJM* 2003;348:2646)

- **Aguda:** infecção bacteriana (febre, ↑ de ESR, TFTs normais), radiação, amiodarona
- **Subaguda:** tireotoxicose transitória → hipotireoidismo transitório → normal
  dolorosa (= viral, granulomatosa, ou de Quervain): febre, ↑ de ESR; Rx = NSAIDs, esteróides
  silenciosa (= pós-parto, auto-imune ou linfocítica): indolor, Abs TPO ⊕
- **Crônica:** de Hashimoto (hipotireoidismo), de Reidel (fibrose idiopática, TFTs normais)

SÍNDROME DA EUTIREÓIDE DOENTE

- Anormalidades nos TFTs, devidas à doença não-tireóidea (∴ na doença aguda, ✓ TFTs só se forte suspeita de doença tireóidea)
- Doença leve: ↓ da conversão $T_4 \rightarrow T_3$, ↑ $rT_3 \Rightarrow$ ↓ T_3
- Moderada: ↓ TBG e albumina, ↓↓ a conversão $T_4 \rightarrow T_3$, ↑↑ $rT_3 \Rightarrow$ ↓↓ T_3, ↓ T_4, FT_4 normal
- Grave: como acima + ↑ da degradação de T_4, ↓ central de TSH ⇒ ↓↓ T_3, ↓↓ T_4, ↓ FT_4, ↓ TSH
- Recuperação: ↑ TSH seguida por recuperação de T_4 e depois, de T_3

AMIODARONA E DOENÇAS DA TIREÓIDE

Hipotireoidismo (ocorre em ~10% dos pacientes usando amiod.; é mais comum em áreas *ricas* em iodo)

- Fisiopatologia
  (1) Efeito "Wolff-Chaikoff": a carga de iodo ↓ a captação de I^-, a organização e a liberação de T_4 e T_3
  (2) inibe a conversão $T_4 \rightarrow T_3$
  (3) destruição da tireóide? direta/imunomediada
- Indivíduos normais: ↓ T_4; daí escapam do efeito Wolff-Chaikoff e têm ↑ de T_4, ↓ de T_3, ↑ TSH; daí o TSH normaliza (após 1 a 3 meses)
- Indivíduos suscetíveis (p. ex., Hashimoto subclínica, ∴ ✓ anti-TPO) *não escapam* dos efeitos
- Tratamento: tiroxina para normalizar o TSH

Hipertireoidismo (ocorre em 3% dos pacientes usando amiod.; ~ 20% em áreas *deficientes* em iodo)

- Tipo 1 = bócio multinodular subjacente ou tecido tireóideo autônomo
  fisiopatologia: efeito de JodBasedow (a carga de iodo → ↑ a síntese de T_4 e T_3 no tecido autônomo)
  estudos diagnósticos: ↑ o fluxo sangüíneo na tireóide à U/S Doppler
  tratamento: metimazol
- Tipo 2 = tireoidite inflamatória
  fisiopatologia: liberação de T_4 e T_3 pré-formados → hipertireoidismo → hipotireoidismo → recuperação
  estudos diagnósticos: ↑ ESR, ↓ do fluxo em U/S Doppler
  tratamento: esteróides

NÓDULOS DE TIREÓIDE

- Prevalência de 5 a 10% (> 20% em tiragem através de U/S)
- Características associadas ao ↑ de risco de malignidade: pouca idade, histórico de irradiação do pescoço, lesão fixa, "nódulo frio" em RAIU, tamanho grande, achados preocupantes em U/S (hipoecóico, sólido, bordas irregulares, microcalcificações, fluxo sangüíneo central)

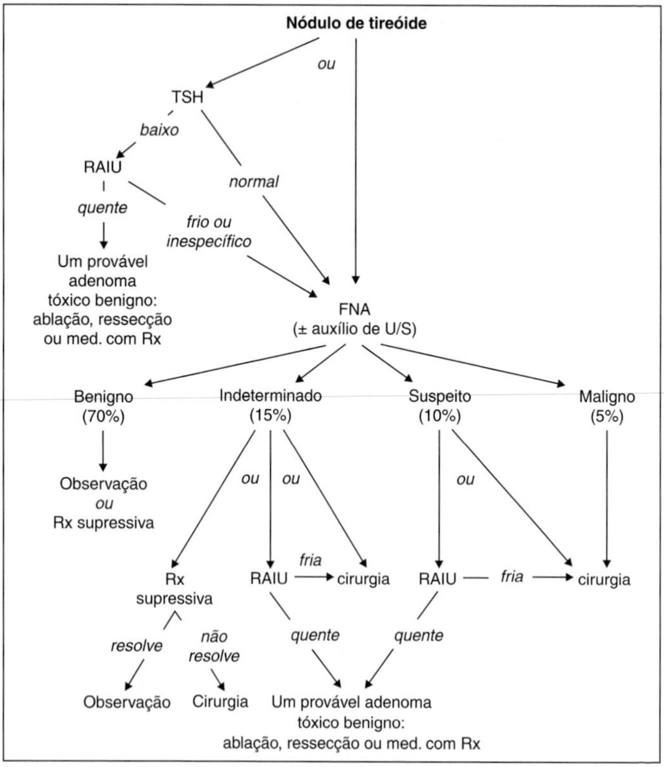

Fig. 7-2. Abordagem dos nódulos de tireóide (*NEJM* 1993;328:553)

DISTÚRBIOS DAS ADRENAIS

SÍNDROME DE CUSHING (HIPERCORTISOLISMO)

Definição

- Síndrome de Cushing = excesso de cortisol
- Doença de Cushing = Síndrome de Cushing 2ª, hipersecreção de ACTH pela pituitária

Etiologias

- **Doença de Cushing** (60 a 70%): adenoma ou hiperplasia da pituitária
- **Tumor adrenal** (15 a 25%): adenoma ou carcinoma
- **ACTH ectópico** (5 a 10%): SCLC, carcinóide, tumores de células das ilhotas, câncer da medula tireóidea, pheo

Manifestações clínicas

- Intolerância à glicose ou DM, hipertensão, obesidade e oligomenorréia (todas inespecíficas)
- Obesidade central, giba de búfalo, fácies em lua, debilitação das extremidades, miopatia proximal, equimoses espontâneas, estrias largas, osteoporose e hipercalemia (todas mais específicas)
- Outras características: psicose, pletora facial, acne, hirsutismo, hiperpigmentação, (quando ACTH ↑), infecções cutâneas fúngicas, nefrolitíase, poliúria

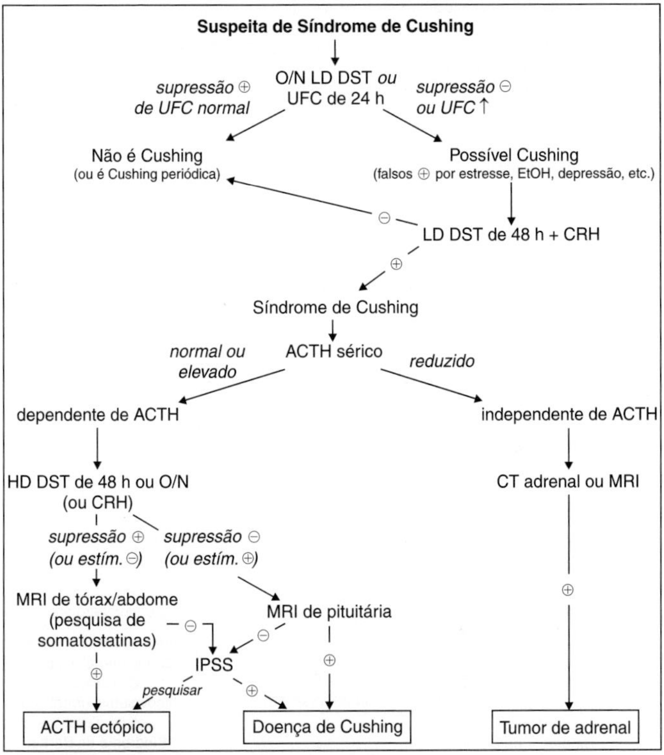

CRH = teste do hormônio de liberação da corticotropina; DST = teste de supressão da dexametasona; UFC = cortisol urinário livre

O/N DST = 1 mg às 23 h; ✓ cortisol sérico às 8 h (supressão se < 5 μg/dL)

LD DST de 48 h + CRH = 0,5 mg q 6 h x 2 d, seguidos por CRH às 8 h; ✓ cortisol sérico 15 min depois (⊕ => 1,4 μg/dL)

HD DST de 48 h = 0,5 mg q 6 h x 2 d; ✓ UFC de 24 h (supressão se < 10% do valor basal de UFC)

O/N HD DST = 8 mg às 23 h; ✓ cortisol sérico às 8 h (supressão se < 32% do valor basal)

teste de CRH = 1μ/dL/kg IV; ✓ cortisol e ACTH (estím. se de ACTH > 35% ou se de cortisol > 20% acima do valor basal)

IPSS = coleta da veia do sinus pétreo inferior; ✓ relação de ACTH pétreo/periférico (⊕ > 2 basal, > 3 basal após CRH)

(*Endo & Metab Clin North Am* 1997;26:741)

Fig. 7-3. Abordagem em suspeita de síndrome de Cushing

Tratamento

- Ressecção cirúrgica do adenoma de pituitária, do tumor de adrenal ou do tumor ectópico, secretor de ACTH, se a cirurgia transesfenoidal não for bem-sucedida →? XRT da pituitária ou adrenalectomia bilateral
- Terapia de reposição de glicocorticóides × 6 a 36 meses posteriores à cirurgia
- Cetoconazol (± metirapona) para ↓ a produção de cortisol, se a cirurgia não foi eficaz ou era contra-indicada

HIPERALDOSTERONISMO

Etiologias

- **Primária** (distúrbios das adrenais, o ↑ da aldosterona é independente da renina)
  hiperplasia da adrenal (70%), adenoma (**síndrome de Conn**, 25%), carcinoma (5%)
  aldosteronismo remediável com glicocorticóide (GRA; rearranjo de promotor dependente de ACTH)
- **Secundária** (distúrbios extra-adrenais, o ↑ da aldosterona é dependente da renina)
  "reninismo" primário: tumor secretor de renina
  reninismo secundário
    doença renovascular: RAS, hipertensão maligna
    estados edematosos com ↓ efetiva do volume arterial: CHF, cirrose, síndrome nefrótica
    hipovolemia, diuréticos, de Bartter (transportador defeituoso de Na/K/2Cl ≈ recebendo diurético na alça), de Gitelman (transportador defeituoso de Na/Cl ≈ recebendo diurético tiazida)
- O excesso de **mineralocorticóide não-aldosterona** imita o hiperaldosteronismo
  síndrome de Cushing, CAH (alguns defeitos enzimáticos → desvio para mineralocorticóides)
  deficiência de 11βOHSD (a forma do cortisol que se liga ao receptor de mineralocorticóides)
  licorice (ácido glicanorizínico inibe 11β-OHSD)
  síndrome de Liddle (o canal de Na renal ativado constitutivamente)
  mineralocorticóides exógenos

Manifestações clínicas

- **HTN diastólica leve a moderada**, cefaléia, fraqueza muscular, poliúria, polidipsia
- Ausência de edema periférico porque "escapa" da retenção de Na
- Classicamente, **hipocalemia** (mas pode ser normal), alcalose metabólica e leve hipernatremia

Testes diagnósticos

- 5 a 10% dos pacientes com HTN; ∴ investigar se há HTN + hipocalemia, massa adrenal ou HTN refratária
- **Aldosterona** (> 15 a 20 ng/dL) *e* **relação aldosterona plasmática:renina** (> 20 se 1ª; ≤ 10 se 2ª)
  obter às 8 a.m., sentado, valores em duplicata (livre de espironolactona por 6 semanas); sens e spec. 85 a 90%
- Confirmar com o teste de supressão de sódio (não suprime a aldosterona depois da carga do sódio)
  carga do sal via oral (+ KCl) × 3 d, medir a urina de 24 h (⊕ se Na > 200 e aldosterona > 14 μg)
  ou 2 L NS após 4 h, medir a aldosterona ao final da transfusão (⊕ se a aldosterona > 10 ng/dL)
- Imagens e amostragens da veia adrenal para distinguir adenoma *vs.* hiperplasia

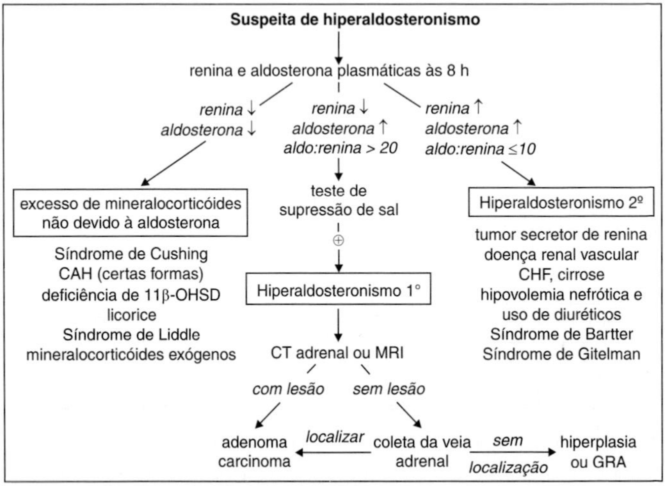

(Adaptado de *Trends in Endocrine Metabolism* 1999;5:97)

Fig. 7-4. Abordagem em suspeita de hiperaldosteronismo

Tratamento

- Adenoma ou carcinoma → cirurgia
- Hiperplasia → espironolactona; GRA → glicocorticóides ± espironolactona

INSUFICIÊNCIA ADRENAL

Etiologias

- **Primária** = doença adrenocortical = ***Doença de Addison***
  - **auto-imune** (a mais comum em países industrializados):
    - isolada
    - síndromes auto-imunes multiglandulares (PGA)
      - PGA I = candidíase mucoso-cutânea crônica + hipoparatireoidismo + Addison
      - PGA II = Addison + doença da tireóide + diabetes melito tipo I
  - **infecção:** (a causa mais comum no mundo): tuberculose, CMV, histoplasmose
  - **vascular:** hemorragia, trombose e traumatismo
  - **doença metastática:** (para haver insuficiência é necessária a destruição de 90% das adrenais)
  - doenças de depósito: hemocromatose, amilóide, sarcóide
  - drogas: cetoconazol, rifampicina, anticonvulsivantes
- **Secundária** = colapso da secreção de ACTH pela pituitária (n.b., a aldosterona está intacta por causa do eixo RAA)
  - qualquer causa de hipopituitarismo primário ou secundário (ver "Distúrbios da Pituitária")
  - terapia com glicocorticóides (ocorre após ≥ 2 semanas de "doses supressivas", que são extremamente variáveis: ? prednisona > 20 mg/d por > 3 semanas; leva 8 a 12 mos para recuperar a função)
  - megestrol

Manifestações clínicas (*NEJM* 1996;335:1206)

- **Primárias ou secundárias: fraqueza e fadiga fácil** (99%), **anorexia** (99%), **hipotensão ortostática** (90%), náusea (86%), vômitos (75%), hiponatremia (88%)
- **Somente primárias** (sinais e sintomas extras devidos à falta de aldosterona e ao ↑ de ACTH): hipotensão ortostática marcante por causa da perda de volume, hiperpigmentação (observada nas cristas, nas membranas mucosas, nas áreas de pressão, nos mamilos), **hipercalemia**
- **Somente secundárias:** ± outras manifestações de hipopituitarismo (ver "Distúrbios da Pituitária")

Estudos diagnósticos

- **Teste de estimulação da corticotropina** em alta dose (250 μg) (testa a capacidade de ACTH → ↑ o cortisol)
  - normal = o cortisol pré-ACTH ou 60 min após ACTH ≥ 18 μg/dL
  - *primariamente* está anormal porque a glândula adrenal está enferma e incapaz de produzir adequadamente
  - secundariamente, e *crônica,* está anormal porque as adrenais atrofiadas são incapazes de responder
  - *secundariamente e aguda*, pode estar normal porque as adrenais continuam aptas a responder
- Estim. cort. em baixa dose (1 μg) pode ser usado para detectar secundária leve (✓ o cortisol 30 min depois)
- Outros: hipoglicemia induzida por insulina, incapacidade de ↑ o 11-desoxicortisol após metirapona
- Outras anormalidades laboratoriais: hipoglicemia, eosinofilia, linfocitose, ± neutropenia
- ACTH: ↑ na primária, ↓ ou normal baixo na secundária
- Imagens
  - CT das adrenais: adrenais pequenas, não-calcificadas, na auto-imune, aumentadas na doença metastática, hemorragia, infecção ou deposição (embora possam ter aparência normal)
  - MRI de pituitária: para detectar anormalidades da pituitária

Tratamento

- Insuficiência adrenal *aguda*
  - **hidrocortisona 100 mg IV q 8 h**
  - ressuscitação de volume com salina normal
- Insuficiência adrenal *crônica*
  - hidrocortisona: 20 a 30 mg PO qd (2/3 am e 1/3 pm) ou prednisona 5 a 7,5 mg PO qd
  - fludrocortisona (desnecessária na insuficiência adrenal secundária): 50 a 100 μg PO q am

FEOCROMOCITOMA

Manifestações clínicas (de cinco P)

- **Pressão** (hipertensão, em 50% é paroxística, grave e resistente à terapia)
- **Dor** (cefaléia, dor torácica)
- **Palpitações,** tremores, perda de peso, febre
- **Perspiração** (profusa)
- **Palidez** (origem vasoconstritiva)
- "A regra dos 10": 10% de extra-adrenais (~15%, conhecidos como paragangliomas), 10% em crianças, 10% múltiplos ou bilaterais, 10% recorrentes (↑ nos paragangliomas), 10% malignos (↑ nos paragangliomas), 10% (~ 15%) familiares, 10% de incidentalomas
- Associado à MEN 2A/2B, Von Hippel Lindau, neurofibromatose tipo 1, paraganglioma familiar (mutações em succinatodesidrogenase)

Estudos diagnósticos

- Metanefrinas livres no plasma: 99% sens., 89% spec. (*JAMA* 2002;287:1427), ∴ é o teste de escolha para triagem em pacientes de alto risco, mas tem uma alta taxa de falsos ⊕ numa população com baixa prevalência
- Urina de 24 h para catecóis, metanefrinas: 90% de sensibilidade, 98% de especificidade (falsos ⊕ com doença grave, colapso renal, apnéia de sono obstrutiva, labetalol devido à interferência no teste, TCAs, medicamentos contendo simpaticomiméticos)
- CT ou MRI de adrenal; varredura por MIBG, PET para localização de massa não-adrenal, mas geralmente fácil de encontrar

Tratamento

- Primeiro, α-bloqueador ± β-bloqueador → cirurgia

INCIDENTALOMAS DAS ADRENAIS

Epidemiologia

- Em 2% dos pacientes submetidos à CT abdominal foi descoberta, incidentalmente, uma massa na adrenal; a prevalência ↑ com a idade

Diagnóstico diferencial

- **Massa não-funcional:** adenomas, cistos, abscessos, granulomas, hemorragia, lipomas, mielolipomas, malignidade primária ou metastática
- **Massa funcional:** feocromocitoma, adenoma (cortisol, aldosterona, hormônios sexuais), CAH não-clássico, outros tumores endócrinos, carcinoma
- **Massa não-adrenal:** renal, pancreática, gástrica, artefato

Avaliação (*NEJM* 1990;323:1401)

- **Excluir** uma forma **subclínica da síndrome de Cushing** *clinicamente* (a ausência de hipertensão ou de obesidade tem NPV de 99%) e/ou determinar a autonomia por meio do teste de supressão da dexametasona (embora seu PPV seja de apenas ~ 3% na avaliação de incidentalomas de adrenais)
- **Excluir hiperaldosteronismo** *se for hipertenso* com aldosterona plasmática e renina
- **Excluir feocromocitoma** *por meio de estudos hormonais:* a ausência de hipertensão e os sintomas clássicos têm NPV de 99%, mas a morbidade associada ao feocromocitoma não tratado garante a exclusão hormonal com metanefrinas plasmáticas ou urinárias
- Excluir câncer metastático e infecção através da história ou de biopsia guiada por CT, se houver suspeita
- As características da CT e de MRI podem indicar se é adenoma ou carcinoma
  - tamanho < 3 cm, margens lisas, aparência homogênea e pouco densa, imagens *não* sugestivas de malignidade → é provável que seja adenoma, ∴ podem ser feitos exames periódicos
  - tamanho > 4 cm ou ↑ de tamanho em exames sucessivos, h/o malignidade, imagens sugestivas de malignidade (margens irregulares, aparência heterogênea ou densa ou vascular), ou pouca idade (o incidentaloma é menos comum) → ressecção

DISTÚRBIOS DO CÁLCIO

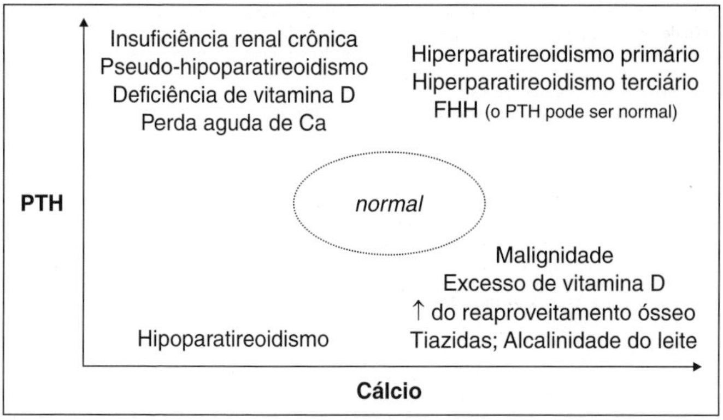

Fig. 7-5. Abordagem dos distúrbios de cálcio a partir dos níveis de cálcio sérico e de PTH

Achados Laboratoriais em Distúrbios de Cálcio			
Ca	**Condição da doença**	**PO_4**	**PTH**
↑	**Hiperparatireoidismo**	↓	↑↑
	Hipercalcemia hipocalciúrica familiar	↓	↑ ou nl
	Malignidade	var.	↓
	Excesso de vitamina D	↑	↓
	↑ reaproveitamento ósseo	↑	↓
↓	**Hipoparatireoidismo**	↑	↓
	Pseudo-hipoparatireoidismo	↑	↑↑
	Colapso renal crônico	↑	↑
	Seqüestro agudo de cálcio	var.	var.
	Deficiência de vitamina D	↓	↑

Precauções ao determinar o Ca

- O cálcio fisiologicamente ativo é Ca livre ou é Ca ionizado (ICa). O Ca sérico corresponde ao cálcio total (ligado + não-ligado) e ∴ é influenciado pela albumina (a principal proteína ligante a cálcio)

  O Ca corrigido (em mg/dL) = Ca medido (em mg/dL) + [0,8 × (4,0 – albumina (em mg/dL))]
- A alcalose causará mais ligação do Ca com albumina; ∴ o Ca total pode ser normal, mas o ICa ↓

HIPERCALCEMIA

Etiologias da Hipercalcemia	
Categoria	**Etiologias**
Hiperparatireoidismo	1º: adenoma (80%), hiperplasia (15 a 20%); espontâneo vs. MEN 1/2A, carcinoma (< 1%) (n.b., hiperparatireoidismo 2º = ↑ PTH em resposta à ↓ de Ca) 3º: após muito tempo na condição de hiperparatireoidismo 2º (como no colapso renal) → desenvolvem-se nódulos autônomos Lítio → ↑ o PTH
Hipercalcemia hipocalciúrica familiar (FHH)	Mutação no receptor sensor de Ca na paratireóide e no rim → ↑ o ponto de ajuste do Ca; ± ↑ de PTH (e o ↑ é menor do que no hiperparatireoidismo 1°)
Malignidade	Peptídeo relacionado a PTH (PTHrP) (p. ex., câncer das células escamosas do pulmão, de rim, de mama, de bexiga) Citocinas e ↑ de 1,25-$(OH)_2D_3$ (p. ex., malignidades hematológicas) Osteólise local (p. ex., câncer de mama, mieloma)
Excesso de vitamina D	Granulomas (sarcóide, TB, histo) → ↑ 1-OH → ↑ 1,25-$(OH)_2D$ Intoxicação por vitamina D
↑ do ciclo ósseo	Hipertireoidismo, imobilização + doença de Paget, vitamina A
Miscelânea	Tiazidas; antiácidos à base de Ca (síndrome da alcalinidade do leite); insuficiência adrenal

Manifestações clínicas ("gemer pelos ossos, pelas pedras, pela barriga e pela psique")

- **Crise hipercalcêmica** (geralmente quando Ca 13 a 15): poliúria, desidratação, Δs de estado mental
  cálcio tóxico nos túbulos renais → bloqueia a atividade de ADH, causa vasoconstrição e ↓ GFR → poliúria mas ↑ a reabsorção de Ca → ↑ o Ca sérico → ↑ a nefrotoxicidade
- Osteopenia e osteíte fibrosa cística (mais tarde só observada no hiperparatireoidismo grave → ↑ da atividade osteoclástica → cistos, nódulos fibrosos, aparência de sal e pimenta ao raio X)
- Nefrolitíase, nefrocalcinose, DI nefrogênica
- Dor abdominal, anorexia, náuseas, vômitos, constipação, pancreatite, PUD
- Fadiga, depressão, confusão
- DTRs diminuídos, intervalo QT curto

Doença óssea de Paget (osteíte deformante; 1 a 2% da população)

- Reabsorção óssea excessiva + formação osteóide desorganizada, com ossos frágeis, vascularizados
- Clínica: asx (a maioria); dor nos ossos, encurvamento das tíbias, fraturas; H/A, cabeça aumentada, surdez; aquecimento nas áreas afetadas (2ª ↓ de SVR → ↑ CO)
- Ca *normal* (exceto se imobilizado), ↑ de hidrofilina Aϕ e urinária; ossos densos e expandidos, ao raio X
- Tratamento: bifosfonatos; Prognóstico: risco ↑ de osteossarcoma

Estudos diagnósticos

- O hiperparatireoidismo e a malignidade perfazem 90% dos casos de hipercalcemia
  o hiperparatireoidismo é mais provável na hipercalcemia asx ou crônica
  a malignidade é mais provável na aguda ou sx; geralmente a malignidade é franca, ou se torna franca dentro de meses
- Ca, alb, ICa, PTH (podem estar inapropriadamente normais no hiperparatireoidismo 1º e em FHH), PO_4; com base nos resultados, considerar então a avaliação de PTHrP, 25-(OH)D, 1,25-$(OH)_2D$, Aϕ, U_{Ca}

Tratamento Agudo da Hipercalcemia			
Tratamento	**Início**	**Dur.**	**Comentários**
Salina normal (4 a 6 L/dia)	h	durante a Rx	natriurese → ↑ da excreção renal de Ca
Furosemida (IV q 6 h)	h	durante a Rx	Só iniciar *após* a repleção intravascular do paciente Promove a natriurese e ∴ ↑ da excreção de Ca
Bifosfonatos	1 a 2 d	10 a 14 d	Inibe os osteoclastos, útil em malignidade
Calcitonina	h	2 a 3 d	Desenvolve taquifilaxia rapidamente
Glicocorticóides	dias	dias	? É útil em algumas malignidades e intox. por vitam. D

(*Endo & Metab Clin North Am* 1993;22:343).

HIPOCALCEMIA

Etiologias da Hipocalcemia	
Categoria	**Etiologias**
Hipoparatireoidismo	Isolada; PGA tipo 1 (candidíase mucoso-cutânea + hipoparatireoidismo + Addison) s/p tireoidectomia, hipomagnesemia (↓ da secreção e do efeito)
Pseudo-hipoparatireoidismo	Resistência das terminações nervosas ao PTH (∴ ↑ de PTH sérico) + anormalidades esqueléticas, baixa estatura e retardo Pseudopseudo-hipoparatireoidismo = a síndrome, mas com Ca *normal*
Deficiência de vitamina D	1/2 dos pacientes é internada em um serviço de Clínica Médica (*NEJM* 1998;338:777)
Colapso renal crônico	produção ↓ de 1,25-$(OH)_2D$, ↑ de PO_4 por causa da redução da remoção
Seqüestro de cálcio	Pancreatite, excesso de citrato (p. ex., após transfusões sangüíneas), ↑↑ agudo de PO_4 (ARF, rabdomiólise, lise de tumor)

Manifestações clínicas

- **Irritabilidade neuromuscular:** parestesias periorais, cãibras, **de Chvostek** ⊕ (lesão de nervo facial → contração de músculos faciais), **de Trousseau** ⊕ (inflar o manguito para BP → reflexo carpal), espasmo de laringe; irritabilidade, depressão, psicose, ↑ ICP, ataques, ↑ de QT
- **Osteodistrofia renal** (↓ de vit D e ↑ de PTH em colapso renal): osteomalacia (↓ da mineralização óssea devida à ↓ de Ca e a 1,25-$(OH)_2D$) e osteíte fibrosa cística (devida a ↑ de PTH)

Estudos diagnósticos

- Ca e alb, ICa, PTH, 25-(OH)D, 1,25-$(OH)_2D$, BUN, Cr, Mg, PO_4, Aϕ, U_{Ca}

Tratamento

- Sintomático: gliconato de Ca intravenoso e Vitamina D
- Assintomático: Ca oral e suplementação de Vitamina D
- Em insuficiência renal, é necessário dar 1,25-$(OH)_2D_3$ (isto é, calcitriol) ou paricalcitol (*NEJM* 2003;349:446)

DIABETES MELITO

Definição (*Diabetes Care* 2003;26:533)

- glc em jejum > 126 mg/dL *ou* glc ao acaso > 200 mg/dL *ou* 75 g de OGTT com 2 h glc > 200 mg/dL
- ? ↑ Hb_{A1C} (critério não aceito porque pode haver Hb_{A1C} normal, mas com hiperglicemia periódica)

Categorias

- **Tipo 1** = destruição das células das ilhotas; deficiência absoluta de insulina; cetose em ausência de insulina
  prevalência de 0,4%; início geralmente na infância; risco ↑ se houver história familiar ⊕; associações a HLA
  auto-anticorpos anti-GAD e antiinsulina
- **Tipo 2** = resistência à insulina + deficiência relativa de insulina (evita a cetose, mas não o ↑ de glc)
  resistência à insulina → ↑ glc → ↑ secreção de insulina →→ insuficiência pancreático → diabetes franco
  prevalência de 8%; início em idade mais avançada, risco ↑↑ se há história familiar ⊕; sem associações com HLA
  fatores de risco: idade, raça, FHx, obesidade, vida sedentária, anormalidades metabólicas
- **Causas secundárias:** glicocorticóides exógenos ou endógenos, glucagonoma (3D = DM, DVT, diarréia), outras doenças endócrinas, pancreáticas (pancreatite, hemocromatose)
- **Diabetes do Adulto com Início na Juventude** (MODY, *NEJM* 2001;345:971): forma hereditária autossômica dominante de DM, devida a defeitos nos genes de secreção de insulina; ocorrem em adultos jovens, não-obesos, que normalmente não precisam de insulina

Manifestações clínicas

- Poliúria, polidipsia, polifagia, com perda de peso inexplicada, ou assintomáticos

Opções de Tratamento de Diabetes

Opção	Comentários
Dieta	Tipo 1: dieta ADA; Tipo 2: dieta para redução de peso + exercícios
Agentes orais	
• sulfoniluréias (SU)	• ↑ a secreção de insulina nas céls. β, ↓ Hb_{A1C} em 1 a 2%
• metformina	• ↓ a glicogênese hepática, ↑ a sensibilidade à insulina, contra-indicada em insuficiência renal ou hepático; ↓ Hb_{A1C} em 1,5 a 2%
• tiazolidinadionas	• ↑ a sensibilidade à insulina nos músculos, agonista do receptor PPARγ, contra-indicado em doença hepática, monitora LFTs; ↓ Hb_{A1C} em 0,5 a 1,0%
• meglitinidas	• ↑ a secreção de insulina, age mais rápido do que SU, ↓ Hb_{A1C} em 0,5 a 1,0%
• inib. da α-glicosidase	• ↓ a absorção intestinal de CHO; ↓ Hb_{A1C} em 0,5%; troca gasosa
Insulina	Geralmente usar uma combinação de uma insulina de ação prolongada (NPH ou giargina) com uma de pronta-ação (regular ou lispro)
Outros	Tipo 1: bomba de insulina, transplante de pâncreas ou de células das ilhotas

(*JAMA* 2002;287:360 e 373).

Complicações

- Retinopatia
  não-proliferativa: hemorragias retinais e "mancha e puntiforme" (= pontuais), exsudações protéicas como algodão
  proliferativa: neovascularização, hemorragia do humor vítreo, descolamento de retina, cegueira
  tratamento: fotocoagulação
- **Nefropatia:** microalbuminúria → proteinúria ± síndrome nefrótica → insuficiência renal
  espessamento glomerular difuso da membrana basal/padrão nodular (Kimmelstiel-Wilson)
  geralmente acompanhado de retinopatia; a ausência de retinopatia sugere uma outra causa
  tratamento: controle estrito da BP, inibidores de ACE (*NEJM* 1993;329:1456 e *Lancet* 1997;349:1787) e de ARBs (*NEJM* 2001;345:851 e 861), dieta pobre em proteína, diálise ou transplante
- **Neuropatia**
  periférica simétrica: perda sensorial simétrica distal, parestesias, ± perda motora
  autônoma: gastroparesia, bexiga neurogênica, impotência, hipotensão ortostática
  mononeuropatia: início periférico súbito ou deficiência de CN (queda plantar, CN III > VI > IV)
- **Aterosclerose acelerada:** dos leitos arteriais coronarianos, cerebrais e periféricos
- **Infecções** (inclusive mucormicoses)
- Dermatológicas: necrobiose lipídica do diabético, lipodistrofia

Detecção e metas de tratamento de pacientes não-internados (*Diabetes Care* 2003;26:S33)

- Hb_{A1C} q 3 a 4 meses, objetivo < 7%
  as complicações, especialmente as microvasculares, podem ser ↓ através do controle glicêmico rigoroso, demonstrado no Tipo 1 (DCCT *NEJM* 1993;329:997) e no Tipo 2 (UKPDS *Lancet* 1998;352:837)
- Microalbuminúria anual, com relação ênfase microalbumina/Cr, meta < 30 mcg/mg
- BP < 130/80; metas de lipídeos LDL < 100, TG < 150, HDL > 40 (mas há benefício das estatinas em todos os diabéticos; HPS, *Lancet* 2003;361:2005); ASA se a idade > 40 e há outro RF cardíaco
- Exame anual da retina, com dilatação; exame podológico anual ou sempre que necessário

CETOACIDOSE DIABÉTICA (DKA)

Precipitantes (os 5 I)

- **Insulina [deficiência de]** (isto é, colapso na utilização)
- **Infecção** ou inflamação
- **Isquemia** ou infarto (do miocárdio)
- **Intra-abdominal (processo):** pancreatite, colecistite, isquemia intestinal, etc.
- **Iatrogênese:** glicocorticóides

Fisiopatologia

- Ocorre em **diabetes tipo 1** (e, *muito raramente*, em diabéticos tipo 2 altamente estressados)
- ↑ de glucagon e ↓ de insulina
- Hiperglicemia devido a: ↑ da gliconeogênese, ↑ da glicogenólise, ↓ do ingresso de glicose nas células
- Cetose devido a: incapacidade de utilizar a glicose → mobilização e oxidação de ácidos graxos, ↑ do substrato para cetogênese, ↑ do estado cetogênico do fígado, ↓ da remoção de cetonas

Manifestações clínicas (*Diabetes Care* 2003;26:S109)

- Poliúria e polidipsia
- Desidratação → ↑ da FC, hipotensão, secura das membranas mucosas, ↓ do turgor da pele
- Náuseas, vômitos, dor abdominal (devidos ao processo intra-abdominal de DKA), íleo
- Respiração de Kussmaul (profunda) para compensar a acidose metabólica com odor de acetona
- Δ MS → sonolência, estupor, coma

Estudos diagnósticos

- **↑ da acidose metabólica por perda de ânions:** mais tarde, pode evoluir para acidose independente de falta de ânions, causada por perda de cetonas (equivalentes a HCO_3) e por reposição líquida com cloreto
- **Cetose: ⊕ para cetonas na urina e no soro** (aceto-acetatos são mensuráveis, mas a cetona predominante é o β-OH-butirato; em jejum, indivíduos normais podem ter urina ⊕ para cetonas)
- ↑ glicose sérica
- ↑ de BUN e de Cr (desidratação ± artefato devido a cetonas que interferem em alguns testes de Cr)
- Pseudo-hiponatremia: Na corrigido = Na medido + [2,4 × (glicose medida – 100)]
- ↓ ou ↑ de K (mas, ainda que o K sérico esteja elevado, geralmente o *K corporal total está deprimido*); PO_4 ↓
- Leucocitose, ↑ de amilase (mesmo não havendo pancreatite)

Tratamento da DKA

Intervenção	Comentários
Excluir possíveis precipitantes	Infecção, processo intra-abdominal, IM, etc.
Hidratação agressiva	Inicialmente, NS 10 a 14 mL/kg/h, dependendo do grau de desidratação e da condição cardiovascular
Insulina	10 U IV injetar → 0,1 U/kg/h Continuar gotejamento de insulina até que AG seja normal Se glicose < 250 e AG continua alta, adicionar glicose ao IVF e continuar com a insulina para metabolizar as cetonas Se AG normal → insulina SC (sobrepor IV e SC durante 2 a 3 h)
Repleção com eletrólitos	K: adicionar 20 a 40 mEq/L IVF se o K sérico < 4,5 a insulina promove o ingresso de K nas células → ↓ K sérico repleção cuidados de K em pacientes com insuficiência renal HCO_3: repletar se o pH < 7,0 ou há instabilidade cardíaca PO_4: repletar se < 1,0

Planilha Típica para Acompanhamento de DKA

Tempo	VS	UOP	pH	HCO_3	AG	Cetonas	Glc	K	PO_4	IVF	Insulina
Nota: a principal cetona produzida é o β-OH-butirato (βOHB), mas a cetona mensurável é o aceto-acetato (AcAc). Com o tratamento da DKA, βOHB → Ac-Ac, ∴ a AG pode diminuir enquanto as cetonas mensuráveis podem aumentar											

SÍNDROME HIPERGLICÊMICA HIPEROSMOLAR NÃO-CETÓTICA (HHNS)

Definição

- Hiperglicemia extrema (sem cetoacidose) + hiperosmolalidade + Δ MS

Precipitantes

- Os mesmos que os da DKA + desidratação e insuficiência renal, porém com maior probabilidade de ser *grave*

Fisiopatologia (*Diabetes Care* 2003;26:S33)

- Ocorre em diabetes tipo 2
- Hiperglicemia → diurese osmótica → desidratação → azotemia perene → ↑ de glicose, etc.

Manifestações clínicas

- Desidratação e Δ MS

Estudos diagnósticos

- **↑ da glicose sérica** (geralmente > 600 mg/dL)
- **↑ da osmolalidade sérica** (geralmente > 350 mOsm/L)
- Sem cetoacidose
- ↑ de BUN e de Cr; o Na pode estar ↑, ↓ ou nl, dependendo dos níveis de hipoglicemia e de desidratação

Tratamento (excluir sempre possíveis precipitantes)

- **Hidratação agressiva:** NS ou 1/2 NS, dependendo dos graus de volume e da depleção de H_2O livre
- **Insulina em dose baixa** (p. ex., 0,05 U/kg/h)

HIPOGLICEMIA

Etiologias em diabéticos

- Excesso de insulina, agentes hipoglicemiantes orais, omissão de refeições, colapso renal (↓ da remoção de insulina), hipotireoidismo

Etiologias em não-diabéticos

- **↑ de insulina:** insulina exógena, sulfoniluréias, insulinoma, anticorpos antiinsulina
- **↓ de produção de glicose:** hipopituitarismo, insuficiência adrenal, deficiência de glucagon, colapso hepático, colapso renal, alcoolismo, sepse
- Pós-prandial, especialmente após gastrectomia: resposta excessiva à carga de glicose

Manifestações clínicas (glicose < ~55 mg/dL)

- **CNS:** cefaléia, Δs visuais, Δ MS, fraqueza (sx de neuroglicopenia)
- **Autônomos:** diaforese, palpitações, tremores

Avaliação (*NEJM* 1995;332:1144)

- BUN, Cr, LFTs, TFTs
- Jejum de 72 h, com monitorização da glicose sangüínea; parar se houver sx de neuroglicopenia
- Ao fim do jejum, ministrar 1 mg de glucagon IV e medir a resposta da glc plasmática antes de alimentar
- *Durante a hipoglicemia:* insulina, peptídeo C (↑ com insulinoma e sulfoniluréia, ↓ com insulina exógena), β-OH-butirato, níveis de sulfoniluréia e IGF-II

DISTÚRBIOS DOS LIPÍDEOS

Hiperlipidemias Primárias		
	Distúrbio	**Comentários**
risco ↑ de CAD	Hipercolesterolemia familiar (FH)	Receptor de LDL defeituoso; autossômico codomin.; preval. 1:500 Padrão do tipo IIa (LDL ↑) → ↑↑ de colesterol Os heterozigotos desenvolvem CAD por volta dos 30 a 40 anos O defeito familiar apoB100 é clinicamente idêntico
risco ↑ de CAD	Hiperlipidemia familiar combinada (FCH)	Defeito poligênico; associado à obesidade e diabetes Padrão do tipo IIb (VLDL e LDL ↑) → ↑ de colesterol e de TG
risco ↑ de CAD	Disbetalipoproteinemia familiar	Autossômica recessiva, associada a 2 cópias do alelo apoE2 Padrão tipo III (LDL ↑) → ↑ de colesterol e de TG
risco NL de CAD	Hiperquilomicronemia familiar	Deficiência de LDL Padrão tipo I (quilomicrons ↑) → ↑↑↑ de TG ↑ de risco de pancreatite
risco NL de CAD	Hipertrigliceridemia familiar	Superprodução hepática de VLDL;? ↑ de risco de CAD Padrão tipo IV (VLDL ↑) → ↑ TG ± ↑ de colesterol
risco NL de CAD	Hiperlipidemia tipo V	Multifatorial Padrão tipo V (↑ de VLDV e de quilomicra) → ↑↑ de TG e ↑ de colesterol

(Padrão refere-se ao padrão Fredrickson. *Med Clin North Am* 1989;73:859)

Exame físico

- Xantomas de tendões: observados no tendão calcâneo, nos cotovelos e nas mãos; movem-se com a flexão e extensão; implicam em LDL > 300 mg/dL (e por isso, muito provavelmente, em FH)
- Xantomas eruptivos: lesões tipo bolhas, observadas nas superfícies extensoras; implicam em TG > 1.000 mg/dL
- Xantomas tuberosos e xantomas palmares estriados, patognomônicos de disbetalipo
- Xantelasmas: faixas amareladas nas pálpebras, observadas em diversas dislipidemias
- Arco corneano: comum adultos mais idosos, implica em hiperlipidemia nos pacientes, quando são jovens

Hiperlipidemias Secundárias	
Categoria	**Distúrbios**
Endocrinopatias	Hipotireoidismo (↑ LDL, ↑ TG) Diabetes (↑ TG, ↓ HDL) Síndrome de Cushing e esteróides exógenos (↑ LDL)
Doenças renais	Uremia (↑ TG) Síndrome nefrótica (↑ LDL)
Doenças hepáticas	Hepatite aguda (↑ TG) Cirrose biliar primária (↑ LDL)
Modo de vida	Obesidade (↑ TG, ↓ HDL); modo de vida sedentário (↓ HDL) Alcoolismo (↑ TG); Tabagismo (↓ HDL) OCP (↑ TG)

Diretrizes NCEP			
Risco clínico	**Iniciar Δs no modo de vida**	**Iniciar Rx com drogas**	**Metas de Rx**
1 fator de risco de CAD	> 160 mg/dL	> 190 mg/dL	< 160 mg/dL
≥ 2 fatores de risco de CAD	> 130 mg/dL	> 130-160 mg/dL*	< 130 mg/dL
⊕ para CAD, DM ou PVD	> 100 mg/dL	> 130 mg/dL	< 100 mg/dL
*Diretrizes baseadas em LDL. Fatores de risco: homens ≥ 45 ou mulheres ≥ 55, tabagismo, hipertensão, FHx ⊕, HDL < 40. Se HDL > 60, subtraia 1 fator de risco. *Com base no escore de risco de CHD em 10 anos de Framingham*			

(*JAMA* 2001;285:2486)

Tratamento				
Droga	**LDL**	**HDL**	**TG**	**Efeitos colaterais**
Estatinas	↓ 20 a 60%	↑ 5 a 10%	↓ 10 a 25%	Hepatite Miopatias
Resinas	↓ 20%	↑ 5%	? ↑	Distúrbios GI
Ezetimibe	↓ 20%	↑ 5%	–	Bem tolerado
Fibratos	↓ 5 a 15%, pode ↑	↑ 10 a 20%	↓ 30%	Distúrbios GI, cálculos biliares Risco de miopatia, com estatinas
Ácido nicotínico	↓ 10 a 25%	↑ 15 a 30%	↓ 40%	Rubor (Rx com ASA), prurido, ↑ de glc, gota, distúrbios GI, hepatite

ARTRITE – REVISÃO

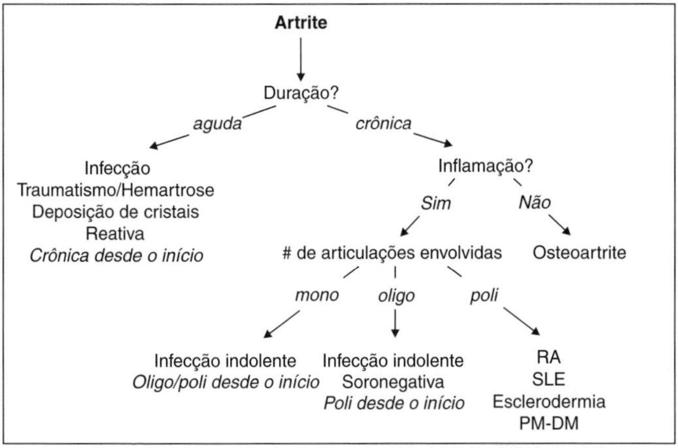

(Adaptado de Braunwald E. *et al.*, eds, *Harrison's Principles of Internal Medicine, 15th ed., 2001*)

Fig. 8-1. Abordagem da artrite

Comparação entre as Principais Artrites				
Característica	**OA**	**RA**	**Cristais**	**Soronegatividade**
Início	gradual	gradual	agudo	variável
Inflamação	⊖	⊕	⊕	⊕
Patologia	degeneração	panos	microtofos	entesite
# de articulações	poli	poli	mono	oligo ou poli
Tipo de articulações	grandes	pequenas	grandes ou pequenas	grandes
Localização	DIP dependente de peso	MCP pulsos	MTP pés, tornozelos	coluna sacroilíaca, periferia
Δs articulares especiais	nodos de Bouchard nodos de Heberden	Desvio ulnar, pescoço de cisne, "botoeira"	cristais	coluna em bloco entesopatia
Mudanças nos ossos	osteófitos	osteoporose, erosões	erosões	erosões, anquilose
Características extra-articulares		nódulos SC pulmonares, cardíacas, esplenomegalia	tofos, bursite no olécrano	uveíte, conjuntivite, aórticas, pulmonares, psoríase, IBD
Dados laboratoriais	normais	RF ⊕, ESR ↑	UA ↑	HLA-B27

Análise do Líquido das Articulações				
Teste	**Normal**	**Não-inflamado**	**Inflamado**	**Séptico**
Aspecto	claro	claro, amarelo	claro a opaco amarelo-esbranquiçado	opaco
WBC/mm^3	< 200	< 2.000	> 2.000	> 2.000, freqüentemente ↑↑↑
Polis	< 25%	< 25%	≥ 50%	≥ 75%
Cultura	⊖	⊖	⊖	⊕
Glicose	≈ soro	≈ soro	25 < glc < soro	glc < 25
Condições		AO, traumatismo	RA, cristais, CTD, soronegativo	infecção

(Adaptado de *Current Medical Diagnosis and Treatment,* 41st ed., 2002)

ARTRITE REUMATÓIDE (RA)

Definição e epidemiologia

- Poliartrite debilitante destrutiva crônica
- Fatores genéticos afetam a suscetibilidade. ↑ de incidência em indivíduos que são DRB1 e DRB4 quanto a MHC de Classe II
- Prevalência = 1% dos adultos; mulheres:homens = 3:1; início de 35 a 50 anos

Manifestações clínicas (*Lancet* 2001;358:903)

- **Sinovite das articulações,** crônica, simétrica, estéril e erosiva (tipicamente em PIPs, MCPs, pulsos, joelhos, tornozelos, MTPs e coluna cervical), com **rigidez matutina** durante ≥ 1h
- Imobilização da articulação, encurtamento de músculos, destruição de ossos e cartilagens, deformidades articulares:
  - **desvio ulnar**
  - **deformidade em pescoço de cisne** (flexão de MCP, hiperextensão de PIP, flexão de DIP)
  - **deformidade "da botoeira"** (flexão de PIP, hiperextensão de DIP)
  - **deformidades de cristas** e subluxações de cabeças das MTPs
- **Instabilidade C1-C2** → mielopatia, ∴ ✓ filmes sobre flex/ext da coluna C antes de intubação eletiva
- **Nódulos reumatóides** (20 a 30%; geralmente em pacientes RF ⊕): nódulos SC nas superfícies extensoras a longo das bainhas dos tendões e nas bursas; também ocorrem no pulmão, no pericárdio e na esclerótica
- Ocular: ceratoconjuntivite seca (Sjögren associada), esclerite, fusão da córnea
- Mal-estar, febre leve, perda de peso
- Pulmonar
  - ILD: COP, fibrose, nódulos, síndrome de Caplan (pneumoconiose + nódulos reumatóides)
  - doença pleural: pleurite, derrames pleurais (glicose reduzida ou ausente)
  - doença das vias aéreas: obstrução (artrite cricoaritenóide), bronquiolite, bronquiectasia
- Cardíaca: pericardite, derrame pericárdico, aortite
- Heme: anemia por doença crônica, leucemia, linfoma
- Síndrome do túnel do carpo
- Longo tempo de permanência na condição de soropositivo para RA erosiva:
  - fenômeno de Raynaud
  - pequenos infartos sob as unhas, púrpura palpável, vasculite leucoclástica
  - amiloidose secundária (AA)
  - *síndrome de Felty* (1%): RA ativa, esplenomegalia e neutropenia; ↑ de risco de NHL
- Lembrar que as articulações reumatóides podem ficar *superinfectadas*

Estudos laboratoriais e radiológicos

- ⊕ **RF** (IgM anti-IgG Ab) em 85% dos pacientes; correlaciona-se pouco com a atividade da doença, inespecífico, presente em outras doenças reumáticas (SLE, Sjögren), inflamação crônica (SBE, hepatite, TB), crioglobulinemia tipo II, 5% na população sadia
- Anti-CCP (peptídios citrulinados cíclicos): menos sensíveis (~60%) mas mais específicos (~90%) para RA
- ↑ ESR e CRP; ⊕ ANA em ~ 15%; ↑ globulinas durante doença ativa
- RX de mãos e pulsos: erosões, deformidades e descalcificação periarticular

Estudos laboratoriais e radiológicos

- **Rigidez matutina** ≥ 1h × 6 semanas
- **Artrite** ≥ 3 articulações simultaneamente × 6 semanas
- **Artrite nas articulações da mão** × 6 semanas
- **Envolvimento de articulações simétricas** × 6 semanas
- **Nódulos reumatóides**
- **Fator reumatóide** ⊕
- **Mudanças radiográficas** compatíveis com RA (isto é, erosões e descalcificação periarticular)

Tratamento (*Arthritis Rheum* 2002;46:328)

- Alívio de sintomas e ↓ da inflamação
  - 1ª linha: **NSAIDs/inibidores de COX-2**
  - 2ª linha: **glicocorticóides** (injeção na articulação e/ou oral em baixas doses)
- **DMARDs** para qualquer paciente com a doença estabelecida e inflamando
  - 1ª linha: hidroxicloraquina ou sulfasalazina, metotrexato (MTX) quando a doença estiver muito ativa
  - 2ª linha: leflunomide, Rx anti-TFN (etanercept, infliximab ou adalimumab), anakinra (antagonista do receptor de IL-1); MTX + etanercept é superior a cada um isoladamente (*Lancet* 2004;363:675)
  - Outros agentes: azatioprina, penicilamina, ouro, minociclina, ciclosporina

Prognóstico

- Evolução típica da doença, variando com exacerbações e remissões
- 15% dos pacientes terão remissão completa
- 10% dos pacientes terão artrite grave, progressiva, apesar da Rx
- Sinais de mau prognóstico: ↑↑ de RF, ANA ⊕, ESR e CRP persistentemente ↑ e nódulos, erosões

ARTRITE COM DEPOSIÇÃO DE CRISTAIS

GOTA

Definição

- Deposição de cristais de uratos nas articulações e em outros tecidos → inflamação aguda e crônica

Epidemiologia

- Mais comum em homens do que em mulheres; pico de incidência na 5ª década
- É a causa de artrite inflamatória mais comum em homens acima dos 30 anos
- É *rara* em mulheres pré-menopausa (os estrogênios promovem a excreção de uratos), ∴ se confirmado um diagnóstico de gota, procurar a causa da hiperuricemia secundária (ver a seguir)
- Fatores predisponentes: obesidade, hipertrigliceridemia, diabetes melito

Etiologia

- O ácido úrico (UA) é o produto final do catabolismo da purina e é excretado pelos rins. O nível sérico expressa o equilíbrio entre a produção e a excreção

	Superprodução	Hipoexcreção
Hiperuricemia primária (hereditária)	**Idiopática** Deficiências de enzimas raras (HGPRT, PRPP)	**Idiopática**
Hiperuricemia secundária (adquirida)	**Excesso de purina ou de álcool na dieta** **Doença linfo e mieloproliferativa** Anemia hemolítica crônica Drogas citotóxicas, psoríase Exercício muscular muito intenso	**Desidratação** ↓ da função renal Drogas: **diuréticos**, PZA, BEM, salicilatos, CsA Acidose ceto ou láctica

Manifestações clínicas

- **Artrite aguda: artrite monoarticular dolorosa** com início súbito, freqüentemente à noite
  localização: **MTP do pododáctilo maior** ("podagra"), pés, tornozelos, joelhos
  ocasionalmente é multiarticular (mais em mulheres do que em homens)
  a pele que se sobrepõe é quente, tensa e vermelho-escura; o paciente pode ficar febril
  precipitantes: rápida Δ de UA; ↑ de purina ou de álcool; cirurgia; infecção; diuréticos, desidratação
  normalização: subsiste por 3 a 10 dias com descamação e pruridos na área que se sobrepõe à parte afetada
- **Tofos:** depósitos de cristais de uratos que levam a uma reação contra corpos estranhos, encontrados nos nodos de Heberden, nas sinóvias, nos ossos subcondrais e nos tendões calcâneos; mais raramente nas paredes aórticas, nas válvulas cardíacas, nas pálpebras, na cartilagem nasal e no pavilhão da orelha
- **Bursite:** do olécrano e da patela (tem de ser distinguida do derrame intra-articular do joelho)
- **Artrite crônica:** grandes deformações, perda funcional, incapacitação
- **Renal:** cálculos de ácido úrico; nefrite gotosa (depósitos intersticiais)

Estudos diagnósticos

- ↑ de UA, mas pode ser confuso e *não faz* o diagnóstico de um ataque agudo
- Artrocentese
  cuidado para não entrar por uma área infectada e daí introduzir infecção no espaço articular
  microscopia polarizada → **em forma de agulha, cristais negativamente birrefringentes** (os *paralelos* a um eixo marcado no polarizador são amarelos e os *perpendiculares* são azuis), intra ou extracelulares
  WBC 20.000 a 100.000/mm^3, > 50% são polis
  a infecção pode coexistir com ataques agudos, ∴ verificar sempre a coloração gram e a cultura
- Radiografias
  no início → mostram o dos tecidos moles; úteis para excluir condrocalcinoses ou mudanças sépticas
  mais tarde → erosões ósseas com margens esclerosadas, calcificações

Tratamento Agudo da Gota

Droga	Mecanismo	Comentários
NSAIDs	↓ da inflamação	Gastrite; ↓ da dose na insuficiência renal
Colchicina (PO ou IV)	Inibe a polimerização de microtúbulos → prevenção da quimiotaxia e da fagocitose	Náuseas, vômitos e diarréia IV e altas doses PO → supressão da medula óssea, miopatia, neuropatia, ↓ a dose em insuficiência renal
Corticosteróides (PO ou intra-articulares)	↓ da inflamação	Alta efetividade em casos resistentes Antes, excluir uma infecção articular

(*NEJM* 2003;349:1647)

Tratamento crônico

- ↓ a produção de uratos evitando alimentos ricos em purinas (p. ex., carnes, feijões, ervilhas, espinafre, cerveja); ↓ álcool; evitar desidratação; evitar drogas hiperuricêmicas (p. ex., diuréticos, ASA em dose baixa)
- Profilaxia: se os ataques forem freqüentes, colchicina ou NSAIDs
- **Terapia hipouricêmica** contra tofos, ataques freqüentes, nefrolitíase; a meta é um UA < 5 mg/dL
  porém, só comece 2 a 4 semanas depois de um ataque agudo porque a Δ na concentração sérica de UA pode precipitar outro ataque
  alopurinol (inibidor da xantino-oxidase); efeitos colaterais: hipersensibilidade, exantemas, diarréia, dispepsia, cefaléia, colapso renal, supressão da BM e hepatite
  probenecida ou **sulfinpirazona** (agentes uricosúricos) para subexcretores (UA na urina < 600 mg/24 h)

DOENÇA DE DEPÓSITO DE PIROFOSFATO DE CÁLCIO DIIDRATADO (CPPD)

Definição

- Deposição de cristais de CPPD dentro dos tendões, ligamentos, cápsulas articulares, sinóvias, cartilagens
- **Condrocalcinose:** calcificação de cartilagens, secundária à deposição de CPPD

Patogênese

- ↑ dos níveis de pirofosfatos inorgânicos nos líquidos das sinóvias e das articulações, causado pela hidrólise de ATP nos condrócitos articulares em resposta a diversos estímulos ou a defeitos hereditários

Epidemiologia

- É mais comum em idosos: 4% da população na idade de 72 anos têm deposições de cristais de CPPD

Etiologias

- A maioria dos casos é ***idiopática***, mas é preciso considerar uma causa subjacente, especialmente em jovens
- **Metabólica:** hipomagnesemia, deficiência de fosfatase alcalina, hiperparatireoidismo, hipotireoidismo, hipercalcemia hipocalciúrica familiar, gota, síndrome de Gitelman, raquitismo hipofosfatêmico ligado ao X, hemocromatose
- Traumática
- Injeções de hialuronatos nas articulações podem precipitar ataques
- Condrocalcinose familiar (distúrbio autossômico dominante)

Manifestações clínicas

- "Pseudogota": aguda, geralmente simétrica, artrite mono ou multiarticular
  localização: joelhos, pulsos e articulações MCP; precipitantes: cirurgia ou doença grave
- "Pseudo-RA": artrite crônica multiarticular, com rigidez matutina; ± RF
- AO prematura: destruição da cartilagem articular e hipercrescimentos ósseos → degeneração de articulações

Estudos diagnósticos

- Artrocentese
  cuidado para não entrar por uma área infectada e daí introduzir infecção no espaço articular
  microscopia polarizada → **cristais rombóides com birrefringência fracamente *positiva*** (os *perpendiculares* a um eixo marcado no polarizador são amarelos e os *paralelos* são azuis)
  WBC 2000 a 100.000/mm^3, > 50% de polis
  pode haver coexistência entre infecção e ataques agudos, ∴ verificar sempre a coloração gram e a cultura
- Quando um caso novo é dx, fazer testes para doenças metabólicas ✓ Ca, Mg, TSH, Fe, glc, UA
- **Radiografias:** as densidades pontuais e lineares na condrocalcinose articular hialina, especialmente nos meniscos, nas pequenas juntas dos dedos e na sínfise pubiana

Tratamento

- Terapia aguda: igual à da gota
- Terapia crônica: tratar a doença subjacente

ESPONDILARTROPATIAS SORONEGATIVAS

GERAL

Definição (*Anais* 2002;136:896)

- Sistema múltiplo de artrítides inflamatórias, que afeta a coluna, articulações periféricas e estruturas periarticulares
- Compreende: anquilose, espondilite, artrite reativa, atrite psoriática, artrite enteropática e espondilartropatias não-diferenciadas
- É notável a ausência de fator reumatóide ou de auto-anticorpos; ± ↑ de ESR
- ↑ da prevalência de HLA B-27 (⊕ em 50 a 90% *vs.* 6 a 8% na popul. geral), mas *não é* usado para dx
- O líquido sinovial das articulações afetadas apresenta quadro inflamatória, não-séptico

ESPONDILITE ANQUILOSANTE

Epidemiologia

- Início na adolescência ou na metade da 2ª década de vida; é muito raro o início após os 40 anos; a relação homens:mulheres = 3:1; HLA-B27 ⊕ em 90%

Manifestações clínicas

- Início gradual de ataques intermitentes crônicos de dores e rigidez na parte inferior das costas
- **Rigidez matutina**, que melhora com ducha quente e exercícios
- Sintomas constitucionais leves nas fases iniciais
- Lenta progressão da **limitação da mobilidade das costas** e da expansão do tórax em direção à cabeça
  teste de Wright-Schober modificado ⊕ (o ↑ da distância entre um ponto na junção lombossacra e outro situado 10 cm acima é < 4 cm quando é feita uma flexão da posição ereta para o máximo à frente)
- **Entesite** (inflamação no local da inserção do ligamento no osso) causa flacidez nas junções costocondrais, nos processos espinhais, nas escápulas, nas cristas ilíacas, nos calcanhares
- **Artrite transitória nas articulações periféricas** (tornozelos, ombros, joelhos), eventualmente permanente
- **Uveíte** anterior aguda (25% em algum momento durante uma doença): manifesta-se por turvação unilateral da visão, lacrimejar e fotofobia. Resolução em 4 a 8 semanas
- Doença cardiovascular (5%): aorta ascendente, AI, anormalidades no sistema de condução
- Sintomas neurológicos: devidos à fratura ou deslocamento na coluna, mesmo em traumatismos pequenos

Radiografias

- **Doença das articulações sacroilíacas** com erosões e escleroses
- Calcificação de ligamentos espinhais, com pontes de sindesmófitos ("coluna de bambu")
- Enquadramento e desmineralização generalizada dos corpos vertebrais, "cantos polidos"

Tratamento

- Fisioterapia, NSAIDs, injeções de esteróides, esteróides sistêmicos de curta ação, sulfassalazina, metotrexato

ARTRITE REATIVA

Epidemiologia

- Distribuição mundial, mas é rara em afro-americanos, relação homens:mulheres = 5:1

Patogênese

- Resposta de hospedeiros geneticamente suscetíveis, a infecções genitourinárias ou gastrointestinais
- Supostamente secundária a infecções por *Chlamydia* e *Ureaplasma urealyticum* bem como a *Shigella, Salmonella, Yersinia, Campylobacter, Klesbiella, C. difficile, Trophyrema whippelii,* HIV

Apresentação clínica

- Descrita originalmente com *Síndrome de Reiter* = tríade de **artrite soronegativa, uretrite não-gonocócica** e **conjuntivite não-infecciosa**
- **Artrite:** 10 a 30 d após a infecção desencadeante → sx constitucionais leves, dor na parte inferior das costas, artrite assimétrica, mono ou oligoarticular nas articulações primariamente grandes (joelhos, tornozelos, pés, pulsos), entesepatia e sacrilite. Pode desenvolver *dígitos em salsicha* nas extremidades
- **Uretrite:** geralmente uma infecção por *Chlamydia*, que precede a artrite, mas também se observa uretrite estéril na artrite reativa pós-desintérica
- **Conjuntivite:** não-infecciosa, uni ou bilateral e ± uveíte, irite ou ceratite

- Manifestações cutâneas (podem passar despercebidas pelo paciente)
  - **balanite circinada:** úlceras superficiais e indolores na glande do pênis e no meato uretral
  - **ceratoderma blenorrágica:** lesões cutâneas hiperceratosas nas solas dos pés, no escroto, nas palmas, no tronco e no couro cabeludo
  - estomatite e úlceras orais superficiais
- Trato gastrointestinal: diarréia e dor abdominal, com ou sem o agente infeccioso
- Cardiovascular: AI de inflamação e escarificação da aorta e AoV; defeitos de condução

Imagens

- **Sacroilite:** eventual em 70% dos pacientes
- **Edema dos tecidos moles** em volta das articulações afetadas
- Diminuição do espaço articular em articulações pequenas

Estudos diagnósticos

- PCR de urina ou de esfregaço genital para *Chlamydia*, cultura de fezes, toxina de *C. difficile*, HIV, etc., mas resultados ⊖ não fazem exclusão

Tratamento e prognóstico

- NSAIDs, esteróides para ceratoderma blenorrágica, sulfassalazina
- Antibióticos se houver evidência de infecção
- A artrite pode persistir por meses ou anos, e as recorrências são comuns

ARTRITE PSORIÁTICA

Epidemiologia

- 15% dos pacientes com psoríase desenvolvem artrite; não são, necessariamente, os que têm a forma grave da doença de pele
- A artrite pode preceder o início da doença de pele, até por anos
- 40% dos pacientes com artrite psoríaca têm uma espondilartropatia associada
- Homens e mulheres são igualmente afetados, e a maioria dos pacientes está na 3ª ou na 4ª décadas

Manifestações clínicas

- Padrões clínicos da artrite grave:
  - **mono ou oligoarticular**, é a manifestação inicial mais comum (p. ex., as grandes articulações, articulações DIP, os dedos da mão)
  - **poliartrite** (pequenas juntas das mãos e pés, pulsos, tornozelos, joelhos, cotovelos); é indistinguível da RA
  - **artrite mutilante:** artrite grave, destrutiva e reabsortiva
  - **doença axial:** semelhante à espondilite anquilosante ± artrite periférica
- Entesopatias
- Unhas: esburacadas, com depressões transversais, onicólise, hiperceratose subonical
- Inflamação ocular (30%): conjuntivite, irite, episclerite e ceratoconjuntivite seca
- Lesões cutâneas psoriáticas

Radiografias

- Deformidade **"lápis na taça"**, observada nas articulações DIP
- Envolvimento da coluna, sacroilite

Tratamento

- 1ª linha: inibidores NSAIDs/COX-2
- 2ª linha (quando NSAIDs falha ou a doença é agressiva)
  - metotrexato, PUVA para melhora da doença na pele e nas articulações periféricas
  - sulfassalazina para a doença nas articulações periféricas, sem doença cutânea
- Outros: etanercept, infliximab, ácido retinóico, CsA, antimaláricos, ouro, penicilinamina, AZA

ENTEROPÁTICA (ASSOCIADA A IBD)

Epidemiologia

- 20% dos pacientes com IBD desenvolvem artrite; ela é mais freqüentemente observada na doença de Crohn do que em UC

Manifestações clínicas

- **Oligoartrite periférica, assimétrica, não-deformante:** início abrupto, articulações grandes, tem evolução *paralela* à da doença GI
- **Espondilite:** mais intensamente associada a HLA-B27, sua evolução *não* se correlaciona à doença GI
- Eritema nodoso, piodermia gangrenosa, uveíte anterior

Tratamento

- Compostos de 5-ASA, etc., contra a IBD subjacente (ver "IBD")

ARTRITE INFECCIOSA

NÃO-GONOCÓCICA

Epidemiologia

- **Hospedeiro anormal ou imunossuprimido** (p. ex., diabético, HIV, idoso)
- **Bacteremia** secundária a IVDA, endocardite ou infecção cutânea; também pode ocorrer por inoculação direta ou contaminação a partir de um foco contíguo (p. ex., celulite, bursite séptica, osteomielite)
- **Lesões nas articulações:** RA, AO, gota, traumatismo, prótese, prévia artrocentese

Microbiologia

- GPC: ***S. aureus*** (a mais freqüente), *S. epidermidis* (após procedimentos, próteses), estreptococos
- GNR (especialmente em IVDA): *E. coli, Pseudomonas* e *Serratia*

Manifestações clínicas

- Início agudo de **artrite monoarticular** (> 80%) com dor, tumor e calor
- Localização: **joelho** (a mais comum), quadril, pulso, ombro, tornozelo. Em IVDA, tende a envolver outras áreas, como as articulações sacroilíacas, a sínfise pubiana e as juntas esternoclaviculares e manubrial.
- No joelho, a bursite pré-patelar séptica (sem derrame intra-articular e com a mobilidade preservada) precisa ser distinguida do derrame intra-articular séptico de joelho
- **Sintomas constitucionais:** febres, calafrios, suores, mal-estar, mialgias, dor
- A infecção pode partir de um local inicial para formar fistulas, abscessos ou osteomielite

Estudos diagnósticos

- **Leucocitose** com desvio à esquerda
- A **artrocentese** deve ser realizada assim que surgir a suspeita
  cuidado para não entrar por uma área infectada e daí introduzir infecção no espaço articular
  líquido sinovial: **WBC geralmente > 100.000** (mas pode estar reduzido 1.000), > **90% são polis** (presença de cristais *não* exclui artrite séptica)
  coloração gram ⊕ em ~ 75% das infecções estafilocócicas
  cultura ⊕ em > 90% dos casos
- **Hemocultura:** ⊕ em > 50% dos casos
- As radiografias convencionais raramente são úteis por serem normais até ~ 2 semanas após a infecção, quando podem vistas erosões ósseas, diminuição do espaço articular, osteomielite e periosteíte
- **CT e MRI** são úteis, especialmente em suspeita de infecção no quadril ou abscesso epidural

INFECÇÃO GONOCÓCICA DISSEMINADA (DGI)

Epidemiologia

- É o tipo de artrite infecciosa mais freqüente em adultos jovens
- **Hospedeiros normais,** bem como pacientes com deficiências de componentes terminais do complemento
- Relação mulheres:homens = 4:1. A incidência ↑ durante os períodos menstrual, gestacional e pós-parto
  ↑ de incidência em homens homossexuais. É rara após os 40 anos

Manifestações clínicas

- Precedida por **infecção de mucosa** (p. ex., de endocérvice, uretra ou faringe), freqüentemente asx
- **Pródromo:** febre, mal-estar, **poliartralgias migratórias**, (pulsos, joelhos, tornozelos, cotovelos)
- Início abrupto de **tenossinovite** (60%) nos pulsos, dedos, tornozelos, pododáctilos) joelhos, tornozelos, cotovelos
- **Monoartrite purulenta** (40%), geralmente nos joelhos, pulsos, mãos e tornozelos
- **Exantema** (> 50%): pústulas de um cinza-oxidado, oriundas de uma base eritematosa nas extremidades ou no tronco
- Raramente: pericardite, meningite, aortite, endocardite, miocardite, osteomielite, hepatite

Estudos diagnósticos

- **Leucocitose** com desvio à esquerda; ↑ ESR
- **Artrocentese** deve ser realizada assim que surgir a suspeita
  cuidado para não entrar por uma área infectada e daí introduzir infecção no espaço articular
  líquido sinovial: **WBC > 50.000** (mas pode baixar até 1.000), **predominância de polis** (a presença de cristais não exclui artrite séptica)
  coloração gram ⊕ em ~ 25% dos casos
  cultura anaeróbica em meio de Thayer-Martin, ⊕ em até 50% dos casos
  PCR para DNA de gonococos pode melhorar a sensibilidade (mas não está facilmente disponível)
- Hemocultura: provavelmente ⊕ na tenossinovite; raramente na monoartrite
- A coloração gram e a cultura das lesões cutâneas ocasionalmente são ⊕
- As culturas cervicais, uretrais, faríngicas e retais devem ser feitas em meio de Thayer-Martin

TRATAMENTO

Terapia

- Disponha os antibióticos com base na coloração gram

Coloração gram	Regime de antibiótico
GPC	Nafcilina *ou* Vancomicina, em suspeita de MRSA (p. ex., paciente hospitalizado)
Cocos Gram-negativos	Ceftriaxona
GNR	Ceftriaxona + aminoglicosídeo antipseudomonas, em suspeita de IVDA
Nenhum organismo encontrado	Nafcilina *ou* Vancomicina + Ceftriaxona + aminoglicosídeo antipseudomonas, em suspeita de IVDA

- Daí o regime de antibióticos será baseado nos dados de cultura e de sensibilidade e na resposta clínica
- Se não houver melhora, fazer aspiração local ou drenagem cirúrgica
- Prognóstico: em sepse poliarticular não-gonocócica, mortalidade ≈ 30%

DOENÇAS DO TECIDO CONJUNTIVO

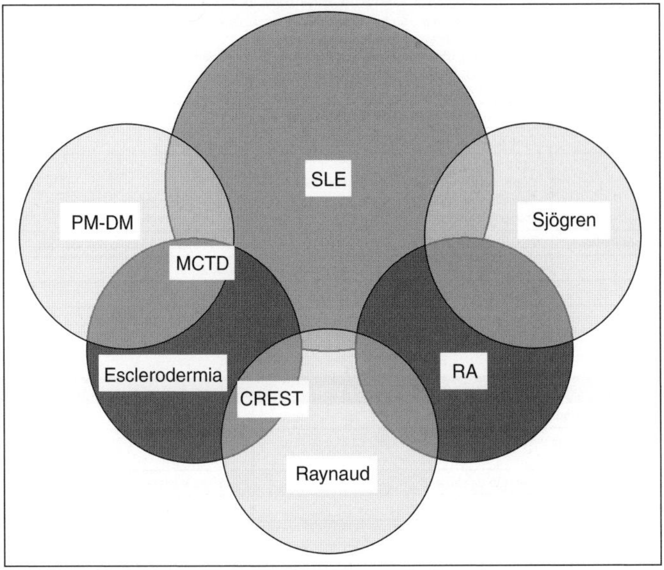

Fig. 8-2. Diagrama de Venn sobre doenças do tecido conjuntivo

Auto-Anticorpos em Doenças do Tecido Conjuntivo (%)										
Doença	**ANA e padrão**	**RF**	**dsDNA**	**Sm**	**Ro**	**La**	**Scl-70**	**Cent**	**Jo**	**RNP**
SLE	95-99 D, S, N	20	50-70	30	35	15	0	0	0	30-50
RA	15-35 D	85	< 5	0	10	5	0	0	0	10
Sjögren	> 90 D, S	75	< 5	0	55	40	0	0	0	15
Esclerodermia difusa	> 90 S, N, D	30	0	0	5	1	40	< 5	0	30
Esclerodermia limitada	> 90 S, N, D	30	0	0	5	1	< 15	70	0	30
PM-DM	75-95	33	0	0	0	0	10	0	25	0
MCTD	95-99 S, D	50	0	0	< 5	< 5	0	0	0	100

(D = difuso ou homogêneo, S = sarapintado, N = nucleolar; *Primer on the Rheumatic Diease,* 12th ed., 2001)

a respeito dessas doenças, ver "Lúpus Eritematoso Sistêmico" e "Artrite Reumatóide"

ESCLERODERMIA (ESCLEROSE SISTÊMICA)

Definição e epidemiologia

- Os pacientes a apresentam entre os 20 e os 40 anos; é mais comum em mulheres do que em homens
- **Subtipos**
  Sistêmico: envolvimento de diversos órgãos
  esclerose sistêmica com *doença cutânea difusa* (abrange as extremidades proximais e o tronco)
  esclerose sistêmica com *doença cutânea limitada* (síndrome CREST)
  esclerose sistêmica *sem esclerodermia* (doença visceral, sem envolvimento da pele)
  Localizado: *morféia* (placas fibróticas de pele), *linear* (bandas fibróticas), em *"coup de sabre"* [em corte de sabre] (esclerodermia linear envolvendo um lado do couro cabeludo e a testa ≈ cicatriz do sabre)

Critérios de classificação (1 maior ou 2 menor; 97% sens., 98% spec.; *Arthritis Rheum* 1980;23:581)

- *Maior:* **achados na pele proximal às articulações MCP e MTP**
- *Menor:* **esclerodactilia** (achados cutâneos limitados aos dedos)
  cicatrizes de buracos nos dedos por perda de substância nas polpas digitais
  fibrose pulmonar bibasilar

Manifestações Clínicas da Esclerodermia	
Órgão	**Envolvimento**
Pele	Compactação e espessamento das extremidades, da face e do tronco Mãos "intumescidas", síndrome do túnel do carpo, esclerodactilia Dilatação e extinção de capilares subonicais Fácies imóvel, contraída, "com aparência de rato" e boca em forma de "bolsa atada" Cútis calcinosa (calcificação subcutânea) Telangiectasia
Artérias	Fenômeno de Raynaud (80%); isquemia digital ou visceral
Renal	Crise de esclerodermia renal = início súbito de HTN, RPGN, MAHA
GI	GERD e esofagite erosiva Dismotilidade esofágica → disfagia e odinofagia Dismotilidade gástrica → saciedade antecipada e obstrução da eliminação gástrica Dismotilidade do intestino delgado → plenitude, diarréia, má absorção
Músculo-esqueléticos	Poliartralgias e rigidez de articulações; fraqueza muscular, efeitos de fricção nos tendões
Cardíaco	Fibrose miocárdica, pericardite; anormalidades de condução
Pulmonar	Fibrose pulmonar; hipertensão pulmonar
Endócrino	Amenorréia e infertilidade são comuns; fibrose na tireóide ± hipotireoidismo

Esclerose Sistêmica		
	Limitada	**Difusa**
Pele	Espessamento apenas das extremidades distais e da face	Espessamento das extremidades, da face *e do tronco*
Unhas	Extinção ± dilatação de capilares	Extinção e *dilatação* de capilares
Pulmonar	Fibrose pulmonar (67%), *PTH* (10%)	Fibrose pulmonar (67%)
GI	GERD, hipomotilidade *Cirrose biliar*	GERD, hipomotilidade
Renal		HTN renovascular
Cardíaca		Cardiomiopatia restritiva
Outras	**Síndrome CREST** = **C**alcinose **R**aynaud Dismotilidade **E**sofágica E**S**clerodactilia **T**elangiectasias	
Anticorpos	Anticentrômero (70%)	Anti-Scl 70 (40%)
Prognóstico	Sobrevida de 10 anos > 70%	Sobrevida de 10 anos 40 a 60%

Estudos diagnósticos

- Auto-anticorpos
  - **anti-Scl-70** (anti-topoisomerase 1): ⊕ em 40% dos difusos e em 15% dos localizados
  - **anticentrômero:** ⊕ em < 5% dos difusos e em 60 a 80% dos limitados
  - ANA ⊕ (> 90%), RF ⊕ (30%)
- ESR ↑, globulina ↑
- Quando há envolvimento renal → ↑ de BUN e Cr, proteinúria
- Quando há envolvimento pulmonar → padrão intersticial em CXR, restrição em PTFs, ± PHT

Tratamento

- DMARDs: MTX, CsA, ciclofosfamida, AZA
- Raynaud: CCB (mas pode piorar GERD), evite frio e cigarros, prostaglandinas IV
- GI: PPI (GERD); abx (má absorção); metoclopramida/eritromicina (hipomotilidade)
- Crises hipertensivas: inibidores de ACE (não ARB), mau prognóstico, com 50% de mortalidade
- Pulmonar: esteróides, ciclofosfamida, AZA (fibrose); epoprostenol ou bosentan (PHT) IV

POLIMIOSITE (PM) – DERMATOMIOSITE (DM)

Definição e epidemiologia (*Lancet* 2003;362:971)

- **Polimiosite:** *lesão muscular mediada por células T* → inflamação e fraqueza dos músculos esqueléticos
- **Dermatomiosite:** *deposição do complexo imune nos vasos sangüíneos* → músculos esqueléticos inflamação e fraqueza + *manifestações cutâneas*
- Pacientes tipicamente na faixa da 4ª e 5ª décadas; mais comum em mulheres do que em homens
- ↑ de incidência de câncer (especialmente ovariano) em ~ 10% dos pacientes com DM (incidência menor em PM)

Manifestações clínicas

- **Fraqueza muscular:** gradual, progressiva, bilateral e *proximal,* com flacidez das áreas afetadas; dificuldade típica de subir escadas e levantar de cadeiras.
- **Dermatológico**
  - **erupções eritematosas** nas áreas expostas ao sol, na área em borboleta da face, pescoço, ombros
  - **erupção heliotrópica** (descoloração purpúrea) acima das pálpebras superiores
  - **pápulas de Gottron** (*patognomônico*): áreas rendadas, rosadas ou violáceas, simetricamente dispostas sobre o dorso de PIP, MCP, cotovelos, patelas e maléolo medial
  - eritema subonical, telangiectasias cuticulares, **"mãos de mecânico"** (fraturas da pele nas cristas digitais distais)
- Poliartralgias ou poliartrite
- Vasculite de pele, músculos, trato GI e olhos e fenômeno de Raynaud (30%)
- Envolvimento de vísceras
  - pulmonar: alveolite aguda, ILD crônica, fraqueza dos músculos respiratórios
  - cardíaco (33%): miocardite, pericardite e arritmias
  - GI: disfagia e esvaziamento gástrico retardado

Estudos diagnósticos

- ↑ **de CK**, aldolase, SGOT e LDH
- Auto-anticorpos
  - **anti-Jo-1** ⊕ (25%), associado a PM + poliartrite deformante, Raynaud, ILD
  - **anti-M-2** ⊕ (5 a 10%), associado a dermatomiosite
  - ANA ⊕ (>75%), RF ⊕ (33%)
- ± ↑ ESR
- **EMG:** ↑ da atividade espontânea, ↓ da amplitude, potenciais polifásicos com contração
- Biopsia de músculo
  - PM: infiltração celular nos fascículos musculares
  - DM: infiltração celular perifascicular, freqüentemente perivascular, complemento nas paredes celulares

Critérios de classificação (DM = 3 critérios + características derm; PM = 4 critérios; *NEJM* 1975;292:344)

1. Fraqueza simétrica
2. Evidência em biopsia muscular
3. Elevação das enzimas musculares
4. Evidência em EMG
5. Características dermatológicas

Tratamento

- 1ª linha: **altas doses de esteróides**
- 2ª linha: DMARDs (p. ex., MTX, AZA, ciclofosfamida)
- ✓ malignidade oculta
- Monitorizar fraqueza dos músculos respiratórios (p. ex., força inspiratória negativa)

Miosítides, Miopatias e Mialgias

Doença	Fraqueza	Dor	↑ CK	↑ ESR	Biopsia
DM/PM	⊕	⊖	⊕	±	como anteriormente
Corpos de inclusão	⊕	⊖	⊕	⊖	inclusões eosinofílicas
Hipotireoidismo	⊕	±	⊕	⊖	necrose leve inflamação atrofia
Induzível por esteróides	⊕	⊖	⊖	⊖	atrofia
PMR	⊖ limitada pela dor	⊕	⊖	⊕	normal
Fibromialgia	⊖ limitada pela dor	⊕	⊖	⊖	normal

SÍNDROME DE SJÖGREN (SÍNDROME SECA)

Definição e epidemiologia

- Disfunção crônica de **glândulas exócrinas** devida à infiltração linfoplasmocitária
- Pode ser primária ou secundária (associada à RA, esclerodermia, SLE, PM, HIV)
- É mais prevalente em mulheres do que em homens; apresenta-se, tipicamente, entre os 40 e os 60 anos de idade

Manifestações clínicas

- **Olhos secos** → ceratoconjuntivite
- **Boca seca** (xerostomia) → dificuldades de falar e de engolir; cáries dentárias

- Aumento da glândula parótida
- Manifestações sistêmicas: artrite crônica; nefrite intersticial (40%), RTA tipo I (20%); vasculite (25%); pleurite; pancreatite; distúrbios neuropsiquiátricos
- ↑ do risco de distúrbios linfoproliferativos (↑ de ~ 50× no risco de linfoma e de macroglobulinemia de Waldenström na síndrome de Sjögren primária)

Estudos diagnósticos

- Auto-anticorpos
  Sjögren isolada: **anti-Ro** ⊕ (anti-SS-A, 55%) e **anti-La** ⊕ (anti-SS-B, 40%)
  ANA ⊕ (95%), RF ⊕ (75%)
- **Teste de Schirmer:** papel filtro nas fissuras palpebrais, para avaliar a formação de lágrima
- Coloração **rosa-bengala:** corante que revela epitélio desvitalizado na córnea/conjuntiva
- **Biopsia** (glândula salivar menor, labial, lacrimal e parótida); infiltração linfoplasmocitária

Critérios de classificação (4 a 6 tem 94% sens. E 94% spec.; *Arthritis Rheum* 1993;36:340)

1. Olhos secos
2. Boca seca
3. Teste de Schirmer ou coloração rosa-bengala positivos
4. Envolvimento de glândulas salivares
5. Anticorpos contra Ro/SS-A ou La/SS-B

Tratamento

- Manutenção: lágrimas artificiais, goma sem açúcar, gotas de sumo de limão, Rx colinérgico para a xerostomia
- Manifestações sistêmicas: NSAIDs, esteróides, DMARDs

DOENÇA MISTA DO TECIDO CONJUNTIVO (MCTD)

Definição

- Os pacientes com MCTD tendem a ter características de **SLE, esclerodermia e/ou polimiosite**

Manifestações clínicas

- **Fenômeno de Raynaud** típico, com sintomas; edema de mão → esclerodactilia
- **Artrite** tipo RA, sem erosões
- Envolvimento pulmonar (85%) com **hipertensão pulmonar**, fibrose
- Motilidade GI deficiente (70%)
- Doença renal (25%) com nefropatia membranosa típica

Estudos diagnósticos

- **Anti-U1-RNP** presente conforme a definição de MCTD, mas **inespecífico** (observado em até 50% dos pacientes com SLE)
- RF (50%)

Tratamento

- O mesmo que para as doenças reumáticas detalhadas anteriormente

FENÔMENO DE RAYNAUD

Manifestações clínicas

- Isquemia digital episódica, com uma resposta clássica em três cores: **palidez** (isquemia) → **cianose** (dilatação de vênulas) → (resolução, pela reação de hiperemia); as mudanças geralmente são bem demarcadas e restritas aos dedos e pododáctilos
- Os sx associados compreendem frio, entorpecimento e parestesias → latejamento e dor
- É precipitado por frio, estresse emocional

Primário = Doença de Raynaud (50%; excluídas todas as causas secundárias)

- Início na idade de 20 a 40 anos, mulheres:homens = 5:1
- Clínica: ataques episódicos, simétricos, leves; sem evidências de doença vascular periférica, sem lesão de tecido, exame de unhas, quanto a capilares, normal, ANA ⊖, ESR normal

Secundário = Fenômeno de Raynaud (50%)

- Etiologias
  doença do colágeno vascular: esclerodermia, SLE, RA, PM-DM (*exame de unhas, quanto a capilares, anormal*)
  doença arterial: aterosclerose periférica, trombongeíte obliterante (*pulsações anormais*)
  distúrbios hematológicos: crioglobulinemia, macroglobulinemia de Waldenström
  traumatismo (lesão por vibração ou por movimentos repetitivos) e drogas (alcalóides ergot)

Tratamento

- Evitar frio, tabagismo, traumatismos
- CCB de ação prolongada, α-bloqueadores, nitratos tópicos, ASA; se for grave, prostaglandinas IV

LÚPUS ERITEMATOSO SISTÊMICO (SLE)

Definição

- Doença inflamatória auto-imune de vários sistemas, com um amplo espectro de manifestações clínicas associadas à produção de anticorpos antinúcleo (ANA)

Epidemiologia

- Prevalência 15 a 50/100.000; afeta predominantemente as mulheres, da 2ª a 4ª décadas
- Relação mulheres:homens = 8:1; relação afro-americanos:caucasianos = 4:1
- Ligada a HLA (DR-3)
- **Lúpus induzido por drogas (DLE)**
  drogas: procainamida, hidralazina, INH, metildopa, quinidina, clorpromazina
  clínica: doença mais leve, com predominância de artrite e serosite
  laboratório: anti-histona ⊕ (95%); anti-dsDNA e anti-Sm; evolução dos níveis do complemento normal: geralmente reversível em 4 a 6 semanas

Critérios de Classificação e Outras Manifestações Clínicas do SLE		
Sistema de órgãos	**Critérios do Am. Coll. of Rheum.**	**Outras características**
Constitucional (84%)		Febre, mal-estar, anorexia, perda de peso
Cutâneo (81%)	1. **Exantema malar** 2. **Exantema discóide** (pápulas eritematosas w/ceratose e obstrução) 3. **Fotossensibilidade** 4. **Úlceras orais e nasofaríngeas**	Alopecia Vasculite Lúpus cutâneo subagudo Paniculite (lúpus profundo) Urticária
Músculo-esquelético (85%)	5. **Artrite não-erosiva:** episódica, oligoarticular, simétrica, migratória	Artralgias e mialgias Necrose óssea avascular
Cardiopulmonar (33%)	6. **Serosite:** pleurite (37%) ou derrame pleural, pericardite (29%) ou derrame pericárdico	Pneumonite, IPF, PHT Miocardite Endocardite de Libman-Sachs
Renal (77%)	7. **Proteinúria** (> 500 mg/dL ou 3+ no teste em fita) ou **linhagens de células na urina**	Síndrome nefrótica Nefrite lúpica (classif. da OMS); I = normal; II = mesangial; III = focal e seg. prolif.; IV = difusa proliferativa; V = membranosa; VI = esclerótica
Neurológico (54%)	8. **Convulsões ou psicose** sem outra causa	Síndrome orgânica do cérebro Neuropatias cranianas ou perif.
Gastrointestinal (~30%)		Serosite (peritonite, ascite) Vasculite (sangramento, perf.) Dor abdominal Hepatite, pancreatite
Hematológico	9. Anemia hemolítica (DAT ⊕) *ou* **leucopenia** (< 4.000/mm^3) *ou* **linfopenia** (< 1.500/mm^3) *ou* **trombocitopenia** (< 100.000/mm^3)	Anemia ou doença crônica Anticoagulante lúpico ± trombose Esplenomegalia Linfadenopatia
Outros		Síndrome seca Conjuntivite ou episclerite Raynaud (20%) Modificações nos capilares subonicais
Sorologias	10. **⊕ ANA** 11. **⊕ anti-dsDNA, anti-SM ou Abs anti-fosfolipídicos**	RF ⊕, ESR ↑, CRP ↑ ↓ do complemento (durante surto)

Se ≥ 4 de 11 critérios são preenchidos, a sens. e spec. para SLE > 95%. Entretanto, o paciente pode ter SLE, mas não ter 4 critérios num determinado momento. (*Arthritis Rheum.* 1982;25:1271 e 1997;40:1725; *NEJM* 1994;330:1871; *Annals* 1995;122:940 e 123:42)

Auto-Anticorpos em SLE		
Auto-anticorpo	**Freqüência**	**Associações clínicas**
ANA	95 a 99% se a doença estiver ativa ~90% se está em remissão Título geralmente alto Padrão homogêneo ou salpicado Sensível, mas inespecífico Pode aparecer anos antes da doença declarada (*NEJM* 2003;349:1526)	Qualquer uma, ou todas, as manifestações clínicas de amplo espectro
anti-dsDNA	70%; muito específicas para SLE Os títulos se correlacionam à atividade da doença, especialmente doença renal	Nefrite lúpica Vasculite
anti-Sm	30%; muito específica para SLE	Nefrite lúpica
anti-Ro **anti-La**	15 a 35% anti-Ro ⊕ em ANA ⊖ SLE	Sobreposição de Sjögren/SLE Lúpus neonatal Fotossensibilidade Lúpus subcutâneo subagudo
anti-U1-RNP	40%	MCTD; Raynaud *Tendem* a não ter nefrite
anti-histona	Lúpus induzido por drogas (DLE), SLE	Artrite e serosite leves

Avaliação

- Auto-anticorpos: se ANA ⊕ → ✓ anti-dsDNA, anti-Sm, anti-Ro, anti-La, anti-U1-RNP
- Níveis de complemento
- Eletrólitos, BUN, Cr
- U/A, urino-sedimentação, urina em 24 h para proteínas e depuração da creatinina
- CBC, teste de Coombs, PTT, anticardiolipina e anticoagulante de lúpus

Tratamento do SLE		
Droga	**Indicação**	**Efeitos Adversos**
NSAIDs **Inibidores de Cox-2**	Artralgias/artrites, mialgias Serosite leve	Gastrite, UGIB Falência renal
Hidroxicloroquina	Doença leve, complicada por serosite, artrite, Δs na pele	Lesão macular Síndrome de Stevens-Johnson Miopatia
Corticosteróides	Baixas doses para doença leve que não responde à hidroxicloroquina Altas doses para manifestações importantes, incluindo as renais e hematológicas	Supressão das adrenais Imunossupressão Infecção Osteopenia Necrose óssea avascular Miopatia
Azatioprina (AZA)	Nefrite leve Agente "poupada" de esteróide	Mielossupressão Hepatotoxicidade Distúrbios linfoproliferativos
Metotrexato (MTX)	Doença de pele e articulações Serosite	Mielossupressão Hepatotoxicidade Pneumonite ± fibrose Alopecia, estomatite
Ciclofosfamida	Nefrite grave, vasculite ou doença do CNS	Mielossupressão Distúrbios mieloproliferativos Imunossupressão Cistite hemorrágica, câncer de bexiga Infertilidade, teratogenia
Ciclosporina (CsA)	Doença renal	Gengivas hiperplásicas, HTN Hirsutismo Defeito renal, anemia
Micofenolato	Doença renal	Mielossupressão

Prognóstico

- Taxa de sobrevida de 5 anos > 90%, sobrevida de 10 anos > 80%
- Principais causas de morbidade e mortalidade: **infecção, falência renal**, eventos neurológicos e cardíacos

VASCULITE

VASCULITE DE GRANDES VASOS

Arterite de Tayakasu ("doença sem pulsações")

- Definição: vasculite granulomatosa sistêmica, envolvendo a aorta e seus ramos
- Epidemiologia: mais freqüente na **Ásia** e em **mulheres jovens** em idade reprodutiva
- Manifestações clínicas
  - Fase I: período inflamatório com **febre**, **artralgias** e perda de peso
  - Fase II: dor e flacidez vasculares, ↓ **e pulsações desiguais nas extremidades**, **sopros** subclávios (93%), carotídeos (58%), Ao (50%), renais (38%), pulmon. (20%), coronários (10%)
    pioderma gangrenoso e eritema nodoso da pele
  - Fase III: extinção, período fibrótico
- Estudos diagnósticos: ↑ ESR (75%), CRP; **arteriografia** → oclusão, estenose, irregularidade e aneurismas; estudos da carótida por Doppler; MRI/MRA; patologia → panarterite focal, infiltrações celulares com granulomas e células gigantes
- Critérios de classificação (3 em 6 corresponde a 90,5% sens. e 97,8% spec.; *Arthritis Rheum* 1990;33:1129)
  1. idade ≤ 40 anos
  2. claudicação das extremidades
  3. diminuição do pulso na artéria braquial
  4. diferença na BP sistólica > 10 mmHg
  5. sopros nas artérias subclávias ou na aorta
  6. anormalidades na arteriografia (Ao, ramos primários ou extremidades proximais das grandes artérias)
- Tratamento: esteróides, metotrexato, terapia antiplaquetária

Arterite das células gigantes (Arterite temporal) (*NEJM* 2003;349:160)

- Definição: vasculite que afeta os ramos cranianos do arco da aorta, especialmente a artéria temporal, mas que pode ser mais generalizada
- Epidemiologia: os pacientes têm **mais de 50 anos** (90% têm mais de 60 anos); relação mulheres:homens = 2:1
- Manifestações clínicas
  - sintomas constitucionais: **febre baixa**, **fadiga**, perda de peso, mialgias, anorexia
  - artéria oftálmica → neurite óptica, amaurose fugaz e cegueira
  - cefaléia; flacidez das artérias temporais e do couro cabeludo e ausência de pulsação na artéria temporal
  - artérias faciais → **claudicação de mandíbula**
  - fenômeno de Raynaud; claudicação intermitente das extremidades
- **Polimialgia reumática** (50%): dor nos músculos proximais, sentida simetricamente, e rigidez, especialmente na cintura escapular; rigidez matutina, com flacidez após a inatividade
- Estudos diagnósticos: ↑ de ESR, CRP, **biopsia de artéria temporal** (vasculite, granulomas)
- Critérios de classificação (3 em 5 corresponde a 93,5% sens. e 91,2% spec; *Arthritis Rheum* 1990;33:1122)
  1. idade ≥ 50 anos
  2. cefaléia nova
  3. flacidez ou pulsação diminuída na artéria temporal
  4. ↑ ESR
  5. biopsia → vasculite e granulomas
- Tratamento: **esteróides** (havendo ameaça à visão, *não espere pelos resultados basais* para começar a Rx); baseie-se na ESR e no estado clínico

VASCULITE DE VASOS MÉDIOS

Poliarterite nodosa (PAN) (*JAMA* 2002;288:1632)

- Definição: vasculite necrosante sistêmica, aguda ou crônica, tipicamente das artérias renais e de outras artérias viscerais, *sem formação de granuloma*
- Epidemiologia: é mais comum em *homens* do que em mulheres; idade média de surgimento ~ 50 anos; tem forte **associação a HBV**
- Manifestações clínicas (Cupps & Fauci. *The Vasculitides*. Philadelphia: Saunders, 1981)
  - sintomas constitucionais: **perda de peso**, febres, fadiga
  - músculo-esqueléticas (64%): **mialgias**, artralgias, artrite
  - envolvimento renal (60%): com **sedimentos urinários ativos**, **hipertensão**, **colapso renal**
  - sistema nervoso (51%): **neuropatias periféricas**, mononeurite multiplex, ataque
  - gastrointestinais (44%): **dor abdominal**, sangramento, infarto GI, colecistite
  - lesões cutâneas (43%): **livedo reticularis**, **púrpura**, Raynaud
  - cardíacas (36%): arterite coronariana, cardiomiopatia, pericardite
  - GU (25%): dor nos testículos ou ovários

- Estudos diagnósticos
  arteriografia (vasos mesentéricos) → aneurismas e estreitamentos focais de vasos
  a MRA pode não ser adequada para fazer o diagnóstico
  biopsia (de nervo sural ou de pele) → vasculite com necrose fibrinóide *sem granulomas*
  ↑ de ESR, ↑ de WBC, eosinofilia rara, HBsAg ⊕ (30%), p-ANCA (< 20%)
- Critérios de classificação (3 em 10 corresponde a 82% sens. e 87% spec; *Arthritis Rheumat* 1990;33:1088)
  1. perda de peso ≥ 4 kg
  2. ***livedo reticularis***
  3. dor/flacidez testicular
  4. mialgias, fraqueza, flacidez nas pernas
  5. mono ou polineuropatia
  6. BP diastólica > 90 mmHg
  7. BUN elevado > 40 mg/dL ou Cr > 1,5 mg/dL
  8. vírus da Hepatite B
  9. anormalidade arteriográfica (aneurisma, oclusão de artérias viscerais)
  10. biopsia → vasculite de vasos de tamanho pequeno ou médio
- Tratamento: **esteróides**, ciclofosfamida; terapia antiviral para PAN relacionado a HBV

VASCULITE DE PEQUENOS VASOS, ASSOCIADA A ANCA

Doença	Gran.	Renal	Pulmon.	Asma	Tipo de ANCA*	ANCA ⊕
Granulomatose de Wegener	⊕	80%	90%	–	c-ANCA (anti-PR3)	90%
Poliangite microscópica	–	90%	50%	–	p-ANCA (anti-MPO)	70%
Síndrome de Churg-Strauss	⊕	45%	70%	⊕	p-ANCA (anti-MPO)	50%

*Tipo de ANCA predominante; tanto o ANCA p quanto a c podem ser observados nas três doenças. (*NEJM* 1997;337:1512)

Diagnóstico diferencial de ANCA

- **c-ANCA (anti-PR3):** granulomatose de Wegener, Churg-Strauss, poliangite microscópica
- **p-ANCA (anti-MPO):** poliangite microscópica, Churg-Staruss, PAN, granulomatose de Wegener, vasculite induzida por drogas, doenças reumáticas não-vasculites
- **padrões atípicos de ANCA:** vasculite induzida por drogas, doenças reumáticas não-vasculites, colite ulcerativa, colangite esclerosante primária, endocardite, fibrose cística

Granulomatose de Wegener

- Definição: vasculite necrosante sistêmica, envolvendo especialmente o trato respiratório e os rins
- Epidemiologia: pode ocorrer em qualquer idade, mas a incidência é ↑ em adultos jovens e de meia-idade
- Manifestações clínicas
  pulmonares (90%)
    superior: sinusite, otite, rinite, ulcerações na mucosa nasal, deformidade do "nariz em sela"
    inferior: pleurisia, infiltração pulmonar, nódulos, hemorragia, hemoptise
  renais (80%): hematúria, RPGN
  oculares (50%): episclerite, uveíte e proptose por causa dos granulomas orbitais
  neurológicas: neuropatias cranianas e periféricas, mononeurite multiplex
- Estudos diagnósticos: **90% ANCA** ⊕ (80 a 95% c-ANCA, os demais, p-ANCA)
  biopsia → inflamação granulomatosa necrosante de arteríolas, capilares e veias
  ↑ de BUN e de Cr, **hematúria, sedimento urinário ativo** com classes de RBC e RBCs dismórficas
- Critérios de classificação (2 em 4 critérios corresponde a 88% sens. e 92% spec.; *Arthritis Rheum* 1990;33:1101)
  1. inflamação nasal ou oral – úlceras orais, secreção nasal purulenta ou sanguinolenta
  2. CXR com nódulos, infiltrações fixas ou cavidades
  3. hematúria microscópica ou classes de células da série vermelha na urina
  4. inflamação granulomatosa, à biopsia
- Tratamento (*Annals* 1992;116:488; *NEJM* 2003;349:36)
  ciclofosfamida (2 mg/kd/d × ≥ 1 ano) e **metilprednisolona** (1 mg/kg/d, reduzir em 6 meses)
  MTX para doença leve/manutenção a longo prazo; AZA para manutenção
  TMP-SMX pode prevenir a relapsitude provocada por infecções respiratórias
  em doença renal dependente de diálise, considerar a plasmaférese

Poliangeíte microscópica (MPA)

- Definição: vasculite necrosante em pequenos vasos → glomerulonefrite, venulite dérmica leucocitoclástica e alveolite dos capilares pulmonares. Semelhante a Wegener, *mas sem granulomas.*
- Epidemiologia: *não está* associada a HBV (ao contrário da poliarterite nodosa)
- Manifestações clínicas
  sintomas constitucionais: perda de peso, febres, fadiga, mialgias
  renais: hematúria, RPGN (*vs.* os microaneurismas na PAN clássica)
  pulmonares: tosse e/ou hemoptise
- Estudos diagnósticos: **70% ANCA** ⊕ (quase todos p-ANCA), **biopsia** → **inflamação necrosante** das arteríolas, capilares e vênulas, *sem granulomas ou infiltrações de eosinof.*
  os achados no sedimento urinário e em CXR são semelhantes aos observados em Wegener
- Tratamento: **ciclofosfamida; metilprednisolona**; manutenção com AZA; plasmaférese em alguns casos

Síndrome de Churg-Strauss

- Definição: inflamação granulomatosa envolvendo a pele, nervos periféricos, pulmões e rins
- Epidemiologia: condição rara que pode se manifestar em qualquer idade, mas, tipicamente, dos 30 aos 40 anos
- Manifestações clínicas
  asma e rinite alérgica (asma recente em um adulto levanta a suspeita)
  doença de infiltração **eosinofílica** ou pneumonia eosinofílica
  vasculite sistêmica de pequenos vasos com *granulomas* (até 3 anos após o início da asma)
    neuropatia, arterite coronária e miocardite, freqüente e graves
    glomerulonefrite e serosite menos freqüentes e severas
- Estudos diagnósticos: **50% ANCA** ⊕ (c-ANCA ou p-ANCA), **eosinofilia** (80%), **biopsia** → **microgranulomas**, necrose fibrinóide e trombose de artérias e veias pequenas com **infiltrações eosinofílicas**; CXR podem demonstrar mudanças nas infiltrações pulmonares
- Critérios de classificação (4 em 6 critérios corresponde a 85% de sens. e 99,7% de spec.; *Arthritis Rheum* 1990;33:1094)
  1. asma
  2. eosinofilia > 10%
  3. mono ou polineuropatia
  4. infiltrações pulmonares migratórias ou transitórias
  5. anormalidade de *sinus* paranasal
  6. eosinófilos extravasculares à biopsia
- Tratamento: altas doses de **corticosteróides** (+ ciclofosfamida ou outras DMARDs, se necess.)

VASCULITE DE PEQUENOS VASOS, ASSOCIADA AO COMPLEXO IMUNE

Púrpura de Henoch-Schönlein (HSP)

- Epidemiologia: é a vasculite sistêmica mais comum em crianças. O pico da incidência é aos 5 anos. É rara em adultos (1,2 casos/milhão/ano, *Semin Arthritis Rheum* 1994;37:187)
  começa depois de uma infecção no trato respiratório superior, ou de exposição a drogas; é mediada por IgA
- Manifestações clínicas: **púrpura** nas superfícies extensoras e nas nádegas; **febre; poliartralgias** não-deformantes envolvendo especialmente os quadris; joelhos e tornozelos; cólicas abdominais ± GIB ou intussuscepção; nefrite variando desde **hematúria microscópica** e proteinúria até ESRD
- Estudos diagnósticos: contagem de plt normal, IgA sérica ↑ (<50%), hematúria e proteinúria
  biopsia de pele → vasculite leucocitoclástica com deposição de **IgA** e de C3 na parede vascular
- Critérios de classificação (2 em 4 corresponde a 87% de sens. e 88% de spec.; *Arthritis Rheum* 1990;33:1114)
  1. púrpura palpável
  2. idade ≤ 20 anos ao início da doença
  3. angina intestinal
  4. biopsia demonstrando granulomas nas paredes das arteríolas e vênulas
- Tratamento: manutenção; esteróides para a doença grave ou renal

Vasculite crioglobulinêmica: ver "Crioglobulinemia"

Vasculite associada à doença do tecido conjuntivo

- Definição: vasculite associada à RA, SLE ou síndrome de Sjögren
- Manifestações clínicas
  arterite distal: fenômeno de Raynaud, *livedo reticularis*, púrpura palpável, ulcerações cutâneas
  arterite visceral: pericardite e isquemia mesentérica
  neuropatia periférica
- Estudos diagnósticos: biopsias de pele e de nervo sural, angiografias, EMG
- Tratamento: esteróides, ciclofosfamida, MTX (outras DMARDs)

Angiite cutânea leucoclástica (Vasculite de hipersensibilidade)

- Definição: um grupo heterogêneo de síndromes clínicas devidas à deposição do complexo imune nos capilares, vênulas e arteríolas
- Epidemiologia: o conjunto constitui o tipo mais comum de vasculite
- Etiologias
  drogas: penicilina, aspirina, anfetaminas, tiazidas, produtos químicos, imunizações
  infecções: estreptocóccias de garganta, endocardite bacteriana, TB, hepatite, infecções estafilocócicas
  antígenos de tumores
  proteínas estranhas (doença sérica)
- Manifestações clínicas: início abrupto após exposição ao agente causador da **púrpura palpável**, da **ulceração cutânea** ou das **artralgias transitórias**; neuropatia periférica
- Estudos diagnósticos: ↑ de ESR, ↓ **dos níveis de complemento**, eosinofilia, **biopsia de pele → vasculite leucoclástica com neutrófilos**, fragmentos de núcleos secundários à cariorrexe, hemorragia perivascular e depósitos fibrinóides
- Critérios de classificação (3 em 5 critérios corresponde a 71% de sens. e 84% de spec.; *Arthritis Rheum* 1990;33:1108)
  1. idade > 16 anos
  2. uso de medicação no início da doença
  3. púrpura palpável
  4. eritema maculopapular
  5. lesões de pele: biopsia mostrando os granulócitos em localização peri ou extravascular
- Tratamento: remoção do agente causador ± rápida redução da prednisona

Síndrome de Behçet

- Definição: vasculite leucoclástica sistêmica, afetando primariamente as vênulas
- Critérios de classificação (#1 + ≥ 2 outros corresponde a 91% de sens. e a 96% de spec.; *Lancet* 1990;335:1078)
  1. ulceração oral aftosa recorrente (ao menos 3 vezes por ano)
  2. ulceração genital recorrente
  3. lesões de olho: uveíte (com hipópio), esclerite, vasculite retinal, neurite óptica
  4. lesões de pele: pústulas, pápulas, foliculite, eritema nodoso
  5. teste de múltiplos alergenos ⊕ (puncionar o antebraço com uma agulha estéril → pústula)
- Outras manifestações clínicas
  artrite: leve, crônica e não-destrutiva, envolvendo joelhos e tornozelos
  neurológicas: defeitos focais e pleocitose, acompanhando vasculite cerebral
  tromboses de veias superficiais ou profundas (25%)
- Estudos diagnósticos: biopsia de úlcera, angiografia cerebral (raramente necessária); exame da fenda luminosa e fundoscopia
- Tratamento (*Arthritis Rheum* 1997;40:769)
  úlceras superficiais: esteróides tópicos, dapsona, talidomida (para homens), MTX
  uveíte ou envolvimento do CNS: **esteróides orais + azatioprina** ou CsA
    a azatioprina, usada desde o início, melhora o prognóstico e ajuda a evitar a doença ocular e ulcerações
  artrite: colchicina, IFN

CRIOGLOBULINEMIA

Definição (*Arthritis Rheum* 1999;42:2507)

- **Proteínas que precipitam quando expostas ao frio**
- **Tipo 1:** Ig *monoclonais* (geralmente IgM ou IgG)
- **Tipo 2:** (misto): IgM *monoclonal* com atividade contra IgG *policlonal* (isto é, fator reumatóide)
- **Tipo 3:** (misto): IgM *policlonal* com atividade contra IgG *policlonal*

Epidemiologia

- Predominância de mulheres
- Idade de início ~ 50 anos

Etiologias

- **Distúrbios linfoproliferativos:** mieloma múltiplo, macroglobulinemia de Waldenström, CLL, célula B NHL. Geralmente associados à crioglobulinemia do *Tipo 1*
- **Infecção por HCV:** > 80% dos pacientes que têm crioglobulinemia mista são ⊕ para RNA de HCV (*NEJM* 1992;327:1490); geralmente associada à crioglobulinemia do *Tipo 2*
- **Síndromes auto-imunes:** geralmente associadas à crioglobulinemia do *Tipo 3*
- Infecções: virais (EBV, CMV), bacterianas (endocardite) e parasíticas
- Essencial (idiopática)

Fisiopatologia

- Deposição do complexo imune, ativação do complemento
- Agregação plaquetária, trombose em pequenos vasos, vasculite

Manifestações clínicas

- Gerais: **fraqueza**, febre baixa
- Dermatológicas: **púrpura** das extremidades inferiores, ***livedo reticularis***, úlceras de perna, fenômeno de Raynaud, vasculite leucocitoclástica
- Reumatológicas: **artralgias** migratórias, simétricas, das articulações médias e pequenas
- Renais (50%): **glomerulonefrites** (proteinúria, hematúria, ARF, hipertensão, edema)
- Hematológicas: anemia, trombocitopenia
- GI: dor abdominal, hepatoesplenomegalia, LFTs anormais
- Neurológicas: neuropatia periférica e mononeurite multiplex

Estudos diagnósticos

- ⊕ **cryocrit** (a quantidade não está necessariamente associada à atividade na doença), **eletroforese da crioglobulina**
- Fator reumatóide (RF) ⊕
- **Níveis de C4** ↓, níveis de C3 variáveis, ESR ↑
- Se a amostra de sangue não for mantida a 37°C → crioprecipitação → perda do RF e ↓↓ do complemento
- Na crioglobulinemia do Tipo 2: RNA de HCV ⊕, Ab anti-HCV ⊖
- Biopsia da área afetada (pele, rim)

Tratamento

- Tratar o distúrbio subjacente
- NSAIDs para a doença leve
- Prednisona + outros imunossupressores (p. ex., ciclofosfamida) quando há envolvimento de órgãos importantes
- Plasmaférese quando a doença é grave
- IFN-α para RNA de HCV ⊕ (*NEJM* 1994;330:751); evitar esteróides, se possível

AMILOIDOSE

Acúmulo das proteínas fibrilares insolúveis que formam as folhas β-pregueadas

Classificação das Amiloidoses			
Tipo	**Precursor**	**Doenças causadoras**	**Sistemas de órgãos**
AL ("Primária")	Cadeia leve de Ig (monoclonal)	MM Doença da cadeia leve ($\lambda > \kappa$) MGUS, WM	**Renal, cardíaca, GI, neuro, cutâneo**, hepático, pulmonar, músculo-esquelético, heme
AA ("Secundária")	Soro amilóide (SAA)	Infecções crônicas: ósseas, TB, empiema, lepra Inflam.: RA, IBD, FMF Neoplasias: renal, HD	**Renal, GI, hepático**, neuro, cutâneo
Hereditária	Transthyretin (TTR), *et al.*	Proteínas mutantes	**Neurológico**, cardíaco
Senil	TTR, ANP	Proteínas *normais*; 2ª ao envelhecimento	**Cardíaco**, aorta, GI
Aβ_2**M**	β_2-microglobulina	Associado à diálise (β_{2m} excretada normalmente pelos rins)	Músculo-esquelético
Órgão-específica	Proteína β-amilóide Hormônios peptídicos *et al.*	Produção e processamento localizados	Neurológico Endócrino *et al.*

(Adaptado de *NEJM* 1997;337:898 e 2003;349:583)

Manifestações Clínicas das Amiloidoses		
Sistema	**Manifestações**	**Amilóide**
Renal	Proteinúria ou síndrome nefrótica	AL, AA
Cardíaco	Cardiomiopatia (restritiva e dilatada) ↓ da amplitude QRS, anormalidades de condução, AF Hipotensão ortostática	AL, hereditária, senil, organo-específica
GI	Diarréia, má-absorção, perda protéica Ulceração, hemorragia, obstrução Macroglossia → disfonia e disfagia	sempre sistêmica
Neurológico	Neuropatia periférica com parestesias dolorosas Neuroautônoma → impotência, dismotilidade, ↓ BP Síndrome do túnel carpal	hereditária, AL, organo-específica, Aβ_{2m}
Cutâneo	Pápulas serosas, não-pruriginosas; equimoses periorbitais "Púrpura por beliscão" = sangramentos na pele, por traumatismos mínimos	AL
Hepático e Esplênico	Hepatomegalia, geralmente *sem* disfunção Esplenomegalia, geralmente *sem* leucopenia ou anemia	sempre sistêmica
Endócrino	Deposição, com insuficiência hormonal rara	organo-específica
Musculoesquelético	Artralgias e artrites	AL, Aβ_{2m}
Pulmonar	Obstrução das vias aéreas	AL, AA
Hematológico	Deficiência de fator X	AL

Estudos diagnósticos

- Biopsia retal ou do revestimento de gordura SC abdominal → birrefringência verde-maçã à coloração vermelho-congo
- Em suspeita de AL → ✓ SPEP, SIEP, UPEP, ± BM bx
- Em suspeita de envolvimento renal: ✓ U/A (proteinúria)
- Em suspeita de envolvimento cardíaco: ✓ ECG (↓ voltagem, anormalidades de condução) e ecocardiograma (espessamento biventricular com aparência de "granulação cintilante")
- Exames genéticos para as formas hereditárias

Tratamento

- AL: melfalan + prednisona (*NEJM* 1997;336:1202),? iodoxorrubicina,? transplante de células-tronco
- AA: tratamento da doença subjacente
  Febre Familiar do Mediterrâneo: colchicina (*NEJM* 1986;314:1001)
- Nas amiloidoses hereditárias, em que a proteína precursora de amilóide é produzida pelo fígado (p. ex., TTR), o transplante de fígado pode evitar a continuidade da deposição
- Transplantes de coração, rim e fígado podem ser considerados em pacientes com doença avançada

Prognóstico

- Amilóide AL: mediana de sobrevivência ~ 12 a 18 mos; se houver envolvimento cardíaco, a mediana de sobrevivência é ~ 6 meses

ALTERAÇÃO NO ESTADO MENTAL

Definições

- **Confusão** (encefalopatia): incapacidade de manter um processo coerente de pensamento
- **Delírio:** estado de confusão, com sinais simpáticos adicionais
- **Torpor:** ↓ do nível de consciência, mas com respostas rápidas a estímulos verbais ou adversos
- **Estupor:** resposta deficiente a estímulos adversos, mas movimentos intencionais preservados
- **Coma:** estado de ausência de respostas semelhantes às do sono, sem respostas intencionais a estímulos

Etiologias	
Neurológica primária	**Sistêmica *(especialmente em idosos)***
AVE	Cardíaca: CHF grave, encefalopatia HTN
Convulsão (pós-íctus, condição, subclínica)	Pulmonar: ↓ de P_aO_2, ↑ de P_aCO_2
Infecção: meningoencefalite, abscesso	GI: insuficiência hepática, constipação, Wilson
Hematoma epidural/subdural	Renal: uremia, hipo e hipernatremia
Concussão	Endócrina: ↓ de glc, DKA, HHNS, ↑ Ca, hipo ou hipertireoidismo, crise de Addison
Hidrocefalia	ID: pneumonia, UTI, sepse
Oclusão venosa	Hipo e hipertermia
Êmbolos de colesterol ou de gordura	Medicações (especialm. opiáceos e sedativos)
Vasculite do CNS	Álcool e toxinas
TTP	

Avaliação inicial

- **História** (tipicamente por terceiros): doenças prévias ou recentes, inclusive doenças psiquiátricas; traumatismo cranioencefálico; medicações, uso de drogas e de álcool
- **Exame físico geral**, incluindo sinais de traumatismo, estigma de doença hepática, fenômenos embólicos, sinais de uso de drogas, rigidez da nuca (pode estar presente em meningites ou em hemorragia subaracnóidea, *mas não testar* quando se trata de traumatismo/fratura da coluna cervical)
- **Exame neurológico**
  - Observação de movimentos espontâneos, resposta a estímulos, papiledema
  - Nervos cranianos: posição dos olhos em repouso, resposta à estimulação visual, reflexo corneano, contração facial em resposta a cócegas no nariz, tosse/sufocação (através de manipulação de tubo ET, se necessário)
  - Tamanho e reatividade das pupilas: pontuais → opiáceos; fixas em posição intermediária → lesão no mesencéfalo; fixas e dilatadas → encefalopatia anóxica grave
  - A integridade óculo-cefálica ("olhos de boneca" os olhos se movem em direção oposta à do movimento da cabeça) ou óculo-vestibular ("calafrio", olhos movem-se para o lado da orelha instilada) implica na integridade do tronco cerebral
  - Procurar sinais de ↑ de ICP: H/A, vômitos, HTN, ↓ FC, papiledema, dilatação unilateral de pupila
  - Resposta motora das extremidades a estímulos adversos – separando o proposital do postural
  - Reflexos em tendões profundos, resposta de Babinski

Escala de Coma de Glasgow			
Abertura dos olhos	**Melhor resposta verbal**	**Melhor resposta motora**	**Pontos**
		Obedece a comandos	6
	Orientada	Localiza a dor	5
Espontânea	Confusa	Retrai-se da dor	4
À voz	Palavras inapropriadas	Resposta flexora	3
A estímulos de dor	Sons ininteligíveis	Resposta extensora	2
Nenhuma	Nenhuma	Nenhuma	1
Somar os pontos das três categorias, para obter o escore			

Tratamento inicial

- Controlar as vias aéreas, monitorizar os sinais vitais, acesso IV
- Imobilização da coluna-C quando se tratar de traumatismo cervical
- Tiamina (100 mg IV) *antes da glicose* para evitar exacerbação de encefalopatia de Wernicke
- Glicose (50 g IV, injetado)
- Naloxona 0,01 mg/kg em suspeita de opiáceos; flumazenil 0,2 mg IV em suspeita de benzo
- Havendo preocupações com ↑ de ICP e herniação: ↑ a cabeceira da cama; osmoterapia com manitol; hiperventilação; dexametasona; considerar cirurgia de emergência para descompressão

Estudos diagnósticos

- CT crânio; radiografias para excluir fraturas de coluna-C
- Laboratório: eletrólitos, BUN, Cr, ABG, LFTs, CBC, PT, PTT, exames toxicológicos, TSH, U/A
- Punção lombar para eliminar a meningite
- EEG para eliminar convulsões subclínicas

CONVULSÕES

Definições

- **Convulsão** = descarga excessiva, anormal, paroxística dos neurônios do CNS; ocorre em 5 a 10% da população; as manifestações clínicas podem variar do drástico ao sutil
- **Epilepsia** = convulsões recorrentes devidas a uma causa subjacente; 0,5 a 1,0% da população
- **Convulsões em geral** (envolvem o cérebro de modo difuso)
  Tônico-clônicas (grande mal): uma fase tônica (de 10 a 20 s), com contrações musculares (causando gemidos expiratórios, cianose, retenção de secreções, mordedura da língua) → uma fase clônica (~ 30 s) com intermitência de contração e relaxamento dos músculos
  Ausências (pequeno mal): lapso transitório de consciência, sem perda do tônus postural
  Mioclônicas (espasmos infantis e epilepsia mioclônica juvenil): abrupto, contração breve
- **Convulsões parciais ou focais** (envolvem áreas definidas, implicam numa lesão focal estrutural)
  Simples: sem perda de consciência; pode ser motor, sensitivo ou autônomo
  Complexas: com perda de consciência; pode ser no lobo temporal ou no frontal, com características de automatismos ou psicogênicas
  Parciais, com generalização secundária: começa como focal e torna-se difuso

Ddx

- **Síncope:** não há uma aura efetiva (embora o paciente possa relatar mal-estar com diaforese, náusea e visão em túnel), as manifestações motoras duram < 30 s (pode ocorrer atividade convulsiva por < 10 s, com hipoperfusão cerebral transitória), sem desorientação, dores musculares ou sonolência após o *ictus*
- **Convulsão psicogênica:** pode ser observado um balançar da cabeça de um lado para o outro, uma movimentação dos membros, assimétrica e de grande amplitude, e contorções difusas, sem LOC, com gritos, choros e falas durante o episódio
- Outros: distúrbios metabólicos (p. ex., apagamento alcoólico, hipoglicemia); enxaquecas; TIAs; narcolepsia; mioclonia não-epiléptica

Etiologias

- Abstinência de álcool, drogas ilícitas, medicações (p. ex., β-lactamas, meperidina, ciclosporina)
- Tumor cerebral ou traumatismo penetrante
- Doença cerebrovascular, inclusive hematomas subdurais
- Distúrbios degenerativos do CNS (p. ex., Alzheimer)
- Eletrólitos (hiponatremia) e outros metabólicos (p. ex., uremia, colapso hepático, hipoglicemia)

Manifestações clínicas

- **Aura** (s a min): premonição consistindo de odores/paladares anormais, comportamento incomum, automatismos orais ou apendiculares
- **Período de *ictus*** (s a min): movimentos tônicos e/ou clônicos da cabeça, olhos, tronco ou extremidades
- **Período *pós-ictus*** (min a h): período de confusão, desorientação e letargia, de resolução lenta. Pode ser acompanhado por defeitos neurológicos focais ("Paralisia de Todd")
- **Estado epiléptico:** convulsão tônico-clônica contínua por ≥ 30 min, ou convulsões repetidas de tal modo que não se resolvem nos períodos *pós-ictus*. As complicações abrangem morte neuronal, rabdomiólise e acidose láctica

Avaliação clínica

- Convulsão: geralmente o paciente sem lembrança, é preciso consultar testemunhas
  comportamento anormal antes da convulsão (isto é, uma aura)
  tipo e padrão de movimentos anormais, inclusive movimentos de cabeça e olhos (olhar preferencialmente *para longe* do foco da convulsão)
  perda da capacidade de resposta
- HPI: doenças/febres recentes, traumatismos cefálicos
- PMH: convulsões prévias ou FHx ⊕, meningite/encefalite prévias, AVE ou traumatismo cefálico prévios
- Uso de medicamentos, álcool ou drogas ilícitas
- O exame físico geral deve incluir a pele, investigando distúrbios neuroectodérmicos (p. ex., neurofibromatose, esclerose tuberosa) associados a convulsões
- O exame neurológico deve abordar anormalidades focais → anormalidade estrutural subjacente

Estudos diagnósticos

- Laboratoriais: todos os eletrólitos, BUN, Cr, glc, LFTs, pesquisa de tóxicos, níveis de medicação
- EEG
  convulsões freqüentes: podem ser confirmadas por demonstração de atividade rítmica repetitiva (n.b., nas convulsões em geral o EEG sempre é anormal; nas convulsões parciais, pode não ser)
  convulsões infreqüentes: podem significar uma atividade epileptiforme entre *ictus* (isto é, bloqueios ou ondas agudas), mas esses padrões também são observados em até 2% da população normal
  a privação de sono ↑ o dx por meio de EEG; a videomonitorização pode ser útil em convulsões psicogênicas

- MRI para eliminar anormalidades estruturais; ↑ de sens. com finos cortes coronais dos lobos frontal e temporais
- Punção lombar (após ter sido descartada uma lesão expansiva): em suspeita de meningite ou de encefalite e em *todos* os pacientes HIV ⊕

Tratamento

- Tratar quaisquer causas subjacentes, inclusive infecções do CNS, intoxicação ou abstinência de álcool ou drogas, hiponatremia, etc.
- A terapia com drogas antiepilépticas geralmente é reservada para pacientes que têm alguma anormalidade estrutural subjacente ou convulsão idiopática *além de* (1) estado epiléptico à apresentação, (2) exame neurológico focal, (3) paralisia de Todd após *ictus* ou (4) EEG anormal
- Convulsões tônico-clônicas generalizadas: ácido valpróico, fenitoína, carbamazepina, fenobarbital
- Convulsões parciais: carbamazepina, fenitoína, ácido valpróico
- Convulsões de ausência: etossuximida, ácido valpróico
- Agentes secundários: gabapentina, lamotrigina, topiramato, clonazepam, leviteracitam
- Introduzir gradualmente, monitorizar cuidadosamente
- Considerar a suspensão quando estiver livre das convulsões (tipicamente, pelo menos 1 ano) e com EEG normal
- É a condição individual de cada paciente que irá determinar o tempo que ele precisa ficar sem convulsões para ser habilitado a dirigir

<table>
<tr><th colspan="4">Drogas Antiepilépticas e Efeitos Colaterais</th></tr>
<tr><th rowspan="2">Medicação</th><th rowspan="2">Dose diária média</th><th colspan="2">Efeitos colaterais</th></tr>
<tr><th>Neurológicos</th><th>Sistêmicos</th></tr>
<tr><td>Fenitoína</td><td>300 a 400 mg</td><td rowspan="6">Vertigens
Ataxia
Diplopia
Confusão</td><td>Hiperplasia de gengivas, ↓ de Ca, ↑ de K</td></tr>
<tr><td>Carbamazepina</td><td>600 a 1.800 mg</td><td>Anemia aplásica
Leucopenia
Hepatotoxicidade
Hiponatremia</td></tr>
<tr><td>Ácido valpróico</td><td>750 a 2.000 mg</td><td>Hepatotoxicidade
Trombocitopenia</td></tr>
<tr><td>Fenobarbital</td><td>60 a 180 mg</td><td>Exantema</td></tr>
<tr><td>Etosuximida</td><td>750 a 1.250 mg</td><td>Exantema
Supressão da medula óssea</td></tr>
<tr><td>Gabapentina</td><td>900 a 2.400 mg</td><td>Distúrbio GI</td></tr>
</table>

(*JAMA* 2004;291:605 & 615)

Estado epiléptico (consulta neurológica)

- Colocar o paciente em posição semipronada, para ↓ o risco de aspiração
- Intubação por via oral ou, se demorar, endotraqueal
- Acesso IV, começar transfusão de salina normal
- STAT laboratoriais, incluindo glc, Na, Ca, pesquisa toxicológica no soro e na urina, níveis de anticonvulsivos
- Tiamina (100 mg IV) *antes de glicose*, para evitar uma exacerbação de encefalopatia de Wernicke
- Glicose (50 g injetados IV)
- Repleção de Na ou Ca, conforme necessário

<table>
<tr><th colspan="4">Tratamento das Condições Epilépticas
(se as convulsões continuarem, avance para o passo seguinte)</th></tr>
<tr><th>Passo</th><th>Antiepiléptico</th><th>Regime de dosagem</th><th>Dose típica para adultos</th></tr>
<tr><td rowspan="2">1</td><td>Lorazepam ou
Diazepam</td><td>0,1 mg/kg em 2 mg/min
0,2 mg/kg em 5 mg/min</td><td>injeções IV sucessivas de 2 a 4 mg
injeções IV sucessivas de 5 a 10 mg</td></tr>
<tr><td colspan="3">O início da ação do Lorazepam é marginalmente mais lento (3 vs. 2 min), mas sua eficácia é pelo menos igual (65% de sucesso) e a duração de seu efeito é mais longa (12 a 24 h vs. 15 a 30 min.) (JAMA 1983;249:1452; NEJM 1998;339:792)</td></tr>
<tr><td>2</td><td>Fenitoína ou
Fosfenitoína</td><td>20 mg/kg a 50 mg/min
20 mg PE/kg a 150 mg/min
+ 5 a 10 mg/kg se ainda houver convulsão</td><td>1,0 a 1,5 g IV em 20 min
1,0 a 1,5 g PE IV em 5 a 10 min
+ 500 mg IV se ainda houver convulsão</td></tr>
<tr><td colspan="4">Tipicamente, os passos seguintes exigem intubação, monitorização EEG e internação na UTI</td></tr>
<tr><td>3</td><td>Fenobarbital</td><td>20 mg/kg em 50 a 75 mg/min
+ 5 a 10 mg/kg se ainda houver convulsão</td><td>1,0 a 1,5 g IV em 30 min
+ 500 g IV se ainda houver convulsão</td></tr>
<tr><td>4</td><td colspan="3">Anestesia geral com midazolam, pentobarbital ou propofol</td></tr>
</table>

(*NEJM* 1998;338:970)

ACIDENTE VASCULAR ENCEFÁLICO (AVE)

ISQUÊMICO (~70%)

Etiologias

- Embólica (~75%): artéria → artéria, cardioembólica ou criptogênica
- Trombótica (~25%): lacunar (arteriolar, observada em HTN e DM) ou de grande vaso
- Outras: dissecação, vasculite, hiperviscosidade

Manifestações Clínicas	
Embólicas: surgimento rápido, com intensidade máxima, geralmente durante atividade *Trombóticas: evolução dos sx durante horas ou dias, com um curso insidioso*	
Artéria	**Defeitos**
ICA/Oftalm.	Amaurose fugaz (cegueira monocular transitória)
ACA	Hemiplegia (perna > braço) Confusão, incontinência urinária, reflexos primitivos
MCA	Hemiplegia (braço e face > perna); hemianestesia; hemianopsia homônima Afasia se o hemisfério. domin.: div. ant. → expressivo; posterior. → expressivo Apraxia e negligenciado se não há hemisfério dominante Torpor e estupor observados mais tarde (devido ao tumor cerebral)
PCA	Síndromes talâmicas com distúrbio hemisensorial contralateral, afasia Hemianopsia homônima área macular
Vertebral	Síndrome de Wallenberg = insensibilidade na face ipsilateral e nos membros contralaterais, diplopia, disartria, Horner ipsilateral
Basilar	Pupilas pontuais, sinais de grande extensão (quadriplegia e perdas sensoriais), anormalidades de nervo craniano, disfunção cerebelar
Cerebelar	Vertigens, náuseas/vômitos, nistagmo, ataxia ipsilateral dos membros
Lacunar	Hemiplegia pura, hemianestesia pura, hemiparesia atáxica ou disartria + incapacidade manual
Ataques isquêmicos transitórios (TIAs) são defeitos neurológicos súbitos, causados por isquemia cerebral que se resolve dentro de 24 h (geralmente dentro de 1 h), que são prenúncios de AVE	

Exame físico

- Geral, incluindo o ritmo, sopros, ruídos carotídeos e subclávios, sinais de embolia periférica
- Neurológico, incluindo a escala de AVEs do NIH (NIHSS)

Estudos diagnósticos

- Laboratoriais: eletrólitos, Cr, glc, CBC, PT, PTT, LFTs, pesquisa de tóxicos; com u de hipercoagulabilidade (considerar para pacientes jovens; encaminhar com o paciente estabilizado e, idealmente, antes de anticoagulá-lo)
- ECG
- **CT de urgência** geralmente é o primeiro estudo por imagens, por sua rapidez e disponibilidade
  primeiro, CT sem contraste, para eliminar hemorragia (a sens. a Δs isquêmicas é de apenas 50% dentro de 6 h)
  daí, angio CT, para avaliar anatomia e funcionalidade cerebrovascular e a perfusão cerebral
- As MRI oferecem melhor qualidade de imagem, mas podem não identificar hemorragias agudas e devem ser evitadas em paciente instável ou para não retardar a terapia
- U/S Doppler de carótida, Doppler transcraniano (TCD), ecocardiografia com estudo de bolha para eliminar PFO, monitorização por Holter

Tratamento dos TIA

- **Heparina IV → warfarin** para TIAs cardioembólicos conhecidos ou presumidos; considerar para grandes vasos aterotrombóticos
- **Terapia antiplaquetária** com ASA, clopidogrel ou ASA + dipiramidol
- Revascularização da carótida se houver > 70% de estenose ipsilateral (NASCET, *NEJM* 1991;325:445)

Tratamento do AVE (*Lancet* 2003;362:1211)

- **Trombólise** (IV): 0,9 mg/kg (máx. de 90 mg), sendo 10% num bolo ao 1º min e o rest. em 1 h
  considerar se o início foi dentro 3 h, grande deficiência, ∅ hemorragia e ∅ contra-indicação à lise
  em um resultado funcional excelente ↑ absoluto de 12%, ↑ absoluto de ICH de 5,8%, ↓ absoluta da mortalidade de 4% (p=NS) (NINDS rt-PA Stroke Study, *NEJM* 1995;333:1381)
- Terapia intra-arterial com trombólise (PROACT II, *JAMA* 1999;282:2003) ou com uma técnica que utiliza cateter e é promissora (taxa de recanalização de 66%), mas ainda experimental e que, atualmente, está restrita a oclusões em grandes vasos (ICA, MCA, basilar)
- Anticoagulação com UHF, sem benefício comprovado e com ↑ de risco de transformação em hemorragia
  considerar a injeção, sem bolo, em paciente não-trombolisado, que esteja apresentando sx progressivos
  warfarin por longo prazo, se o AVE for embólico; se o AVE não for embólico, não tem efeito (*NEJM* 2001;345:1444)
- A **aspirina** reduz a taxa de mortalidade e de recorrência de AVE (*Stroke* 2000;31:1240)
- A BP *não deve* ser rebaixada, exceto se houver SBP grave, > 200, ou se houver evidências de IM ou de CHF
  tratando-se de trombólise, rebaixar para < 180/110 com nitratos ou labetol
- Profilaxia da DVT
- Edema cerebral → o ↑ da ICP requer
  elevação da cabeça ou do leito > 30°
  intubação e hiperventilação para P_aCO_2 ~ 30 (benefício transitório)
  osmoterapia com manitol 1 g/kg IV → 0,25 g/kg q 6 h; ± descompressão cirúrgica salina hipertônica

---

HEMORRÁGICO (~ 30%)

Etiologias

- Intracerebral (ICH, ~ 90%): HTN, MAV, angiopatia amilóide, anticoagulação/trombólise
- Subaracnóidea (SAH, ~ 10%): ruptura de aneurisma, traumatismo

Manifestações clínicas

- ICH
  anormalidade súbita no nível de consciência
  vômitos ± cefaléia
  deficiência focal neurológica *progressiva*, dependente do local da hemorragia
- SAH
  cefaléia intensa, náusea e vômitos
  rigidez da nuca e outros sinais de irritação meníngea
  anormalidade no nível de consciência

Estudos diagnósticos

- CT
- Angiografia cerebral para determinar a fonte do sangramento (aneurisma, MAV)
- LP para ✓ xantocromia, se não houver evidência de hemorragia na CT e nem suspeita de SAH

Tratamento

- Reversão de quaisquer coagulopatias
- Controle rigoroso da BP, visando SBP < 140, a menos que haja risco de hipoperfusão por estenose crítica da carótida
- ICH: descompressão cirúrgica de uma grande hemorragia com deterioração clínica
- SAH: nimodipina para ↓ o risco de espasmo vascular, fenitoína para profilaxia de convulsão, correção endovascular ou cirúrgica de algum aneurisma/AVM, para evitar novo sangramento

FRAQUEZA E DISFUNÇÃO NEUROMUSCULAR

Característica	Neurônio Motor Superior	Neurônio Motor Inferior	Miopatia
Distribuição da fraqueza	Regional	Distal, segmentar	Proximal
Atrofia	Nenhum	Intensa	Leve
Fasciculações	Nenhum	Comum	Nenhuma
Tom	↑	↓	Normal ou ↓
DTRs	++++	0/+	+/++
Babinski	Presente	Ausente	Ausente

NEUROPATIAS PERIFÉRICAS

Etiologias

- **Mononeuropatia** (um nervo): bloqueio, compressão, traumatismo, DM, Lyme
- ***Mononeuropatia multiplex*** (vários nervos, não-contíguos, independentes)
  - *Axônica:* vasculite, sarcoidose, diabetes, neuropatia hereditária com paralisias por pressão
- **Polineuropatia** (diversos nervos, simétricos)
  - *Desmielinização*
    - aguda: polineuropatia por desmielinização idiopática aguda (AIDP) = Guillain-Barré
    - subaguda: CIDP, medicam. (taxol)
    - crônica: diabetes, hipotireoidismo, toxinas, paraneoplásica, paraproteinemia, hereditária
  - *Axônica*
    - aguda: porfiria
    - subaguda: medicam. (cisplatina, taxol, vincristina, INH, ddI), álcool, defic. B_{12}, sepse
    - crônica: diabetes, uremia, chumbo, arsênico, Lyme, HIV, paraneoplásica, paraproteinemia

Manifestações clínicas

- Disfunção motora e/ou sensorial, com fraqueza e/ou disestesias
- DTRs deprimidos ou ausentes

Estudos diagnósticos

- Eletrólitos, BUN, Cr, glc, Hb_{A1C}, CBC, TSH, LFTs, ANA, ESR, SPEP
- HIV, títulos de Lyme, pesquisa de metais pesados, quando indicado pela história clínica
- EMG, NCS, biopsia do nervo

SÍNDROME DE GUILLAIN-BARRÉ (GBS)

Definição e epidemiologia

- Polineuropatia por desmielinização idiopática aguda (AIDP)
- Incidência de 1 a 2 por 100.000
- Precipitantes: doença viral (EBV, CMV, HSV), URI (*Mycoplasma*), gastroenterite (*Campylobacter*), cirurgia, imunizações antigas

Manifestações clínicas

- Paralisia ascendente durante horas ou dias
- *Reflexos hipoativos ou ausentes*
- Disestesias sensoriais
- Em 30%, ocorre comprometimento respiratório que exige assistência respiratória; também podem ocorrer instabilidade autonômica e arritmias

Estudos diagnósticos

- Punção lombar: dissociação albuminocitológica = ↑ de proteína sem pleocitose (< 20 linfóc.)
- EMG e NCS: ↓ da velocidade de condução nervosa e bloqueio de condução

Tratamento

- Plasmaférese (*Neurology* 1985;35:1096) ou Ig IV (*NEJM* 1992;326:1123) não há vantagens em usar as duas juntas (*Lancet* 1997;349:225)
- Tratamento de manutenção, com monitorização em UTI
- Atentar para disfunção autonômica; BP lábil, disritmias

MIASTENIA GRAVE

Definição e epidemiologia

- Distúrbio auto-imune com Ab dirigido contra o receptor da acetilcolina (AChR) em NMJ
- Prevalência de 1 em 7.500
- Ocorre em qualquer idade; nas mulheres o pico é na segunda e terceira décadas e nos homens, na sexta e sétima décadas

Manifestações clínicas

- Fraqueza e *fatigabilidade* e a fraqueza piora com ação repetitiva e alivia com repouso
- Os músculos cranianos logo são envolvidos → ptose, diplopia, dificuldade de mastigação, disartria, disfagia
- Fraqueza nos membros, de proximal > distal; DTRs preservados
- As exacerbações são desencadeadas por URI, cirurgia, medicam. (p. ex., aminoglicosídeos, procainamida)
- Crises miastênicas = exacerbação → necessidade de assistência respiratória
- Crises colinérgicas = fraqueza devida a *hipertratamento* com medicamentos anticolinesterásicos; pode haver salivação excessiva, cãibras abdominais e diarréia

Estudos diagnósticos

- Testes no leito: tempo de sustentação o pescoço erguido, fechamento forçado da boca contra uma baixada de língua
- Teste de Edrogênio (Tensilon): ↑ temporário da força; ocorrem falsos ⊕ e ⊖; atropina no leito
- EMG: ↓ da resposta com a estimulação repetida do nervo (*vs.* ↑ da resposta em Lambert-Eaton)
- Ab anti-AChR: sens. de 80%, ou 50% quando só há doença ocular; spec. > 90%
- CT ou MRI de tórax para avaliar o timo (65% de hiperplasia, 10% de timomas)

Tratamento

- Medicações anticolinesterásicas (p. ex., piridostigmina)
- Timectomia: obrigatória se houver timoma; também leva a uma melhora em 85% dos pacientes sem timoma
- Imunossupressão: prednisona, azatioprina, ciclofosfamida
- Crises de miastenia: tratar o precipitante, d/c medicações anticolinesterásicas (para eliminar crises colinérgicas), imunossupressão agressiva com glicocorticóides, Ig IV, plasmaférese

MIOPATIAS (VER TAMBÉM EM REUMATOLOGIA)

Etiologias

- Hereditária: Duchenne, Becker, cinturas (pélvica e escapular), miotonia
- Endócrina: hipotireoidismo, hiperparatireoidismo, síndrome de Cushing
- Tóxica: estatinas, fibratos, glicocorticóides, zidovudina, álcool
- Polimiosite e dermatomiosite

Manifestações clínicas

- Fraqueza progressiva, proximal > distal
- ± Mialgias
- Atrofia muscular eventual

Estudos diagnósticos

- CK (↑ em miopatias inflamatórias)
- EMG/NCS
- Biopsia de músculo

CEFALÉIA

Síndromes de cefaléia primária

- Tensão: associada a contrações musculares cervicais e parte inferior da cabeça
- Enxaqueca: *ver a seguir*
- Conjunta: cefaléia orbital periódica, paroxística, breve, aguda, capaz de fazer despertar do sono ± lacrimejamento, rinorréia, conjuntivas injetadas ou síndrome de Horner unilateral

Causas secundárias de cefaléias

- Vascular: AVE, hemorragia intracerebral, SAH, hematoma subdural
  MAV, aneurisma não-rompido, hipertensão arterial, trombose venosa
- Infecção: meningite, encefalite, abscesso
- Tumor cerebral
- Distúrbio de liquor: ↑ (hidrocefalia) ou ↓ (s/p LP)
- Nevralgia do trigêmeo
- Extracraniano: sinusite, síndrome TMJ, arterite temporal

Avaliação clínica

- História: qualidade, gravidade, localização, duração, época de surgimento, fatores precipitantes/lenitivos
- Sintomas associados (Δs visuais, náuseas, vômitos, fotofobia)
- Sintomas neurológicos focais
- Traumatismo craniano ou cervical, sintomas constitucionais
- Medicações, abuso de substâncias
- Exames gerais e neurológicos
- *Sinais de alerta: cefaléia aumentando, piorando ao longo dos dias, cefaléia precedida por vômitos, precipitada por inclinações (agachamentos) ou por tossir, provoca o despertar do sono, febre, exame neurológico anormal → imagens neurológicas*

ENXAQUECA

Epidemiologia

- Afeta 15% das mulheres e 6% dos homens; surgimento geralmente por volta dos 30 anos

Manifestações clínicas (*Lancet* 2004;363:381)

- Cefaléia retroorbital latejante, uni ou bilateral; dura de 4 a 72 h
- Freqüentemente acompanhada por náusea, vômitos e fotofobia
- Clássica = aura visual (escotoma com um halo denteado ou colorido)
- Comum = cefaléia sem a aura
- Complicada = acompanhada por um déficit neurológico transitório
- Precipitantes: estresse, jejum, alimentos (queijos, chocolates) e aditivos de alimentos (MSG), fadiga, álcool, menstruação, exercitação

Tratamento

- Eliminar os precipitantes
- Profilaxia: TCA, β-B, CCB, ácido valpróico, topiramato (*JAMA* 2004;291:965)
- Terapia abortiva
  ASA, acetaminofen, cafeína, NSAIDs em altas doses
  metoclopramida IV, proclorperazina IM ou IV
  agonistas 5-HT_1 ("triptanos"); contra-indicado para pacientes com CAD
  ergotamina, diidroergotamina; usar com cuidado em pacientes com CAD

DOENÇAS DA COLUNA E DA MEDULA ESPINAL

Ddx da dor na coluna

- **Musculo-esquelética**
  contratura (experimentada por mais de 80% da população, em alguma ocasião)
  contraturas, fratura por compressão vertebral
  espondilite anquilosante
- **Síndromes de herniação de disco** (ver a seguir)
- **Metastática:** pulmão, mama, próstata, mieloma múltiplo, linfoma
- **Infecciosa:** osteomielite vertebral ou abscesso epidural (ver a seção das ID)
- **Doenças viscerais, com dor referida**
  PUD, colelitíase
  pancreatite, câncer de pâncreas
  pielonefrite, nefrolitíase
  câncer de útero ou de ovário, salpingite
  aneurisma de aorta com vazamento

Avaliação inicial

- **História:** localização, irradiação, sintomas neurológicos, infecção, malignidade
- **Exame físico geral:** flacidez local, ROM, sinais de infecção ou malignidade
  elevação da perna estendida (⊕ = dor radicular a < 60°)
  ipsilateral: 95% sens., 40% spec.; cruzada (contralateral): 25% sens., 90% spec.
- **Exame neurológico:** motor (completo, inclusive tônus de esfíncteres), sensorial (inclusive a região perineal) e reflexos (inclusive ânus e cremaster)
- **Laboratorial** (depende das suspeitas)**:** CBC, ESR, Ca, PO_4, Aϕ
- **Neuroimagens** (dependendo das suspeitas)**:** raios X, CT ou mielografia por CT, MRI, varredura de ossos
- EMG/NCS pode ser útil para distinguir raiz/plexopatias de neuropatias periféricas

SÍNDROMES DE HERNIAÇÃO DE DISCO

Manifestações clínicas

- Dor nas costas agravada por atividade (especialmente inclinação, hipertensão e tosse), aliviada por descansar sobre o lado não afetado, com a perna afetada em posição fletida
- "Ciática" = dor contínua que se irradia da nádega em direção ao aspecto lateral da perna, freqüentemente para o joelho ou a lateral da panturrilha ± irradiação de entorpecimento e de parestesias para a lateral do pé

Padrões de Herniação de Disco nas Vértebras Cervicais e Lombares

Disco	Origem	Dor/Parestesias	Perda sensorial	Perda motora	Perda de reflexo
C4-C5	C5	Pescoço, ombro, proximal do braço	Ombro	Deltóide, bíceps	Bíceps
C5-C6	C6	Pescoço, ombro, lateral do braço, radial do antebraço, dedos polegar e indicador	Lateral do braço, radial do antebraço, dedos polegar e indicador	Bíceps	Supinador do bíceps
C6-C7	C7	Pescoço, lateral do braço, dedos anular e indicador	Radial do antebraço, dedos indicador e médio	Tríceps, extensor carpoulnar	Supinador do tríceps
C7-T1	C8	Ulnar do antebraço e mão	Metade ulnar do dedo anular, dedo mínimo	Músculos intrínsecos da mão, extensores do pulso	Nenhuma
L3-L4	L4	Anterior da coxa, interior da perna	Ântero-medial da coxa e da perna, interior do pé	Quadríceps	Patela
L4-L5	L5	Lateral da coxa e da panturrilha, dorso do pé, hálux	Lateral da panturrilha e hálux	Extensor do hálux ± flexão dorsal e eversão do pé	Nenhuma
L5-S1	S1	Posterior da coxa, lateral posterior da panturrilha, lateral do pé	Lateral da panturrilha e do pé, pododáctilos menores	Gastrocnêmio ± eversão do pé	Calcâneo

Tratamento

- Manutenção: evitar abaixar-se/levantar-se; NSAIDs
- Cirurgia: compressão da medula espinal ou síndrome da cauda eqüina (ver a seguir); perda progressiva da função motora; disfunção intestinal ou da bexiga; ausência de resposta à terapia de manutenção

COMPRESSÃO MEDULAR

Manifestações clínicas

- Paraparesia espástica
- Reflexos hiperativos
- Disfunção da coluna posterior nas pernas (perda do sentido vibratório proprioceptor)
- Respostas bilaterais de Babinski
- *Síndrome do "conus medularis"*: anestesia em sela, disfunção de bexiga e intestinos (retenção urinária, ↓ do tônus anal), ausência dos reflexos bulbocavernosos e anais
- *Síndrome da cauda eqüina*: intensa dor nas costas, fraqueza e ou perda sensorial nas pernas, ± ↓ de reflexos nas extremidades inferiores, relativa hipofunção dos intestinos e da bexiga (but occurs)

Avaliação e tratamento

- Consulta STAT MRI e neurológica
- Empiricamente, dexametasona 10 mg IV ou metilprednisolona 30 mg/kg IVB em 15 min → 5,4 mg/kg/h iniciando 45 min após o bolo e continuando por 23 h
- Terapia de irradiação de emergência para compressão devida à doença metastática
- Consulta neurocirúrgica de emergência

ESTENOSE MEDULAR

Manifestações clínicas

- Claudicação neurogênica = dor nas costas ou nas nádegas, induzida por caminhada ou por longo tempo em pé, aliviada por repouso
- ± Fraqueza focal, perda sensorial, diminuição de reflexos
- Diferentemente da claudicação: desconforto máximo na parte anterior das coxas, pulsação preservada nas extremidades inferiores
- Diferentemente da herniação de disco: a dor é aliviada ao sentar

Avaliação e tratamento

- MRI

Tratamento

- Manutenção: evitar abaixar-se/levantar-se; NSAIDs
- Descompressão cirúrgica em ausência de resposta à terapia de manutenção

ALGORITMOS ACLS

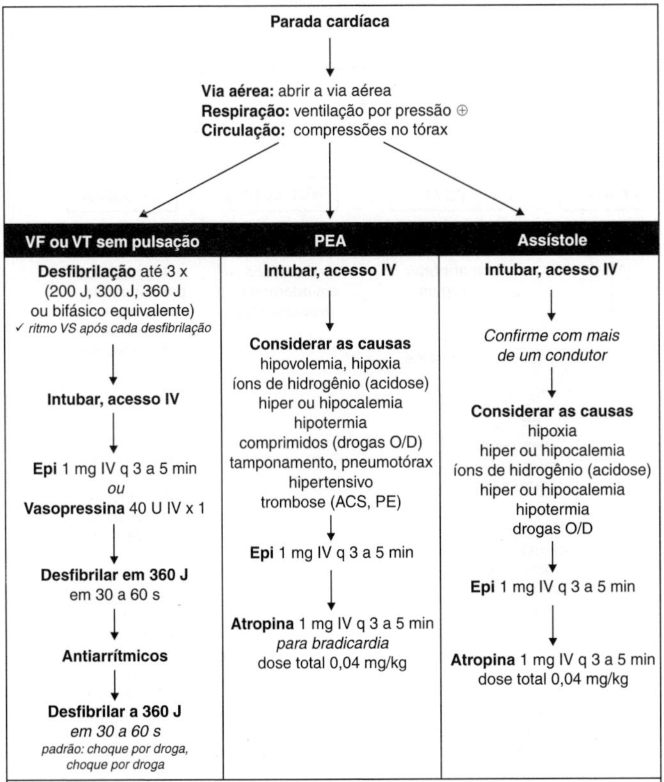

Antiarrítmicos
Amiodarona: 300 mg IVP ± 150 mg IVP em 3 a 5 min
Lidocaína: 1,0 a 1,5 mg/kg IVP (dose média 100 mg), repetir em 5 a 10 min
Procainamida: 17 mg/kg a 50 mg/min (dose média 1 g em 20 min)

Tratamento das causas reversíveis de PEA e de assístole

Hipovolemia: transfusão de volume	Comprimidos: medicamentos específicos
Hipoxia: oxigenação	Tamponamento: pericardiocentese
Íons de hidrogênio (acidose): $NaHCO_3$	Pneumotórax hipertensivo: descompressão com agulha
Hipercalemia: Ca, $NaHCO_3$, insulina	Trombose (ACS): lise ou PCI, IAPB
Hipocalemia: KCl	Trombose (PE): lise, trombectomia
Hipotermia: aquecimento	

(Adaptado de *ACLS Provider Manual 2002.* Em paradas cardíacas fora do hospital, vasopressina 40 U IV x 2 seguida de epinefrina pode ser superior à epinefrina isoladamente. *NEJM* 2004;350:105.)

Fig. 10-1. Algoritmos ACLS da VF/sem pulsação VT, da PEA e da assístole

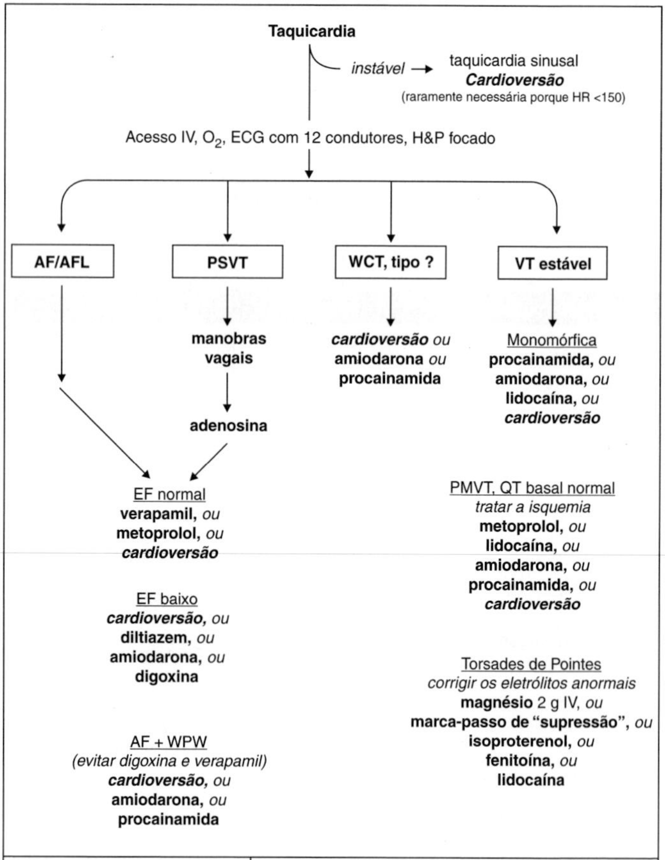

CARDIOVERSÃO

Equipamento auxiliar
- monitor de sat. de O_2
- aparelho de sucção
- linha IV
- equipamento de intubação

Medicação prévia
- *chamar o serviço de anestesia*
- midazolam 1 a 5 mg
- fentanil 100 a 300 mg
- titular de acordo com o efeito

Cardioversão sincronizada
- **100, 200, 300, 360 J**
- ou o equivalente bifásico

MEDICAÇÕES

adenosina: 6 mg IVP *rápido,* daí bolo de 20 cm^3 NS, 12 mg IVP q 2 min x 2, se necessário

amiodarona: 150 mg IV por 10 min

digoxina: 0,5 mg IV, 0,25 mg IV q 6 h x 2

diltiazem: 15 a 20 mg IV por 2 min
20 a 25 mg 15 min depois, se necessário

lidocaína 1,0 a 1,5 mg/kg IVP, repetir em 5 a 10 min

metoprolol 5 mg IV q 5 min × 3

procainamida 17 mg/kg a 50 mg/min *(evitar se EF↓)*

verapamil 2,5 a 5 mg IV em 2 min
5 a 10 mg 15 a 30 min depois, se necessário

(Adaptado de *ACLS Provider Manual,* 2002)

Fig. 10-2. Algoritmos ACLS da taquicardia

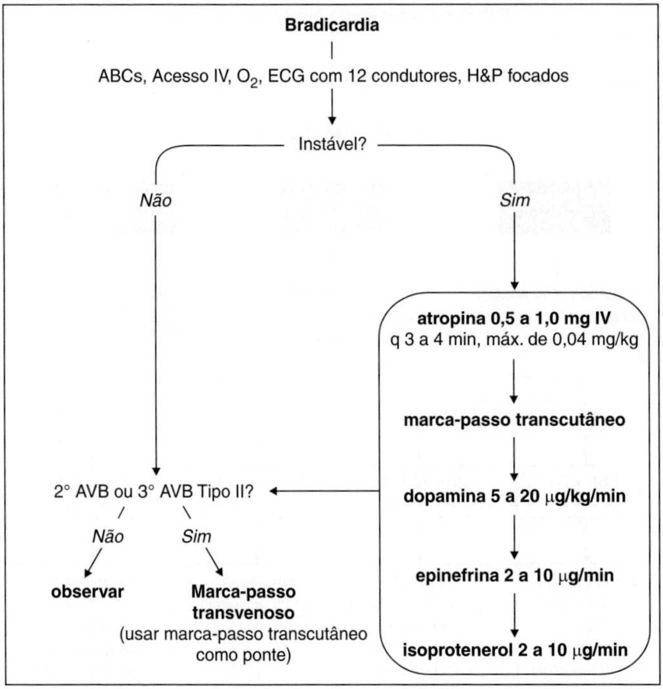

(Adaptado do *ACLS Provider Manual*, 2002)

Fig. 10-3. Algoritmos ACLS da bradicardia

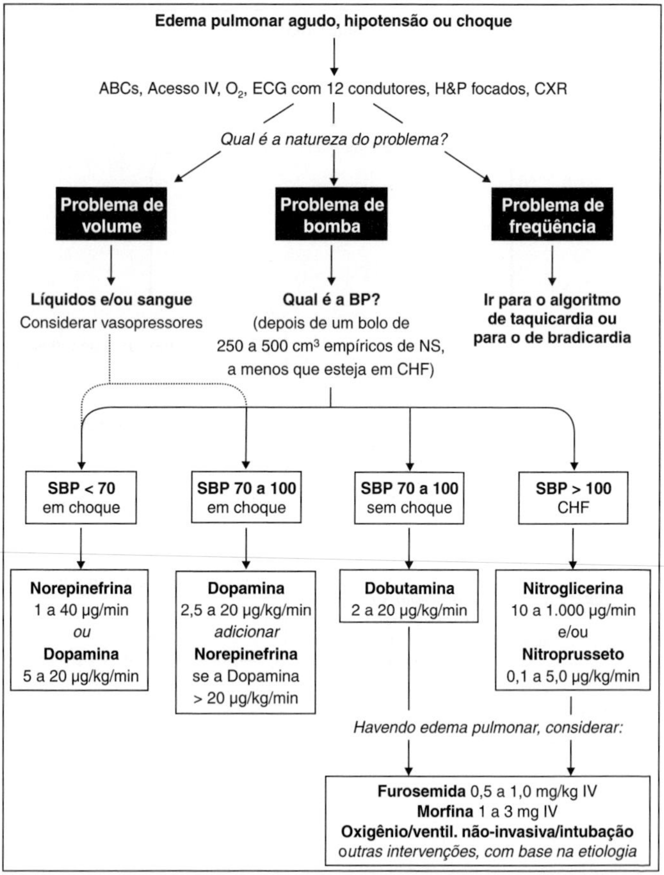

(Adaptado do Comitê e dos Subcomitês para Cuidados em Emergências Cardíacas da American Heart Association, Diretrizes para Ressuscitação Cardiopulmonar e Atendimento de Emergências Cardíacas. *JAMA* 1992;268:2171.)

Fig. 10-4. Algoritmos ACLS do edema pulmonar, da hipotensão e do choque

MEDICAÇÕES UTI

Droga	Classe	Dose por kg	Dose média
Pressores, Inotrópicos e Cronotrópicos			
Fenilefrina	α_1	10-300 μg/min	
Norepinefrina	$\alpha_1 > \beta_1$	1-40 μg/min	
Epinefrina	α_1, α_2, β_1, β_2	2-20 μg/min	
Isoproterenol	β_1, β_2	0,1-10 μg/min	
Dopamina	D β, D α, β, D	0,5-2 μg/kg/min 2-10 μg/kg/min > 10 μg/kg/min	50-200 μg/min 200-500 μg/min 500-1.000 μg/min
Dobutamina	$\beta_1 > \beta_2$	2-20 μg/kg/min	50-1.000 μg/min
Amrinona	PDE	0,75 mg/kg em 3 min, daí 5-10 μg/kg/min	40-50 mg em 3 min, daí 250-900 μg/min
Milrinona	PDE	50 μg em 10 min, daí 0,375-0,75 μg/kg/min	3-4 mg em 10 min, daí 20-50 μg/min
Vasopressina	V_1	0,1-0,6 U/h	
Vasodilatadores			
Nitroglicerina	NO	10-1.000 μg/min	
Nitroprusseto	NO	0,1-10 μg/kg/min	5-800 μg/min
Nesiritida	BNP	2 μg/kg IVB, daí 0,01 μg/kg/min	
Labetalol	bloqueador α_1, β_1 e β_2	20 mg por 2 min, daí 20-80 mg q 10 min ou 10-120 mg/h	
Fenoldopam	D	0,1-1,6 μg/kg/min	10-20 μg/min
Epoprostenol	vasodilatador	2-20 ng/kg/min	
Enalaprilato	ACE	0,625-2,5 mg em 5 min, daí 0,625-5 mg q 6 h	
Hidralazina	vasodilatador	5-20 mg q 20-30 min	
Antiarrítmicos			
Amiodarona	K *et al.* (Classe III)	150 mg em 10 min, daí 1 mg/min × 6h, daí 0,5 mg/min × 18 h	
Lidocaína	Canal de Na (Classe IB)	1-1,5 mg/kg, daí 1-4 mg/min	100 mg, daí 1-4 mg/min
Procainamida	Canal de Na (Classe IA)	17 mg/kg em 60 min, daí 1-4 mg/min	1 g em 60 min, daí 1-4 mg/min
Ibutilida	Canal de K (Classe III)	1 mg em 10 min, pode ser repetida 1 ×	
Propanolol	β-bloqueador	0,5-1,0 mg q 5 min, daí 1-10 mg/h	
Esmolol	bloqueador $\beta_1 > \beta_2$	500 μg/kg, daí 25-300 μg/kg/min	20-40 mg em 1 min, daí 2-20 mg/min
Verapamil	CCB	2,5-5 mg em 1-2 min repetir 5-10 mg em 15-30 min prn 5-20 mg/h	
Ditiazem	CCB	0,25 mg/kg em 2 min recarregar 0,35 mg/kg × 1 prn, daí 5-15 mg/h	20 mg em 2 min recarregar 25 mg × 1 prn, daí 5-15 mg/h
Adenosina	purinérgico	6 mg em injeção rápida não havendo resposta: 12 mg → 12-18 mg	

Droga	Classe	Dose	
		por kg	média
		Sedação	
Morfina	opióide	1-ilimitadas mg/h	
Fentanil	opióide	50-100 μg, daí 50-ilimitadas μg/h	
Tiopental	barbiturato	3-5 mg/kg em 2 min	200-400 mg em 2 min
Etomidato	anestésico	0,2-0,5 mg/kg	100-300 mg
Propofol	anestésico	1-3 mg/kg, daí 0,3-5 mg/kg/h	50-200 mg, daí 20-400 mg/h
Diazepam	BDZ	1-5 mg q 2 h, daí q 6 h´prn	
Midazolam	BDZ	0,5-2 mg q 5 min prn ou 0,5-4,0 mg, daí 1-10 mg/h	
Quetamina	anestésico	1-2 mg/kg	60-150 mg
Haloperidol	antipsicótico	2-5 mg q 20-30 min	
Naloxone	antagon. de opióide	0,4-2 mg q 2-3 min até um total de 10 mg	
Flumazenil	antagon. de BDZ	0,2 mg em 30 s, daí, se ainda letárgico, 0,3 mg em 30 s pode repetir 0,5 mg em 30 s, até um total de 3 mg	
		Paralisia	
Succinilcolina	paralítico despolar.	0,6-1,1 mg/kg	70-100 mg
Tubocurare	nACh	10 mg, daí 6-20 mg/h	
Pancuronium	nACh	0,08 mg/kg	2-4 mg q30-90'
Vecuronium	nACh	0,08 mg/kg, daí 0,05-0,1 mg/kg/h	5-10 mg em 1-3 min, daí 2-8 mg/h
Cisatracurium	nACh	5-10 μg/kg/min	
		Miscelânea	
Aminofilina	PDE	5,5 mg em 20 min, daí 0,5-1 mg/kg/h	250-500 mg, daí 10-80 mg/h
Insulina		10 U, daí 0,1 U/kg/h	
Glucagon		5-10 mg, daí 1-5 mg/h	
Ocreotide	análogo da somatostatina	50 μg, daí 50 μg/h	
Fenitoína	antiepiléptico	20 mg/kg em 50 mg/min	1-1,5 g em 20-30 min
Fosfenintoína	antiepiléptico	20 mg/kg em 150 mg/min	1-1,5 g em 10 min
Fenobarbital	barbiturato	20 mg/kg em 50-75 mg/min	1-1,5 g em 20 min
Manitol	osmol	1,5-2 g/kg em 30-60 min repetir q 6-12 h para manter osm. 310-320	

ANTIBIÓTICOS

As tabelas seguintes, de espectros de atividade de diversos antibióticos, são generalizações. Para orientar a terapia, devem ser usados os dados sobre sensibilidade de sua própria instituição.

Espectro das Penicilinas

Classe	Estrepto	Estafilo	*H. flu M. cat*	Entéricas	*Pseudo.*	Anaeróbicas
Natural	⊕					±
Resist. à penicilinase	⊕	⊕				
Amino	⊕		±	±		±
Estendida	⊕		⊕	⊕	⊕	⊕
Carbapenem	⊕	⊕	⊕	⊕	⊕	⊕
Aztreonam			⊕	⊕	⊕	
Inib. da β-lactase		⊕	⊕	⊕		⊕

[*Estafilo* refere-se ao *Staph. aureus* sensível; os *Staph. aureus* resistentes à meticilina (MRSA) são resistentes a todas as penicilinas.]

Espectro das Cefalosporinas

Gen.	GPC	GNR	Anaeróbicas
1ª	⊕⊕⊕	⊕	
2ª	⊕⊕	⊕⊕	⊕⊕
3ª	⊕⊕	⊕⊕⊕	⊕
4ª	⊕⊕⊕	⊕⊕⊕	⊕

(Os símbolos ⊕ repetidos são usados para demonstrar as diferenças *relativas* dentro da família das cefalosporinas e isso não significa que as cefalosporinas sejam superiores aos antibióticos das outras tabelas, nas quais é utilizado um símbolo ⊕ apenas.)

Espectro das Fluoroquinolonas

Gen.	GPC	GNR	Pseudomonas	Atípicas	Anaeróbicas
1ª		⊕ (UTI)			
2ª	±	⊕	⊕	±	
3ª	⊕	⊕	⊕	⊕	
4ª	⊕	⊕	⊕	⊕	⊕

Espectros de Outros Antibióticos

Antibiótico	GPC	MRSA	VRE	GNR	Atípicos	Anaeróbicos
Vancomicina	⊕	⊕				
Linezolid	⊕	⊕	⊕			
Quinopristina/Dalfopristina	⊕	⊕	⊕			
Cloranfenicol	±		±	±		
Doxiciclina	±	±	±	±	⊕	
Macrolides	⊕			±	⊕	
Nitrofurantoína	±			±		
TMP-SMZ	⊕	±		⊕		
Aminoglicosídeos	±			⊕		
Clindamicina	⊕					⊕
Metronidazol						⊕

(Os antibióticos que têm atividade classificada como ± em relação a MRSA e VRE, têm eficácia limitada contra tais patógenos, e só são usados raramente.)

Penicilinas				
		Dose em insuficiência renal (conforme GFR)		
Antibiótico	**Dose normal**	> 50	10-50	< 10
		Penicilinas naturais		
Penicilina G	0,4-4 MU IM/IV q 4 h	NC	NC	1-2 MU q 4 h
Penicilina V	250-500 mg PO q 6 h	NC	NC	NC
		Penicilinas resistentes à penicilinase		
Cloxacilina	0,5-1,0 g PO q 6 h	NC	NC	NC
Dicloxacilina	250-500 mg PO q 6 h	NC	NC	NC
Nafcilina	1-2 g IM/IV q 4 h	NC	NC	NC
Oxacilina	1-2 g IM/IV q 4 h	NC	NC	NC
		Aminopenicilinas		
Amoxilina	250-500 mg PO q 8 h	NC	250-500 mg q 8-12 h	250 mg q 12 h
Amox-clav	250-500 mg PO q 8 h	NC	250-500 mg q 8-12 h	250 mg q 12 h
Ampicilina	1-2 g IM/IV q 4 h	NC	1-2 g q 8 h	1-2 g q 12 h
Amp-sulbact	1,5-3,0 g IM/IV q 6 h	NC	1,5-3,0 g q 12 h	1,5-3,0 g q 24 h
		Penicilinas de amplo espectro		
Azlocilina	2-4 g IM/IV q 4-6 h	NC	2-3 g q 6 h	2-3 g q 12 h
Mezlocilina	2-4 g IV q 4-6 h	NC	2-3 g q 6 h	2-3 g q 12 h
Piperacilina	2-4 g IM/IV q 4-6 h	NC	2-4 g q 8 h	2-4 g q 12 h
Pip-tazo	3,375 g IV q 6 h	NC	2,25 g q 6 h	2,25 g q 8 h
Ticarcilina	2-4 g IM/IV q 4 h	NC	2-3 g q 6 h	2 g q 12 h
Ticar-clav	3,1 g IV q 4 h	NC	3,1 g q 6 h	2 g q 12 h
		Outras β-lactamas		
Aztreonam	1-2 g IM/IV q 8 h	NC	1 g q 8 h	0,5 g q 8 h
Imipenem	250-500 mg IV q 6 h	NC	250-500 mg q 8-12 h	250-500 mg q 12 h
Meropenem	1 g IV q 8 h	NC	0,5-1 g IVq 12 h	0,5 g IV q 24 h

Cefalosporinas				
		Dose em insuficiência renal (conforme GFR)		
Antibiótico	**Dose normal**	> 50	10-50	< 10
		1ª geração		
Cefadroxil	0,5-1 g PO q 12 h	NC	0,5 g q 12-24 h	0,5 g q 36 h
Cefazolina	1 g IM/IV q 8 h	NC	1 g q 12 h	1 g q 24 h
Cefalexina	250-500 mg PO q 6 h	NC	NC	NC
		2ª geração		
Cefaclor	250-500 mg PO q 8 h	NC	NC	NC
Cefotetan	1-2 g IM/IV q 12 h	NC	1-2 g q 24 h	1 g q 24 h
Cefoxitina	1-2 g IM/IV q 4 h	1-2 g q 6h	1-2 g q 8 h	1 g q 12 h
Cefprozil	250-500 mg PO q 12-24 h	NC	NC	250 g q 12 h
Cefuroxina	750-1.500 mg IM/IV q 6 h	NC	750-1.500 mg q 8 h	750 mg q 24 h
Loracarbef	200-400 mg PO q 12 h	NC	200 mg q 12 h	200 mg q 3-5 d
		3ª geração		
Cefdinir	600 mg PO qd	NC	NC	300 mg qd
Cefixima	400 mg PO q 24 h	NC	300 mg q 24 h	200 mg q 24 h
Cefoperazona	1-3 g IV q 8 h	NC	NC	NC
Cefotaxima	1-2 g IM/IV q 6 h	NC	NC	1-2 g q 12 h
Cefpodoxima	100-400 mg PO q 12 h	NC	NC	400 mg q 24 h
Ceftazidima	1-2 g IV q 8 h	NC	1-2 g q 12 h	1 g q 24 h
Ceftibuten	400 mg PO qd	NC	200 mg qd	100 mg qd
Ceftizoxima	1-2 g IV q 6 h	NC	1 g q 12 h	0,5 g q 12 h
Ceftriaxona	1-2 g IM/IV q 12-24 h	NC	NC	NC
		4ª geração		
Cefepima	1-2 g IM/IV q 12 h	NC	1-2 g q 16-24 h	1-2 g IM/IV q 24-48 h

Fluoroquinolonas				
Antibiótico	**Dose normal**	**Dose em insuficiência renal (conforme GFR)**		
		> 50	10-50	< 10
1ª geração				
Ácido nalidíxico	1 g PO qid	n/a	n/a	n/a
2ª geração				
Ciprofloxacina	500-750 mg PO q 12 h 200-400 mg PO q 12 h	NC	250-500 mg PO q 12 h	250-500 mg PO q 24 h
Lomefloxacina	400 mg PO qd	NC	200-400 mg qd	200 mg qd
Norfloxacina	400 mg PO q 12 h	NC	400 mg q 12-24 h	400 mg q 24 h
Ofloxacina	200-400 mg PO/IV q 12 h	NC	400 mg q 24 h	200 mg q 24 h
3ª geração				
Levofloxacina	250-500 mg PO/IV q 24 h	NC	250 mg q 24 h	250 mg q 48 h
Sparfloxacina	400 mg PO no dia, daí 200 mg PO q 24 h	NC	200 mg q 48 h	? 200 mg q 48 h
4ª geração				
Gatifloxacina	400 mg PO/IV qd	NC	200 mg qd	200 mg qd
Moxifloxacina	400 mg PO qd	NC	NC	NC
Trovafloxacina	100-200 mg PO q 24 h 200-300 mg IV q 24 h	NC	NC	NC

Outros Antibióticos				
Antibiótico	**Dose normal**	**Dose em insuficiência renal (conforme GFR)**		
		> 50	10-50	< 10
Aminoglicosídeos				
Gentamicina	1,0-1,7 mg/kg q 8 h	60-90% q 8-12 h	30-70% q 12-18 h	20-30% q 24-48 h
Tobramicina		ou ~ 1,0-1,7 mg/kg q (8 × Cr sérico) h		
Amicacina	5 mg/kg q 8 h	60-90% q 8-12 h ou ~ 5,0 mg/kg q (8 × Cr sérico) h	30-70% q 12-18 h	20-30% q 24-48 h
Macrolídeos				
Azitromicina	500 mg IV qd 500 mg PO no 1º d, daí 250 mg PO qd	NC	NC	NC
Claritromicina	250-500 mg PO bid	? ↓	? ↓	? ↓
Eritromicina	0,5-1 g IV q 6 h 250-500 mg PO qid	NC	NC	250-500 mg IV ou 250 mg PO q 6 h
Outros				
Cloranfenicol	0,5-1 g IV/PO q 6	NC	NC	NC
Clindamicina	600 mg IV q 8 h 150-300 mg PO qid	NC	NC	NC
Doxiciclina	100 mg PO/IV q 12-24 h	NC	NC	NC
Linezolida	400-600 mg IV/PO q 12 h	NC	NC	NC
Metronidazol	carga de 1000 mg, daí 500 mg IV/PO q 6 h	NC	NC	NC
Nitrofurantoína	50-100 mg PO qid	NC	evitar	evitar
Quinopristina/ Dalfopristina	7,5 mg/kg IV q 8-12 h	NC	NC	NC
TMP-SMX*	2-5 mg TMP/kg PO/IV q 6 h	NC	2-5 mg TMP/kg q 12 h	evitar
Vancomicina	500 mg IV q 6 h 1 g IV q 12 h	1 g q 24-72 h	acompanhar os níveis aleatórios, se o nível < 10, dosar novamente com 1 g	

(*Tabela unificada = 1 ampola = 80 mg de TMP + 400 mg de SMX)

FÓRMULAS E REFERÊNCIAS IMEDIATAS

CARDIOLOGIA

Parâmetros hemodinâmicos	Valor normal
Pressão arterial média (MAP) = $\frac{(SBP \times 2) + DBP}{3}$	70 a 100 mmHg
Freqüência cardíaca (FC)	60 a 100 bpm
Pressão no átrio direito (RA)	≤ 6 mmHg
Ventrículo direito (RV)	sistólica 15 a 30 mmHg diastólica 1 a 8 mmHg
Artéria pulmonar (PA)	sistólica 15 a 30 mmHg média 9 a 18 mmHg diastólica 6 a 12 mmHg
Pressão encunhada nos capilares pulmonares (PCWP)	≤ 12 mmHg
Débito cardíaco (CO)	4 a 8 L/min
Índice cardíaco (CI) = $\frac{CO}{BSA}$	2,6 a 4,2 L/min/m^2
Volume sistólico (SV) = $\frac{CO}{FC}$	60 a 120 mL/contração
Índice do volume sistólico (SVI) = $\frac{CI}{FC}$	40 a 50 mL/contração/m^2
Resistência vascular sistêmica (SVR) = $\frac{\text{MAP} - \text{RA principal}}{\text{CO}} \times 80$	800 a 1.200 dinas × cm^5
Resistência vascular pulmonar (PVR) = $\frac{\text{PA média} - \text{PCWP média}}{\text{CO}} \times 80$	120 a 250 dinas × cm^5

("Regra de seis" para pressões medidas por cateter PA: RA ≤ 6, RV ≤ 30/6, PA ≤ 30/12, WP ≤ 12)
(1 mmHg = 1,36 cm de água ou de sangue)

Débito cardíaco de Fick

Consumo de oxigênio (L/min) = CO (L/min) × diferença arteriovenosa (AV) de oxigênio

CO = consumo de oxigênio/diferença de oxigênio AV

O consumo de oxigênio tem de ser medido (pode ser estimado como com 125 mL/min/m^2, mas isso é impreciso)

A diferença de oxigênio AV = Hb (g/dL) × 10 (dL/L) × 1,36 (mL O_2/g de Hb) × (S_aO_2 – S_vO_2)

S_aO_2 é medido em qualquer amostra arterial (geralmente 93 a 98%)

S_vO_2 (O_2 venoso misto) é medido em RA, RV ou PA (presumindo inexistência de desvios) (normal ~ 75%)

$$\therefore \textbf{Rendimento cardíaco} \text{ (L/min)} = \frac{\text{Consumo de oxigênio}}{\text{Hb (g/dL)} \times 13{,}6 \times (S_aO_2 - S_vO_2)}$$

Desvios

$$Q_P = \frac{\text{Consumo de oxigênio}}{\text{sat. de } O_2 \text{ na veia pulm.} - \text{sat. de } O_2 \text{ na art. pulm.}}$$ (não havendo desvio R → L, sat. de O_2 na VP ≈ S_aO_2)

$$Q_S = \frac{\text{Consumo de oxigênio}}{S_aO_2 - \text{sat. de } O_2 \text{ no sangue venoso misto}}$$ (MVO_2 obtido próximo ao desvio L → R potencial)

$$\frac{Q_P}{Q_S} = \frac{S_aO_2 - \text{sat. de } O_2 \text{ no MV}}{\text{sat. de } O_2 \text{ na VP} - \text{sat. de } O_2 \text{ na AP}} \approx \frac{S_aO_2 - \text{sat. de } O_2 \text{ no MV}}{S_aO_2 \text{ sat.} - \text{sat. de } O_2 \text{ na AP}}$$ (quando só há *shunt* L → R e não há desvio R → L)

Área da válvula

Equação de Gorlin: Área da válvula = $\dfrac{CO/(DFP \text{ ou } SEP) \times FC}{44{,}3 \times \text{constante} \times \sqrt{\Delta P}}$ (constante = 1,0 para AS e 0,85 para MS)

Equação de Hakki: Área da válvula $\approx \dfrac{CO}{\sqrt{\Delta P}}$

Anatomia das artérias coronárias

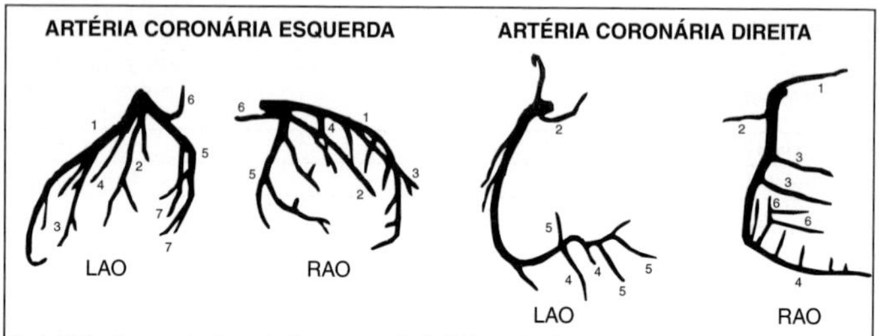

1. **Artéria descendente anterior esquerda (LAD)**	1. Artéria do cone
2. Artéria do ramo mediano	2. Artéria do nodo SA
3. Ramos diagonais	3. Ramos marginais agudos
4. Ramos septais	4. Artéria posterior descendente (PDA)
5. **Artéria circunflexa esquerda (LCx)**	5. Artéria do nodo AV
6. Artéria circunflexa do átrio esquerdo	6. Artéria posterior do ventrículo esquerdo (PLV)
7. Ramos marginais obtusos	

(Conforme Grossman WG. Cardiac Catheterization and Angiography, 4th ed. Philadelphia: Lea & Febiger, 1991, com permissão).

Fig. 10-5. Artérias coronárias

PULMONAR

Espaço morto = unidades de pulmão em que há ventilação, mas não há perfusão
Desvio intrapulmonar = unidades de pulmão em que há perfusão, mas não há ventilação

Equação de gás alveolar: $P_AO_2 = [FIO_2 \times (760 - 47)] - \dfrac{P_aCO_2}{R}$ (onde R $\approx$ 0,8)

$$P_AO_2 = 150 - \frac{P_aCO_2}{0{,}8} \quad \text{(ao ar do ambiente)}$$

Gradiente A-a = $P_AO_2 - P_aO_2$ (gradiente A-a normal $\approx$ idade $\times$ 0,4)

Ventilação por minuto (V_E) = volume ondular (V_T) $\times$ freqüência respiratória (RR) (normal 4 a 6 L/min)

Volume ondular (V_T) = espaço alveolar (V_A) + espaço morto (V_D)

Fração do volume corrente relativa ao espaço morto $\left(\dfrac{V_D}{V_T}\right) = \dfrac{P_aCO_2 - P_{expirado}CO_2}{P_aCO_2}$

$$P_aCO_2 = k \times \frac{\text{produção de } CO_2}{\text{ventilação alveolar}} = k \times \frac{\dot{V}_{CO_2}}{RR \times V_T \times \left(1 - \dfrac{V_D}{V_T}\right)}$$

RENAL

Compensação para Desequilíbrios Ácido-Básicos	
Distúrbio primário	**Compensação esperada**
Acidose metabólica	↓ P_aCO_2 = 1,25 × ΔHCO_3 (igualmente, P_aCO_2 = aos dois últimos dígitos do pH)
Alcalose metabólica	↑ $PaCO_2$ = 0,75 × ΔHCO_3
Acidose respiratória aguda	↑ HCO_3 = 0,1 × ΔP_aCO_2 (igualmente, ↓ pH = 0,008 × ΔP_aCO_2)
Acidose respiratória crônica	↑ HCO_3 = 0,4 × ΔP_aCO_2 (igualmente, ↓ pH = 0,003 × ΔP_aCO_2)
Alcalose respiratória aguda	↓ HCO_3 = 0,2 × ΔP_aCO_2
Alcalose respiratória crônica	↓ HCO_3 = 0,4 × ΔP_aCO_2

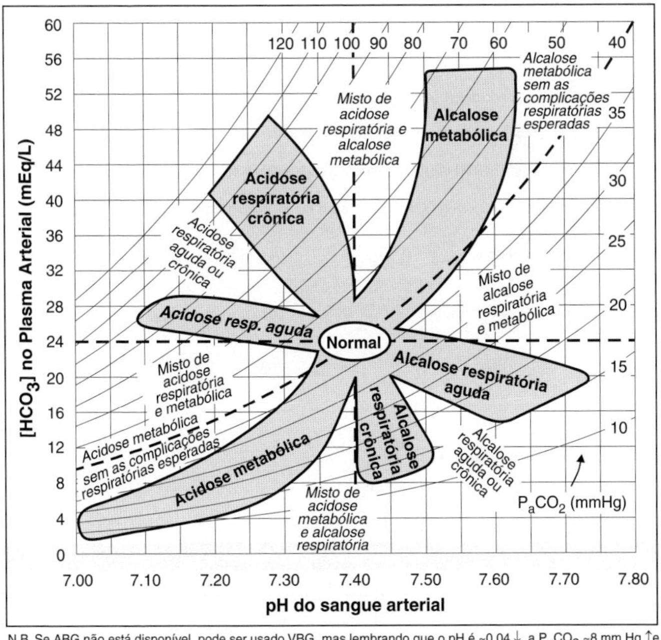

N.B. Se ABG não está disponível, pode ser usado VBG, mas lembrando que o pH é ~0,04 ↓, a P_aCO_2 ~8 mm Hg ↑e o HCO3 ~2 mEq ↑. (Adaptado de Brenner BM ed. *Brenner & Rector´s The Kidney*, 5th ed., 1996 e de Ferri F, ed. *Practical Guide to The Care of the Medical Patient*, 5th ed., 2001)

Fig. 10-6. Nomograma ácido-básico

Intervalo de ânion (AG) = Na – (Cl + HCO_3) (normal 12 ± 2 mEq)

Delta-delta ($\Delta\Delta$) = Δ AG (AG calculado – 12) vs. Δ HCO_3 (24 – HCO_3 medido)

Intervalo de ânion na urina (UAG) = (U_{Na} + U_K) – U_a

Osmols calculados = $(2 \times Na) + \left(\frac{glc}{18}\right) + \left(\frac{BUN}{2{,}8}\right) + \left(\frac{EtOH}{4{,}6}\right)$

Intervalo osmolar (OG) = osmóis medidos – osmóis calculados (normal < 10)

"Clearance" de creatinina = $\frac{[140 - \text{idade em anos}] \times \text{peso em (kg)}}{\text{Cr sérico em (mg/dL)} \times 72}$ (× 0,85 em mulheres)

Cálculo da liberação de creatinina (CrCl) = com base em coleta de urina de 24 horas

Pcr (mg/dl) × 0,01 (dl/ml) × CrCl (ml/min) × 1400 (min/24 h) = Ucr (mg/ml) × Uvol (ml/24 h)

$$CrCl = \frac{[U_{cr}\ (mg/ml) \times U_{vol}\ (ml/24h)]}{[P_{cr}\ (mg/dL) \times 14{,}4]}$$

Excreção fracionada de Na (FE_{Na}, %) = $\left[\frac{\frac{U_{Na}\ (mEq/L)}{P_{Na}\ (mEq/L)} \times 100\%}{\frac{U_{Cr}\ (mg/ml)}{P_{Cr}\ (mg/dl)} \times 100\ (ml/dl)}\right] = \frac{U_{Na}}{P_{Na}} \Big/ \frac{U_{Cr}}{P_{Cr}}$

Água corporal total (TBW) = 0,60 × IBW (× 0,85 se do sexo feminino e × 0,85 se idoso)

Na corrigido na hiperglicemia

estimar para cada paciente: Na corrigido = Na medido + $\left[2{,}4 \times \frac{(\text{glc medida} - 100)}{100}\right]$

entretanto, a Δ no Na depende da glc (*Am J Med* 1999;106:399)

Δ é de 1,6 mEq para cada ↑ de 100 mg/dL, quando a glc varia de 100 a 440

Δ é de 4,0 mEq para cada ↑ de 100 mg/dL, quando a glc ultrapassa 440

Água corporal total (TBW) = 0,60 × IBW (× 0,85 se do sexo feminino e × 0,85 se idoso)

Δ de $[Na]_{sérico}$ por L transfundido = $\frac{[Na]_{transfundido} - [Na]_{sérico}}{TBW + 1}$ *(presumindo inexistência de excreção de Na)*

Δ de TBW (⊕ → excreção; ⊖ → retenção) = $\left[\frac{osm_{transfundido}}{U_{osm}} - 1\right]$ *(presumindo excreção total do Na)*

Déficit de H_2O livre = TBW × $\left(\frac{[Na]_{sérico} - 140}{140}\right) \approx \left(\frac{[Na]_{sérico} - 140}{3}\right)$ (em um paciente de 70 kg)

Gradiente de potássio transtubular (TTKG) = $\frac{U_K}{P_K} \Big/ \frac{U_{Osm}}{P_{Osm}}$

Tratamento da Hipercalemia			
Intervenção	**Dose**	**Início**	**Comentários**
Gliconato de cálcio **Cloreto de cálcio***	1 a 2 amps IV	em poucos min	efeito transitório estabiliza membranas celulares
Insulina	insulina reg., 10 U IV + 1 a 2 amps $D_{50}W$	15 a 30 min	efeito transitório encaminha o K para as células
Bicarbonato	1 a 3 amps IV	15 a 30 min	efeito transitório encaminha o K para as células, em troca de H
β2-agonistas	albuterol, 10 a 20 mg inal. ou 0,5 mg IV	30 a 90 min	efeito transitório encaminha o K para as células
Kayexalate	30 a 90 g PO/PR	1 a 2 h	↓ do K corporal total troca Na por K nos intestinos
Diuréticos	furosemida ≥ 40 mg IV	30 min	↓ do K corporal total
Hemodiálise			↓ do K corporal total

*O cloreto de cálcio contém mais cálcio e, tipicamente, é reservado para ser usado em códigos

HEMATOLOGIA

Heparina contra o Tromboembolismo	
Bolo de 80 U/kg 18/U/kg/h	
PTT	**Ajuste**
< 40	bolo de 5.000 U, ↑ a velocidade de infusão para 300 U/h
40-49	bolo de 3.000 U, ↑ a velocidade de infusão para 200 U/h
50-59	↑ a velocidade de infusão para 100 U/h
60-85	sem Δ
86-95	↓ a velocidade de infusão para 100 U/h
96-120	manter por 30 min, ↓ a velocidade de infusão para 150 U/h
> 120	manter por 60 min, ↓ a velocidade de infusão para 200 U/h

(*Circ* 2001;103:2994)

Heparina contra ACS	
STEMI com fibrinólise bolo de 60 U/kg (máx. de 4.000 U) 12 U/kg/h (máx. de 1.000 U/h)	
UA/NSTEMI bolo de 60 a 75 U/kg (máx. de 5.000 U) 12 a 15 U/kg/h (máx. 1.000 U/h)	
PTT	**Ajuste**
< 40	bolo de 3.000 U, ↑ a velocidade de infusão para 100 U/h
40-49	↑ a velocidade de infusão para 50 U/h
50-70	sem Δ
71-85	↓ a velocidade de infusão para 50 U/h
86-100	manter por 30 min, ↓ a velocidade de infusão para 100 U/h
101-150	manter por 60 min, ↓ a velocidade de infusão para 150 U/h
>150	manter por 60 min, ↓ a velocidade de infusão para 300 U/h

(Atualização de 1999, das Diretrizes sobre STEMI, da ACC/AHA)

✓ PTT q 6 h após qualquer mudança (a vida média da heparina é de ~ 90 min)
✓ PTT qd bid, quando ele for terapêutico
✓ CBC (para assegurar que o Hct e a contagem de plts estão estáveis)

Reversão com sulfato de protamina IV
mediante bolo: 1 mg de protamina/100 U de heparina (não exceder 50 mg)
mediante transfusão: uma dose para reverter 2× a quantidade de heparina ministrada por hora
A reversão da LMWH pela protamina é **incompleta**; os inibidores diretos da trombina **não têm antídoto**

Nomograma da Instalação da Warfarin					
	INR				
Dia	**< 1,5**	**1,5 a 1,9**	**2,0 a 2,5**	**2,6 a 3,0**	**> 3,0**
1 a 3	5 mg (7,5 mg se > 80 kg)		2,5 a 5,0 mg	0 a 2,5 mg	0 mg
4 a 5	10 mg	5 a 10 mg	0 a 5 mg		0-2,5 mg
6	A dose se baseia no que foi necessário nos 5 dias precedentes				

(*Annals* 1997;126:133 & *Archives* 1999;159:46)

Terapia conjunta com Warfarin-Heparina

- Indicações: quando a dificuldade de anticoagular implica em ↑ de risco de morbidade ou mortalidade (p. ex., DVT/PE, trombo intracardíaco)
- Fundamentação: (1) A meia-vida do fator VII (3 a 6h) é mais curta do que a do fator II (60 a 72h);
  ∴ a warfarin pode elevar o PT *antes de alcançar um estado verdadeiramente antitrombótico*)
  (2) A proteína C também tem meia-vida mais curta do que o fator II;
  ∴ há uma possibilidade teórica de se atingir um *estado hipercoagulável* antes de atingir um estado antitrombótico
- Método: (1) Chega-se ao PTT terapêutico pelo uso de heparina
  (2) A terapia com warfarin é iniciada
  (3) A heparina é continuada por ≥ 2 d depois de atingido o INR terapêutico e por ≥ 4 a 5 d do início da warfarin (isso corresponde, aproximadamente, a duas meias-vidas do fator II, ou seja, à sua redução para ~ 25%)

Reversão da warfarin *(além de sua manutenção)*

- INR > 5,0, mas sem sangramento: **vitamina K**, 1 a 5 mg PO (é melhor do que SC, *Annals* 2002;137:251)
- Com sangramento: **vitamina K**, 10 mg IV + **FFP** 2 a 4 unidades IV q 6 a 8h

DIVERSOS

Peso corporal ideal (IBW) = [50,0 kg (para homens) ou 45,5 kg (para mulheres)] + 2,3 kg por cada polegada que ultrapassar 5 pés

Área de superfície corporal (BSA, m^2) = $\sqrt{\frac{\text{altura (cm)} \times \text{peso (kg)}}{3.600}}$

		Doença	
		presente	ausente
Teste	⊕	a (verdadeiro ⊕)	b (falso ⊕)
	⊖	c (falso ⊖)	d (verdadeiro ⊖)

Prevalência = $\frac{\text{todos os doentes}}{\text{todos os pacientes}} = \frac{a + c}{a + b + c + d}$

Sensibilidade = $\frac{\text{positivos verdadeiros}}{\text{todos os doentes}} = \frac{a}{a + c}$

Especificidade = $\frac{\text{negativos verdadeiros}}{\text{todos os sadios}} = \frac{d}{b + d}$

valor ⊕ previsto = $\frac{\text{positivos verdadeiros}}{\text{todos os positivos}} = \frac{a}{a + b}$

valor ⊖ previsto = $\frac{\text{negativos verdadeiros}}{\text{todos os negativos}} = \frac{d}{c + d}$

Acurácia = $\frac{\text{positivos verdadeiros + negativos verdadeiros}}{\text{todos os pacientes}} = \frac{a + d}{a + b + c + d}$

ABREVIATURAS

AAA aneurisma aórtico abdominal
Ab anticorpo
ABE endocardite bacteriana aguda
ABG gás no sangue arterial
abnl anormal
ABPA aspergilose broncopulmonar alérgica
AC controle de socorro
ACA artéria cerebral anterior
ACD anemia por doença crônica
ACE enzima conversora da angiotensina
ACEI inibidor da ACE
ACL anticorpo anticardiolipina
ACTH hormônio adrenocorticotrófico
ADH hormônio antidiurético
ADL atividades cotidianas
AF fibrilação atrial
AFB bacilos ácido-rápidos
AFL *flutter* atrial
AFTP proteína total do líquido ascítico
AG ausência de ânion aminoglicosídeo
Ag antígeno
AGN glomerulonefrite aguda
AI insuficiência aórtica
AIDS síndrome da imunodeficiência adquirida
AIHA anemia hemolítica auto-imune
AIN nefrite intersticial aguda
ALL leucemia linfocítica aguda
ALT alanino-aminotransferase
AML leucemia mielógena aguda
AMM/MF metaplasia mielóide agnogênica/mielofibrose
ANA anticorpo antinúcleo
ANCA anticorpo citoplasmático antineutrófilo
angio angiograma
ANTI-GBM anticorpo contra membrana base glomerular
AO osteoartrite
AoV válvula aórtica
Aϕ fosfatase alcalina
APC proteína C ativada
APS síndrome do anticorpo antifosfolipídeo
ARDS síndrome de angústia respiratória aguda
ARF falência renal aguda
ARVD displasia arritmogênica do RV
AS estenose aórtica
ASAP o mais rápido possível
ASD defeito do septo atrial
AST aspartato-aminotransferase
asx assintomático
AT taquicardia atrial
ATII angiotensina II
ATIII antitrombina III
ATN necrose tubular aguda
ATRA ácido α-trans-retinóico
AU ácido úrico
AV atrioventricular
AVA área da válvula aórtica
AVNRT taquicardia AV nodal reentrante
AVR substituição da válvula aórtica
AVRT taquicardia AV recíproca
AZA azatioprina
b/c porque, por causa de
BAL lavagem broncoalveolar
βB β-bloqueador
BBB bloqueio do feixe do ramo
BCx hemocultura
BDZ benzodiazepinas
bill. bilirrubina
BIPAP pressão "binivelar" positiva das vias aéreas
BM medula óssea
BMT transplante de medula óssea
BP pressão sangüínea
BPH hipertrofia prostática benigna
BRBPR sangue vermelho claro pelo reto
BT tempo de sangramento
BUN nitrogênio da uréia no sangue
bx biopsia
C´ complemento
CAD doença da artéria coronária
CALLA antígeno ALL comum
CAPD diálise peritoneal ambulatorial crônica
CBC contagem sangüínea completa
CBD ducto biliar comum
CCB bloqueador do canal de cálcio
CCl_4 tetralcloreto de carbono
CD doença de Crohn
ceph. cefalosporina
CFU unidades formadoras de colônias
CHB bloqueio cardíaco completo
CHD doença cardíaca congênita
CHF insuficiência cardíaca congestiva
CI índice cardíaco
CIARF falência renal aguda induzida por contraste
CLL leucemia linfocítica crônica
CML leucemia mielogênica crônica
CMML leucemia mielomonocítica crônica
CMP cardiomiopatia
CMV citomegalovírus
CO débito cardíaco
COX ciclooxigenase
CPAP pressão aérea positiva contínua
CPPD pirofasfato de cálcio diidratado
Cr creatinina
CsA ciclosporina A
CSM massagem no sinus da carótida
CT tomografia computadorizada
CV cardiovascular
CVA acidente vascular cerebral
CVD doença vascular cerebral
CVVH hemofiltração veno-venosa contínua
c/w comparável com, compatível com
CXR radiografia torácica
CYP_{450} citocromo
d dia
Δ MS mudança de estado mental
DAT teste direto da antiglobulina
DBP pressão sangüínea diastólica
d/c descontinuidade de descarga
DCIS carcinoma ductal *in situ*
DCMP cardiomiopatia com dilatação
ddl anti-retroviral
Ddx diagnóstico diferencial
DFA detecção direta por antígeno fluorescente
DI diabetes insípido
DIC coagulação intravascular disseminada
diff. diferencial
DIP pneumonite intersticial descamante
DKA cetoacidose diabética
DIP interfalangeal distal
DLco capacidade de difusão do pulmão
DM diabetes melito
DMARD droga anti-reumática modificadora da doença
DPOC Doença pulmonar obstrutiva crônica
DRE exame digital do reto
DTRs reflexos do tendão profundo
DVT trombose venosa profunda
dx diagnóstico
EAD desvio extremo do eixo
EAV volume arterial efetivo
ECG eletrocardiograma
ECHO/ECO ecocardiograma
ECMO oxigenação da membrana extracorpórea
ED endodérmica
EDP pressão diastólico-terminal
EDV volume diastólico-terminal
EF fração de ejeção
EGD esofagogastroduodenoscopia
EIA imunoensaio por ligação à enzima

ELISA	ensaio de imunoabsorção por ligação à enzima
EMB	etambutol
EP	eletrofisiologia
Epo	eritropoetina
EPS	estudo de eletrofisiologia
ERCP	colangiopancreatografia endoscópica retrógrada
ERV	volume de reserva expiratória
ESP	pressão sistólico-terminal
ESR	velocidade de hemossedimentação
ESRD	doença renal em fase final
ESV	volume sistólico-terminal
ET	trombocitose essencial
EtOH	ácool
ETT	tubo endotraqueal
FC	freqüência cardíaca
FDP	produto de degradação da fibrina
FEV_1	volume expiratório forçado por segundo
FFP	plasma fresco congelado
FHx	história familiar
FMF	febre mediterrânica familiar
FOBT	pesquisa de sangue oculto nas fezes
FQ	fluoroquinolona
FR	freqüência respiratória
FRC	capacidade funcional residual
FSGS	glomeruloesclerose focal segmental
FSH	hormônio foliculoestimulante
FTI	índice de tiroxina livre
FVC	capacidade vital forçada
G-CSF	fator estimulante de colônias de granulócitos
G6PD	glicose-6-fosfatodesidrogenase
GBM	membrana basal glomerular
gen.	geração
GERD	doença de refluxo gastroesofágico
GGT	γ-glutamil transpeptidase
GH	hormônio de crescimento
GIB	sangramento gastrointestinal
glc	glicose
GNR	bastonetes gram-negativos
GnRH	hormônio liberador da gonadotrofina
GPC	cocos gram-positivos
GVHD	doença do enxerto-*versus*-receptor
HA	cefaléia
HAV	vírus da hepatite A
Hb	hemoglobina
HBIG	imunoglobulina da hepatite B
HBV	virus da hepatitte B
HCC	carcinoma hepatocelular
HCMP	cardiomiopatia hipertrófica
Hct	hematócrito
HCV	vírus da hepatite C
HD	hemodiálise
HD	doença de Hodgkin
HDL	lipoproteína de alta densidade
HDV	vírus da hepatite D
HELLP	hemólise, testes de funções hepáticas anormais, plts reduzidas
HEV	vírus da hepatite E
HGPRT	hipoxantino-guanino-fosforribosiltransferase
HHNS	coma hiperglicêmica hiperosmolar não-hipercetonêmica
HIT	trombocitopenia induzida por heparina
HK	hipocinesia
h/o	história de
hpf	campo de alta potência
h	hora
HRT	terapia de reposição hormonal
HS	esferocitose hereditária
HSCT	transplante de células-tronco humanas
HSP	púrpura de Henoch-Schönlein
HTN	hipertensão
HUS	síndrome hemolítica urêmica
IABP	bomba do balão intra-aórtico
IAM	infarto agudo do miocárdio
IBD	doença inflamatória intestinal
IBW	peso corporal ideal
IC	capacidade inspiratória
ICa	cálcio ionizado
ICC	insuficiência cardíaca congestiva
ICD	desfibrilador cardíaco implantável
ICH	hemorragia intracraniana
ICP	pressão intracraniana
ICU	unidade de tratamento intensivo
ID_S	infectologista
IDDM	diabetes melito dependente de insulina
IE	endocardite infecciosa
IGF	fator de crescimento tipo-insulina
ILD	doença pulmonar intersticial
INH	isoniazida
ITP	púrpura trombocitopênica idiopática
IVDA	adito de droga intravenosa
IVF	líquidos intravenosos
IVIg	imunoglobulina intravenosa
JVD	distensão venosa na jugular
JVP	pulso venoso na jugular
LA	átrio esquerdo
LA	anticoagulante lúpico
LAD	desvio do eixo à esquerda
LAE	aumento do átrio esquerdo
LAN	linfadenopatia
LAP	fosfatase alcalina leucocitária
LBBB	bloqueio do ramo do feixe esquerdo
LCIS	carcinoma lobular *in situ*
LCx	artéria coronária circunflexa esquerda
LDH	lactatodesidrogenase
LDL	lipoproteína de baixa densidade
LES	esfíncter esofágico inferior
LFTs	testes de função hepática
LGIB	sangramento gastrointestinal inferior
LH	hormônio luteinizante
LM	artéria coronária principal esquerda
LN	linfonodo
LOC	perda de consciência
LP	punctura lombar
lpf	campo de força reduzida
LUSB	borda superior esquerda do esterno
LV	ventrículo esquerdo
LVAD	equipamento de auxílio ao LV
LVEDP	pressão diastólico-terminal do LV
LVEDV	volume diastólico-terminal do LV
LVH	hipertrofia do ventrículo esquerdo
LVSD	dimensão sistólica do LV
MAC	calcificação aneliforme da mitral
MAC	complexo da *Mycobacterium avium*
MAHA	anemia hemolítica microangiopática
MAT	taquicardia atrial multifocal
MAV	malformação anteriovenosa
MCA	artéria cerebral média
MCD	doença com mudanças mínimas
MCP	falange metacarpiana
MCTD	doença do tecido conjuntivo misto
MCV	volume corpuscular médio
MDI	inalador com medida de dose
MEN	neoplasia endócrina múltipla
MGUS	gamopatia monoclonal de significado incerto
iM	infarto do miocárdio
min	minuto
mín.	mínimo(a)
MM	mieloma múltiplo
MMEFR	velocidade máxima do fluxo meso-expiratório
MN	nefropatia membranosa
mod.	moderado(a)
MΦ	macrófago (macrophage)
MPGN	glomerulonefrite membranoproliferativa
MPD	distúrbio mieloproliferativo
MR	regurgitação mitral
MRA	angiografia de ressonância magnética
MRI	imagem de ressonância magnética
MRSA	*S. aureus* meticilino-resistente

MS	estenose mitral
MTb	*Mycobacterium tuberculosis*
MTP	falange metatarsiana
MTX	metotrexato
MV	válvula mitral
MVP	prolapso da válvula mitral
MVR	substituição da válvula mitral
NAFLD	doença de rim graxo não-alcoólico
NGT	tubo nasogástrico
NHL	linfoma não-Hodgkin
NIDDM	diabetes melito não dependente de insulina
nl	normal
NM	neuromuscular
NMJ	junção neuromuscular
NPJT	taquicardia juncional não-paroxística
NPO	nada via oral
NPV	valor negativo previsto
N/V	náusea e/ou vômito
NVE	endocardite da válvula nativa
OA	osteoartrite
OCP	pílula contraceptiva oral
O/D	superdose
OG	falha osmolal
OGTT	teste de tolerância à glicose oral
OI	infecção oportunista
OM	artéria coronária marginal obtusa
p/w	apresenta-se com
PA	artéria pulmonar
PAD	doença arterial periférica
PAV	valvuloplastia aórtica percutânea
pb	problema
PBC	cirrose biliar primária
PCA	artéria cerebral posterior
PCI	intervenção percutânea na coronária
PCWP	pressão forçada nos capilares pulmonares
PD	diálise peritoneal
PDA	ducto arterioso patente
PDA	artéria coronária descendente posterior
EP	embolia pulmonar
PEA	atividade elétrica sem pulso
PEEP	pressão expiratório-terminal positiva
PEFR	velocidade de fluxo no pico expiratório
PFO	forame oval patente
PFTs	testes da função pulmonar
PGA	síndrome poliglandular auto-imune
PHT	hipertensão pulmonar
PID	doença pélvica inflamatória
PIF	fator inibidor da prolactina
PIP	pico da pressão inspiratória
PIP	interfalange proximal
PMHx	história médica pregressa
PMI	ponto de máxima impulsão
PMN	leucócito polimorfonuclear
PMV	valvuloplastia mitral percutânea
PMVT	taquicardia ventricular polimórfica
PNA	pneumonia
PND	dispnéia paroxística noturna
PNH	hemoglobinúria paroxística noturna
PPD	derivado protéico purificado
PPH	hipertensão pulmonar primária
PPI	inibidores da bomba de prótons
P_{plat}	pressão de platô
PPM	marca-passo permanente
PPV	valor positivo previsto
PR	regurgitação pulmonar
PRBCs	hemácias empacotadas
PRL	prolactina
PRPP	fosforribosil-1-pirofosfato
PRWP	progressão deficiente da onda R
PS	sustentação da pressão
PS	estenose pulmonar
PSA	antígeno prostático específico
PSGN	glomerulonefrite pós-estreptocócica
PSHx	história cirúrgica pregressa
PSV	ventilação de sustentação da pressão
PT	tempo de protrombina
PTH	hormônio paratireóideo
PTH-rP	peptídeo tipo hormônio paratireóideo
PTT	tempo de tromboplastina parcial
PTU	propiltiouracil
PTX	pneumotórax
PUD	doença de úlcera péptica
PV	policitemia vera
PVD	doença vascular periférica
PVE	endocardite da válvula protética
PVR	resistência vascular do pulmão
q	cada
qac	antes de cada refeição
qhs	ao deitar
Qw	onda Q
RA	anemia refratária
RA	artrite reumatóide
RA	átrio direito
RAD	desvio do eixo à direita
RAE	aumento do átrio direito
RAEB	anemia refratária com excesso de blastos
RAEB-Tr	anemia refratária com excesso de blastos em transformação
RAI	iodo radioativo
RAIU	captação de iodo radioativo
RARS	anemia refratária com sideroblastos em anel
RAS	estenose da artéria renal
RBBB	bloqueio do feixe do ramo direito
RBC	eritrócito; contagem de hemácias
RCA	artéria coronária direita
RCMP	cardiomiopatia restritiva
RCT	teste randômico controlado
RDW	amplitude de distribuição das hemácias
RE	reticuloendotelial
RF	fator reumatóide
RHD	doença reumática cardíaca
RI	índice de reticulócitos
RIBA	ensaio de imunoprecipitação recombinante
RPGN	glomerulonefrite de progressão rápida
RTA	acidose tubular renal
RUQ	quadrante superior direito
RUSB	borda superior direita do esterno
RV	volume residual
RV	ventrículo direito
RVAD	equipamento de auxílio ao RV
Rx	terapia
s/p	condição posterior
SAAG	gradiente de albumina no soro ascítico
SAARD	droga anti-reumática de ação lenta
SAH	hemorragia subaracnóidea
SBE	endocardite bacteriana subaguda
SBP	peritonite bacteriana espontânea
SBP	pressão sangüínea sistólica
SCD	morte cardíaca súbita
SCID	imunodeficiência combinada grave
s	segundo
sens.	sensibilidade
sev.	grave
SIADH	síndrome do hormônio antidiurético inapropriado
SIEP	imunoeletroforese de soro
SIMV	ventilação intermitente obrigatória, sincronizada
SLE	lúpus eritematoso sistêmico
SMA	artéria mesentérica superior
SMV	veia mesentérica superior
spec.	especificidade
SPEP	eletroforese de proteínas séricas
SR	ritmo sinusal
s/s	sinais e sintomas
SSS	síndrome do sinus doente
ST	taquicardia sinusal
STE	elevação do segmento de ST
SV	volume ejetado
SVR	resistência vascular sistêmica
SVT	taquicardia supraventricular
sx	sintoma/sintomático
T_3RU	tomada da resina T_3

ΔTBW	peso corporal total
TB	tuberculose
TBG	globulina ligante à tireóide
TCA	antidepressivo tricíclico
TCD	Doppler transcraniano
TdP	*torsades de pointes*
TdT	desoxinucleotidiltransferase terminal
TE	teste ergométrico
TEE	eco transesofágico
TFTs	testes de função tireóidea
TG	triglicerídeos
Thal	tálio
TIA	ataque isquêmico transitório
TIBC	capacidade total de ligação com ferro
TIPS	derivação intra-hepática portossistêmica transjugular
TLC	capacidade pulmonar total
TP	proteína total
TPN	nutrição parenteral total
TPO	peroxidase da trombopoetina tireóidea
TR	regurgitação da tricúspide
TRALI	lesão pulmonar aguda relacionada com a transfusão
TRH	hormônio liberador da tirotropina
TRUS	ultra-som transretal
TS	estenose da tricúspide
TSH	hormônio tireóide-estimulante
TSI	imunoglobulina tireóide-estimulante
TTE	eco transtorácico
TTP	púrpura trombocitopênica trombótica
TWI	inversão da onda T
U/A	urinoanálise
U/S	ultra-som
UAP	angina de peito instável
UC	colite ulcerativa
UCx	urinocultura
UGIB	sangramento gastrointestinal superior
UHF	heparina não-fracionada
UIP	pneumonite intersticial comum
UPEP	eletroforese de proteínas da urina
URI	infecção do trato respiratório superior
V/Q	ventilação-perfusão
VATS	cirurgia toracoscópica com auxílio de vídeo
VBI	insuficiência vertebrobasilar
VC	capacidade vital
VLDL	lipoproteínas de muito baixa densidade
VOD	doença venoclusiva
VSD	defeito do septo ventricular
V_T	volume nodular
VT	taquicardia ventricular
vWD	doença de von Willebrand
vWF	fator von Willebrand
w/u	avaliação
WBC	contagem de leucócitos; leucograma
WCT	taquicardia de amplo complexo
WM	macroglobulinemia de Waldenström
WPW	síndrome de Wolff-Parkinson-White

A

B

C